河南省人民医院产科
河南省医学科学普及学会

产科急危重症快速反应团队实操演练

武海英　主编

河南科学技术出版社
· 郑州 ·

图书在版编目（CIP）数据

产科急危重症快速反应团队实操演练/武海英主编. —郑州：河南科学技术出版社，2022.12

ISBN 978-7-5725-1006-9

Ⅰ. ①产… Ⅱ. ①武… Ⅲ. ①产科病–急性病–诊疗 ②产科病–险症–诊疗 Ⅳ. ①R714.059.7

中国版本图书馆CIP数据核字（2022）第246652号

出版发行：河南科学技术出版社
　　地址：郑州市郑东新区祥盛街27号　　邮编：450016
　　电话：（0371）65788613　　65788628
　　网址：www.hnstp.cn

责任编辑：任燕利

责任校对：崔春娟

封面设计：张　伟

责任印制：朱　飞

印　　刷：河南文华印务有限公司

经　　销：全国新华书店

开　　本：720 mm× 1 020 mm　1/16　印张：6.5　字数：80千字

版　　次：2022年12月第1版　　2022年12月第1次印刷

定　　价：88.00元

本书编写人员名单

主　　编　武海英

副主编　陈　睿　王　莉　刘　侃　郭　金

编　　委（按姓氏笔画排序）

丁　楠　王秋明　王焕萍　牛蕾蕾

闫　珺　苏莉军　李冉红　宋婉玉

张敬丽　武文娟　赵　琳　徐亚辉

陶　涛　梁　菲

视频拍摄　陈　傲　屯　田

后期制作　刘蓉杰　敬　赛

前　言

妇幼事业是社会主义事业的重要组成部分，事关国家及民族的未来。随着“三孩”政策的全面放开，高龄产妇数量急剧增加，临床上所见的妊娠合并症及并发症患者日益增多。孕产妇及围产儿的死亡率高低是衡量一个国家、一个地区综合医疗实力的标准之一。2020 年，我国孕产妇死亡率为 16.9/10 万，婴儿死亡率为 5.4‰。国家卫生健康委员会要求到 2025 年，全国孕产妇死亡率下降到 14.5/10 万，全国婴儿死亡率下降到 5.2‰，为如期实现“健康中国 2030”目标奠定坚实基础。

妊娠期并发症及合并症的预测、预防、预警及救治关乎母婴结局，为进一步提升妇幼健康服务水平，完善危重孕产妇和新生儿救治体系，我们在日常工作中要深刻认识到保障母婴安全的重要性，时刻树立母婴安全保障永远在路上的信念，履职尽责、加强监管，以落实母婴安全保障制度为核心，规范开展“妊娠风险筛查评估、质量安全提升、危急重症救治、专科能力建设、便民优质服务”五大行动，致力于将保障母婴安全的各项政策措施落到实处。

我国医疗资源分布不均衡，各级医疗机构的人员配置、医疗设备及技术水平参差不齐，各级医疗保健机构的产科服务质量有待提高，产科急危重症救治技能培训迫在眉睫。河南省人民医院产科为首批获得批准的“河南省高危孕产妇救治中心”，也是河南省三大产科急危重症救治中心之一，承担着全省产科合并症和并发症的预防、监护、诊治，以及产科急危重症的抢救和产科疑难杂症的诊治工作。

在长期的临床工作中，河南省人民医院产科完成了众多的疑难危重症孕产妇抢救及诊治工作，积累了丰富的经验，亦有宝贵的总结。为推动我省产科医学的发展，切实加强产科急危重症预警及诊治能力，提升基层医疗卫生机构妇幼保健服务能力，降低孕产妇死亡率，特将我们的经验总结整理成书。

本书分为两篇，上篇为产科急危重症救治快速反应团队演练，下篇为产科急救实用操作。上篇团队演练主要包括产后出血急救演练、羊水栓塞急救演练、脐带脱垂急救演练、急性左心衰竭急救演练、围死亡期剖宫产急救演练等；下篇实用操作主要包括肩难产急救操作、臀位助产急救操作、气管插管急救操作、成人心肺复苏急救操作、新生儿窒息复苏急救操作、电除颤急救操作等。

产后出血是分娩期严重的并发症，是导致产妇死亡的四大原因之一，居我国孕产妇死亡原因的首位。羊水栓塞是产科特有的罕见并发症，其临床特点为起病急骤、病情凶险、难以预料，可导致母儿残疾甚至死亡等严重的不良结局。脐带脱垂发生率为 1/400 ~ 1/300，脐带脱垂对胎儿危害极大，若未能及时发现，很快就会胎死宫内。妊娠并发急性左心衰竭是孕产妇的严重并发症，病情发展快且凶险，严重威胁孕产妇的生命，是产科常见的急危重症之一（妊娠合并心脏病孕产妇病死率为 1.95%，占非产科因素死亡的首位，为孕产妇四大死亡原因之一）。围死亡期剖宫产是指孕妇发生循环、呼吸骤停时及此后片刻内进行的剖宫产术，其已成为威胁孕妇生命的重大问题，也是导致孕产妇死亡率和围产儿死亡率的重要原因。在基层医院，上述产科急危重症急救处理水平亟待规范及提高，基层医院面对突发情况的应急处理能力也亟须进一步加强。

肩难产是一种难以预测的高危产科急症，常规助产方法无法使胎儿娩出，肩难产的发病率和胎儿体重直接相关。据统计，估计胎儿体重在 2500 ~ 4000g 时，肩难产发生率在 0.3% ~ 1%；估计胎儿体重大于 4500g 且产妇有糖尿病时，肩难产发生率大于 15%。实际上 50% 的肩难产发生于正常体重的新生儿。臀位为产科常见的异常胎位，占足月胎儿的 3% ~ 4%，臀位阴道助产分娩成功的关键和难点在于后出头娩出是否顺利。上述助产方法如处理不当，会危及母亲及胎儿生命。临床工作中，许多产科医生、助产士处理上述问题的机会很少，突遇意外情况，往往束手无策，错失于预的最佳时机。另外，气管插管、成人心肺复苏、新生儿窒息复苏、电除颤也是产科医护必须掌握的基本急救技能，是现场救护的生命链中的最重要环节。

本书以临床案例入手，模拟逼真的工作场景，由培训者按照抢救流程完成一系列救治任务。希望通过本书的系统培训，能够提高基层产科医护人员的急救意识和急救能力，全面提升和巩固产科医护人员的操作技能及相关专业知识水平，使产科急危重症患者得到更早、更快、更妥善的处理，更好地保障孕产妇及胎儿的生命安全。

在本书出版之际，感谢所有编写人员在繁忙的临床工作之余为本书所做的巨大努力及无私付出，各位读者在阅读过程中如发现欠妥之处，敬请不吝指正，谢谢！

武海英

2022 年 8 月 6 日

目　录

上篇
团队演练

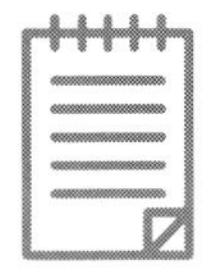

产后出血急救演练

一、培训目标

（1）培训人员能够准确评估出血量。

（2）培训人员能够迅速判断产后出血原因。

（3）培训人员能够了解产后出血三级预警，并正确治疗。

（4）培训人员在演练中各司其职，建立良好的快速反应团队。

二、演练准备

1. 人物 一线医生、二线医生、三线医生、助产士、护士、麻醉师、孕妇、孕妇家属。

2. 地点 产房。

3. 器材、设备 产包、阴道拉钩、心电监护仪、多功能治疗车、抢救车（输血器、输液器、注射器、采血针、试管）、吸氧管、导尿包、宫腔球囊、听诊器、心电监护仪。

4. 药品

药品名称	药理作用	用法、用量
缩宫素	加强宫缩，止血	宫颈注射、肌内注射、静脉滴注，最大剂量 60U/d
卡贝缩宫素	加强宫缩，止血	100μg 静脉注射
卡前列素氨丁三醇	加强宫缩，止血	250μg 肌内注射，间隔 15 分钟可重复使用

续表

药品名称	药理作用	用法、用量
氨甲环酸	治疗纤溶亢进，止血	1.0g 静脉滴注
卡孕栓	加强宫缩，止血	1mg 舌下含化
血液制品	补充血容量，改善凝血功能	静脉滴注悬浮红细胞、血浆、血小板、纤维蛋白原、冷沉淀，依出血情况决定用量
晶体液、胶体液	补充容量	晶体液约 1500mL，胶体液 500mL，静脉滴注

三、病例介绍

患者，女，32 岁，以“停经 9 月余，阴道少量出血 3 小时”为主诉入院，平素月经规律，周期 30 天，根据孕早期彩超推算预产期为 2016 年 7 月 9 日。4 年前孕足月自然分娩一次，产后宫缩乏力、宫颈裂伤，产后出血约 400mL，未输血。产科检查：估计胎儿体重 3900g，不规律宫缩，无阴道流液。入院诊断：先兆临产，孕 2 产 1，宫内孕 38^{+2} 周，枕左前位（LOA）。入院化验血红蛋白 123g/L。

四、场景

足月经产妇，先兆临产入院，入院后 5 小时宫口开全，于 15：24 自然分娩一活男婴，体重 4100g，10 分钟后胎盘、胎膜自然娩出，完整，子宫底不具体，子宫收缩乏力，阴道出血约 400mL。

第一幕

一级预警（出血量≥ 400mL）

助产士：宫颈注射缩宫素 20U，同时按摩子宫，检查软产道无裂伤，胎膜、胎盘娩出完整，呼叫一线医生。

护士一：立即给予吸氧、心电监护，呼叫护士二。

护士二： 听到呼救后推抢救车迅速到场参与抢救；建立第二条静脉通道，输液。

一线医生： 再次检查确认产后出血原因（宫缩乏力），继续加强宫缩，给予缩宫素20U静脉滴注、卡前列素氨丁三醇针250μg肌内注射、卡贝缩宫素100μg加滴管、卡孕栓1mg舌下含化；同时给予经腹及经阴道联合按摩子宫止血。急查血常规、凝血功能及血型，了解病情并做好输血准备；准备宫腔球囊和宫腔填塞纱卷备用，复方氯化钠静脉滴注，留置尿管，呼叫二线医生。

护士一： 执行一线医生医嘱，卡前列素氨丁三醇250μg肌内注射，卡贝缩宫素100μg加滴管，抽血送化验。

助产士： 留置导尿。

护士三： 记录医嘱，送化验。

第二幕

二级预警（出血量≥ 500 ~ 1500mL）

一线医生： 足月经产妇，分娩一巨大儿，胎盘娩出后阴道持续出血，约400mL，软产道未见裂伤及活动性出血，胎盘、胎膜娩出完整，无断裂血管，子宫收缩乏力，生命体征平稳，已给予缩宫素20U宫颈注射+20U静脉滴注、卡前列素氨丁三醇250μg肌内注射、卡贝缩宫素100μg加滴管、卡孕栓1mg舌下含化。现胎盘娩出30分钟，用药后15分钟，阴道出血1000mL，血压102/68mmHg，心率98次/分，呼吸17次/分，血氧饱和度97%，休克指数0.96。急查血红蛋白105g/L，血小板185×10^{9}/L；凝血功能大致正常，血型B，Rh（+）。

二线医生： 继续加强宫缩，腹部压沙袋，给予氨甲环酸1g静脉滴注、卡前列素氨丁三醇250μg肌内注射。通知血库配悬浮红细胞4个单位，血浆400mL。麻醉医生给予中心静脉置管，准备宫腔填塞球囊压迫止血。一线医生与家属沟通病情，再次复查血常规、凝血功能及血气、肝肾功能了解病情。告病重。

一线医生： 告知家属患者病情危重，产后宫缩乏力致产后出血，已经给予各种加强宫缩药物，效果不明显，阴道仍持续出血。已经给予配血输血纠正贫血治疗，目前准备给予宫腔填塞球囊压迫止血。若积极救治后仍然宫缩乏力，出血不能改善，有急诊手术行双侧子宫动脉介入可能或开腹手术止血甚至切除子宫可能。让家属签署知情同意书。

护士一：给予氨甲环酸 1g 静脉滴注、卡前列素氨丁三醇 250μg 肌内注射，抽血送化验。

二线医生、助产士：放置宫腔球囊。

护士二、护士三：核对血液制品，输血。

第三幕

三级预警（出血量≥ 1500mL）

旁白：宫腔球囊管已置入约 10 分钟，阴道仍然持续出血，子宫收缩乏力，现阴道累计出血约 1500mL，未见明显血凝块。再次复查血红蛋白 85g/L，凝血酶原时间（PT）25.4 秒，活化部分凝血活酶时间（APTT）60 秒，心率 110 次 / 分，血压 95/56mmHg，呼吸 28 次 / 分，血氧饱和度 96%，休克指数 1.16。产妇目前虚弱、出冷汗。现在悬浮红细胞 4 个单位、血浆 200mL 已输注完毕，剩余血浆 200mL。目前输注总晶体液约 1500mL、胶体液 500mL，悬浮红细胞 4 个单位、血浆 200mL。尿量约 150mL，尿色深。

二线医生：保守治疗效果不明显，出血已大于 1500mL，产妇皮肤苍白，焦躁不安，再次给予悬浮红细胞 4 个单位、血浆 400mL、冷沉淀 10 个单位、血小板 1 个治疗量纠正贫血及改善凝血功能，通知三线医生，通知手术室，做好急诊手术准备。

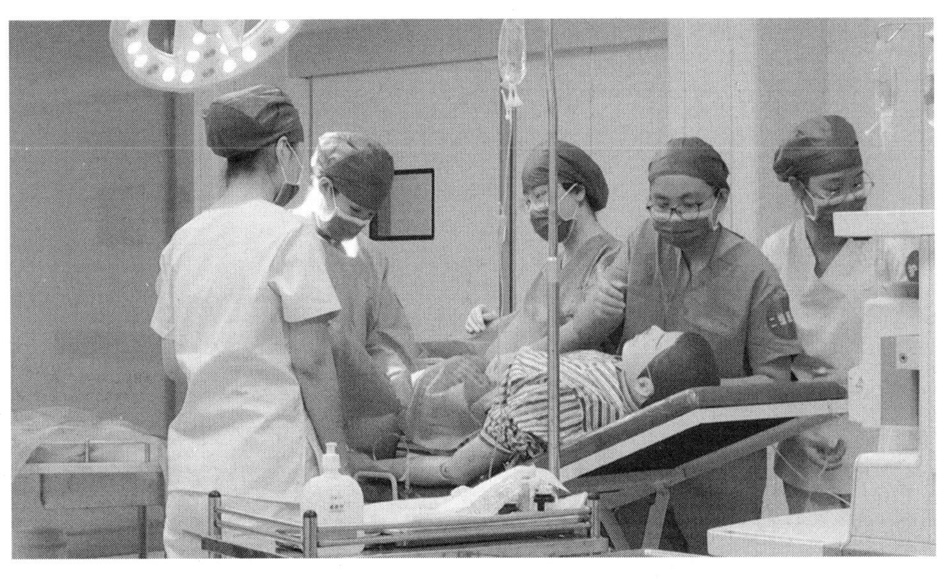

二线医生：足月经产妇，顺产一巨大儿，产后宫缩乏力大出血，已给予促子宫复旧 + 宫腔填塞压迫止血，阴道流血仍多。目前已给予输悬浮红细胞 4 个单位、血浆 400mL，再次给予悬浮红细胞 4 个单位、血浆 400mL、冷沉淀 10 个单位、血小板 1 个治疗量，阴道流血达 2000mL。

三线医生：交代二线医生再次与家属沟通，交代病情并签字，一线医生做好术前准备。

二线医生：告病危，目前经过积极保守治疗，阴道出血仍较多，随时有休克可能，需急诊行双侧子宫动脉栓塞介入治疗或开腹行双侧子宫动脉结扎手术，甚至行全子宫切除手术，让家属签署知情同意书。

一线医生：通知手术室、麻醉室、检验科、血库、ICU 准备急诊手术，开具手术医嘱。

护士一、护士二：积极术前准备，转运患者。

五、记录表

药品	时间										
	名称										
	剂量										
	用法										
血液制品	时间										
	种类										
	量										
生命体征	时间										
	血压										
	心率										
	血氧饱和度										

续表

检验结果	时间											
	血常规											
	肾功能											
	电解质											
	凝血功能											

六、关键点

（1）第一时间发现产后出血（一级预警：出血≥ 400mL；二级预警：出血 500~1500mL；三级预警：出血≥ 1500mL），迅速判断出血原因（宫缩乏力、软产道裂伤、胎盘因素、凝血功能障碍等）。

（2）正确估计出血量（容积法、称重法、休克指数等），动态评估出血情况。

（3）及时通知抢救团队：上级医生、助产士、检验科医生、超声科医生、麻醉科医生、血液科医生、输血科医生、介入科医生、ICU 医生、医务处等。

（4）开通有效静脉通道至少 2 条，给予吸氧、生命体征监护，记录尿量。

（5）针对病因，对症处理。

（6）容量复苏，包括使用血液制品。

（7）及时抽血化验，动态复查。

（8）不要延误，转运至手术室进一步处理。

七、流程图

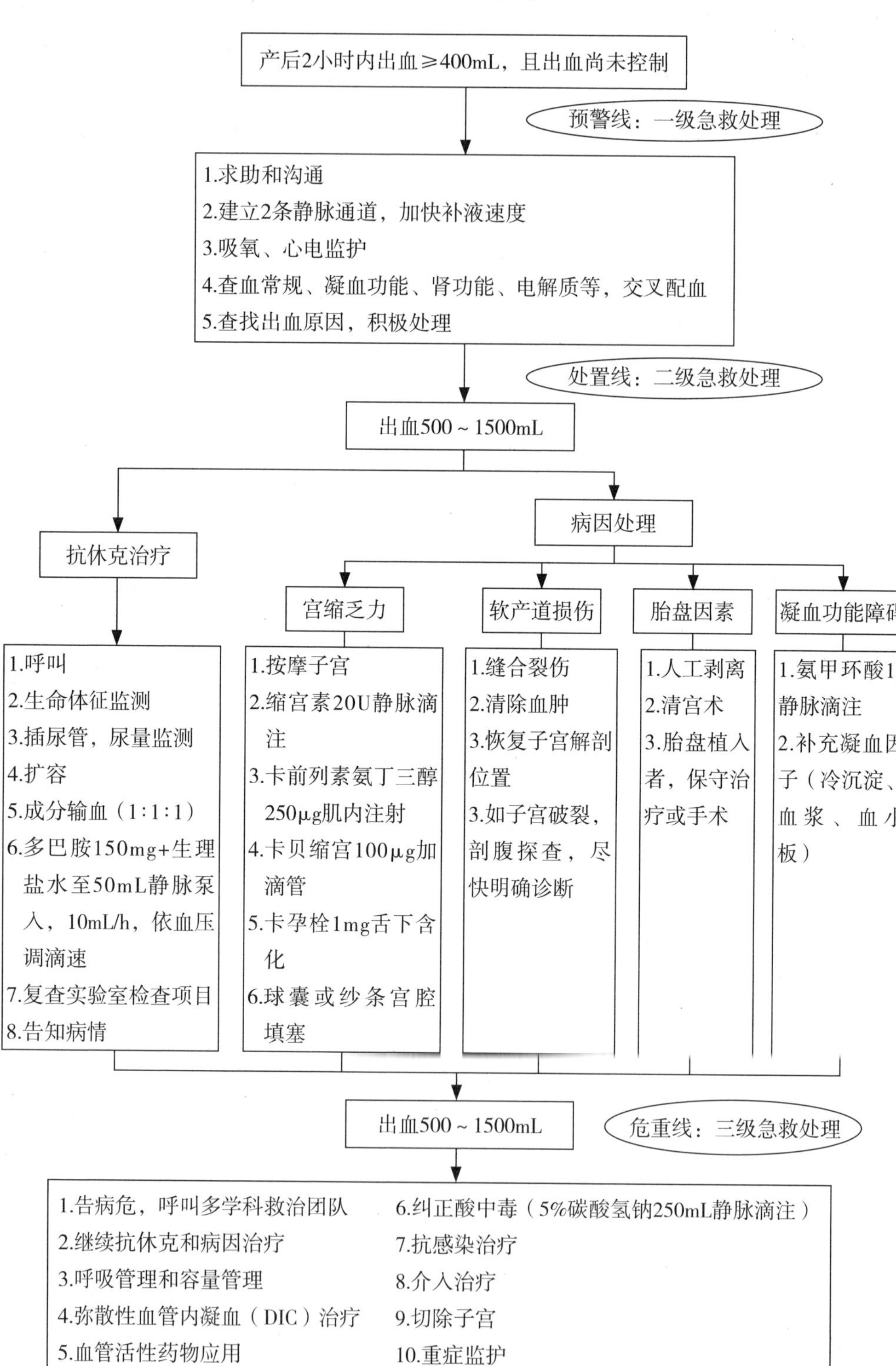

产后2小时内出血≥400mL，且出血尚未控制
预警线：一级急救处理
1.求助和沟通
2.建立2条静脉通道，加快补液速度
3.吸氧、心电监护
4.查血常规、凝血功能、肾功能、电解质等，交叉配血
5.查找出血原因，积极处理
处置线：二级急救处理
出血500～1500mL
抗休克治疗
病因处理
1.呼叫
2.生命体征监测
3.插尿管，尿量监测
4.扩容
5.成分输血（1:1:1）
6.多巴胺150mg+生理盐水至50mL静脉泵入，10mL/h，依血压调滴速
7.复查实验室检查项目
8.告知病情
宫缩乏力
1.按摩子宫
2.缩宫素20U静脉滴注
3.卡前列素氨丁三醇250μg肌内注射
4.卡贝缩宫100μg加滴管
5.卡孕栓1mg舌下含化
6.球囊或纱条宫腔填塞
软产道损伤
1.缝合裂伤
2.清除血肿
3.恢复子宫解剖位置
3.如子宫破裂，剖腹探查，尽快明确诊断
胎盘因素
1.人工剥离
2.清宫术
3.胎盘植入者，保守治疗或手术
凝血功能障碍
1.氨甲环酸1g静脉滴注
2.补充凝血因子（冷沉淀、血浆、血小板）
出血500～1500mL
危重线：三级急救处理
1.告病危，呼叫多学科救治团队
2.继续抗休克和病因治疗
3.呼吸管理和容量管理
4.弥散性血管内凝血（DIC）治疗
5.血管活性药物应用
6.纠正酸中毒（5%碳酸氢钠250mL静脉滴注）
7.抗感染治疗
8.介入治疗
9.切除子宫
10.重症监护

八、产后出血诊治进展

产后出血（postpartum hemorrhage，PPH）是全球孕产妇死亡的主要原因，传统定义为胎儿娩出后 24 小时内，阴道分娩者出血量≥ 500mL、剖宫产分娩者出血量≥ 1000mL。2017 年美国妇产科医师协会（American College of Obstetricians and Gynecologists，ACOG）指南重新修订了 PPH 的定义：无论何种方式分娩，产时及产后 24 小时累计出血量≥ 1000mL，或伴低血容量的症状和体征出现。此修订放宽了阴道分娩 PPH 的诊断标准，但 ACOG 也指出，对于阴道分娩后 24 小时内出血量≥ 500mL 者，仍需高度警惕产妇是否出现低血容量的症状和体征，仔细评估出血量，尽早在生命体征异常前识别 PPH。

（一）产后出血的病因

产后出血的四大初始病因包括宫缩乏力、胎盘因素、软产道裂伤、凝血机制障碍。这四大原因可以合并存在，也可以互为因果，每种原因又包括多种病因和高危因素，见下表。

病因		高危因素
子宫收缩乏力	全身因素	产妇精神过度紧张、对分娩恐惧、体质虚弱、高龄、肥胖或合并全身慢性疾病等
	产科因素	产程延长使体力消耗过多、前置胎盘、胎盘早剥、妊娠期高血压疾病、宫腔感染等
	子宫因素	子宫过度膨胀（多胎、羊水过多、巨大胎儿等）、子宫肌壁损伤（剖宫产史、肌瘤剔除术后、产次过多等）、子宫病变（子宫肌瘤、子宫畸形、子宫肌纤维变性等）
	药物因素	临产后过多使用镇静剂、麻醉剂或子宫收缩抑制剂等
胎盘因素	胎盘滞留	膀胱充盈、胎盘嵌顿、胎盘剥离不全
	胎盘植入	胎盘粘连、胎盘植入、穿透性植入
	胎盘部分残留	胎盘小叶、副胎盘或部分胎膜残留宫腔

续表

病因		高危因素
软产道裂伤	宫颈、阴道和会阴裂伤	阴道手术助产、巨大儿分娩、急产、软产道静脉曲张、外阴水肿、软产道组织弹性差等
	剖宫产切口的延伸裂伤	胎头位置过低、胎位不正等
	子宫破裂	瘢痕子宫、宫缩过强、子宫畸形
	子宫体内翻	多产、宫底部胎盘、第三产程处理不当等
凝血功能障碍	原发性凝血功能障碍	原发性血小板减少、再生障碍性贫血、肝脏疾病等
	继发性凝血功能障碍	胎盘早剥、死胎、羊水栓塞、重度子痫前期等产科并发症引起 DIC

（二）产后出血的病理生理

产后出血休克时，病理生理改变的核心是有效循环血量锐减，组织器官氧合、血液灌注不足，乏氧代谢增加，最后导致末梢循环衰竭。产后出血的凝血功能改变与创伤出血导致的凝血改变不同。产后出血导致的凝血功能异常主要分为稀释性凝血病与消耗性凝血病。稀释性凝血病是由于液体复苏过程中血液被稀释所致，胶体液特别是羟乙基淀粉的使用也可能会影响血栓强度。消耗性凝血病主要是由于凝血过程异常活化，凝血因子特别是纤维蛋白原和血小板减少所致。产后出血的病因不同，凝血病的类型、严重程度与发生速度也不同。子宫收缩乏力、手术损伤导致的产后出血多为稀释性凝血病，通常不会继发严重的消耗性凝血病，即使出血量很大。胎盘异常附着、胎盘早剥导致的产后出血可能会继发严重而快速的消耗性凝血病，即使出血量很小，也可能会出现严重的凝血功能改变。产后出血导致的消耗性凝血病通常是由于纤维蛋白原沉积在胎盘附着部位以及子宫肌间血栓形成所致。羊水栓塞、严重子痫前期以及溶血肝功能异常血小板减少综合征（HELLP 综合征）可能会导致严重的 DIC。

（三）产后出血的临床表现

产后出血的主要临床表现为胎儿娩出后阴道流血，严重者出现休克和严重贫血的临床表现。产后出血原因及阴道流血特点见下表。

产后出血原因	阴道流血特点
宫缩乏力	常为分娩过程中宫缩乏力的延续。出血多为间歇性，量多，血色暗红，有血凝块。宫底升高、质软、轮廓不清。按摩子宫及应用宫缩剂后，子宫变硬，阴道流血减少或停止
胎盘因素	胎儿娩出后数分钟内胎盘未娩出，阴道大量流血。胎盘嵌顿时，子宫下段出现狭窄环
软产道裂伤	胎儿娩出后，阴道流血持续不断，血色鲜红但能自凝
凝血功能障碍	持续阴道流血，血液不凝，止血困难

（四）产后出血的诊断

1. 失血量评估 产后出血诊断关键在于对失血量有正确的测量和估计，错误低估将丧失抢救时机。突然大量的产后出血易得到重视和早期诊断，而缓慢且持续的少量出血和血肿易被忽视。失血量的绝对值对不同体重者意义不同。因此，最好能计算出失血量占总血容量的百分数。妊娠末期血容量（L）的简易计算方法为：非孕期体重（kg）×10%。

常用的估计失血量的方法：①称重法或容积法：1.05g=1mL 血液。②监测生命体征、尿量和精神状态。③休克指数法（见下表）：休克指数 = 心率 / 收缩压（mmHg）。④血红蛋白含量测定：血红蛋白每下降 10g/L，失血量增加 400 ~ 500mL。但是在产后出血早期，由于血液浓缩，血红蛋白值不能正确反映实际出血量。

休克指数	估计失血量（mL）	失血量占总血容量的百分比（%）
＜ 0.9	＜ 500	＜ 20
1.0	1000	20
1.5	1500	30
≥ 2.0	≥ 2500	≥ 50

2. 失血原因诊断 宫缩乏力引起的产后出血常为分娩过程中宫缩乏力的延续。出血多为间歇性，血色暗红，有血凝块。子宫底高、软如袋状、轮廓不清。按摩子宫或使用宫缩剂后，出血减少，子宫变硬。

胎盘因素引起的产后出血多表现为胎儿娩出后 10min 内胎盘未娩出，

阴道大量流血。胎盘娩出后应常规检查胎盘及胎膜是否完整，确定有无残留。胎盘胎儿面有断裂血管。徒手剥离困难或牵拉脐带时宫壁内陷，考虑胎盘植入。

可疑软产道裂伤时，应仔细检查宫颈、阴道及会阴处是否有裂伤。妇科检查时可发现宫颈裂伤多发生于两侧，严重者延及子宫下段。阴道裂伤多在侧壁、后壁。会阴裂伤分 4 度：Ⅰ度，会阴皮肤黏膜撕裂，未达肌层；Ⅱ度，裂伤达会阴肌层；Ⅲ度：肛门括约肌断裂；Ⅳ度，直肠前壁裂伤。

凝血功能障碍时多表现为持续阴道流血，血液不凝，可伴有全身多部位出血、身体瘀斑。血小板计数、纤维蛋白原含量、凝血酶原时间等凝血功能检查可协助诊断。

（五）产后出血的处理

处理原则为针对病因，迅速止血、补充血容量纠正休克及防治感染。

1. 宫缩乏力所致出血

（1）去除引起宫缩乏力的原因，改善全身状况，排空膀胱。

（2）按摩子宫。这是最简单有效的促使子宫收缩以减少出血的方法。出血停止后，还需间歇性、均匀有节律地按摩，以防子宫再度松弛出血，必要时需要双手按摩子宫（一手于阴道前穹隆顶住子宫前壁；另一手在腹部按压子宫后壁，同时进行按摩）。按摩应轻柔、有节奏地进行，切忌持续长时间过度用力按摩，损伤子宫肌肉而导致无效。

（3）宫缩剂：

1）缩宫素：为预防和治疗产后出血的一线药物。给药速度应根据产妇子宫收缩和出血情况调整。静脉滴注能立即起效，但半衰期短，故需持续静脉滴注。因为缩宫素受体过饱和后缩宫素就不再发挥作用，因此 24 小时内总量应控制在 60U。对于低风险的孕产妇，临床上一般使用常规缩宫素；但是对于高危孕产妇，使用卡贝缩宫素预防出血更为合理。由于卡贝缩宫素起效快、作用时间长、不良反应少，因此被多个相关指南和共识推荐为预防 PPH 的一线用药。2018 年，WHO 发布的应用宫缩剂预防 PPH 的建议中明确指出，为有效预防 PPH，在常规缩宫素难以保证起效时，推荐使用卡贝缩宫素。2019 年，昆士兰卫生组织发布的原发性 PPH 管理指南建议，若产妇存在 PPH 风险，相较于麦角新碱，优先选用卡贝缩宫素；对于低分娩风险者，如果室温存储在当地环境下被认为是一项重要的临床优势，则可使用热稳定剂型卡贝缩宫素。《2019 国际共识声明：剖宫产期间宫缩剂的应用》认为，相比常规缩宫素，卡贝缩宫素作用时间更长，能有效减少初始剂量输注后的再输注需求，可作为一线用药。

2）卡前列素氨丁三醇：本药为前列腺素 $F_{2\alpha}$ 衍生物（15- 甲基 $PGF_{2\alpha}$），可引起全子宫协调有力的收缩。哮喘、心脏病和青光眼患者禁用，高血压患者慎用。常见不良反应为恶心、呕吐、腹泻等。

3）米索前列醇：本药系前列腺素 PGE_1 的衍生物，能引起全子宫有力收缩，但不良反应较大，恶心、呕吐、腹泻、寒战和体温升高较常见。高血压，活动性心、肝、肾疾病患者及肾上腺皮质功能不全者慎用，青光眼、哮喘患者及过敏体质者禁用。

（4）宫腔填塞：如果宫缩剂治疗无效时，为保留子宫或为减少术前失血，可行宫腔填塞球囊或纱卷压迫止血。注意要塞紧填满，不留空隙，以达到压迫止血的目的。填塞后需预防感染。如出血停止，球囊或纱卷可于 24 ～ 48h 后取出，取出前应注射宫缩剂。

（5）B-Lynch 缝合：适用于宫缩乏力、胎盘因素和凝血功能异常性 PPH，手法按摩和宫缩剂无效并有可能切除子宫的产妇。先试用两手加压，观察出血量是否减少，以估计 B-Lynch 缝合成功止血的可能性。缝合时使用可吸收线。B-Lynch 术后并发症的报道较为罕见，但有感染和组织坏死的可能，应掌握手术适应证。

（6）结扎双侧子宫动脉上、下行支及髂内动脉：妊娠时 90% 的子宫血流经过子宫动脉，结扎双侧子宫动脉上、下行支及髂内动脉，出血多可以被控制。

（7）压迫腹主动脉：出血不止时，可经腹壁向脊柱方向压迫腹主动脉，亦可经子宫后壁压迫腹主动脉。当子宫肌肉缺氧时，可诱发宫缩减少出血，获得暂时效果，为采取其他措施争得时间。

（8）经导管动脉栓塞术（TAE）：局麻下经皮从股动脉插管造影，显示髂内动脉后，注射一种能被吸收的栓塞剂，使髂内动脉栓塞，从而达到止血目的。该操作所耗时间与操作者熟练程度有关。

（9）子宫切除：是控制 PPH 最有效的手段。各种止血措施无明显效果，出血未能控制时，为挽救生命，在输血、抗休克的同时即可行子宫次全或全子宫切除术。

2. 软产道损伤所致出血 在充分暴露软产道的情况下，查明裂伤部位，注意有无多处裂伤。缝合时尽量恢复原解剖关系，并应超过撕裂顶端 0.5cm 缝合。裂伤长度超过 1cm，即使无活动出血，也应当进行缝合。血肿应切开，清除积血，缝扎止血；或用碘仿纱条填塞血肿压迫止血，24 ~ 48 小时后取出。小血肿可密切观察，采用冷敷、压迫等保守治疗。

如及时发现子宫内翻，产妇无严重休克或出血，宫颈环尚未缩紧，可立即将内翻子宫体还纳（必要时可麻醉后还纳），还纳后静脉滴注缩宫素，直至宫缩良好后将手撤出。由于产妇疼痛剧烈并多有休克表现，临床中常需在麻醉及生命体征监测下进行复位。如经阴道还纳失败，可改为经腹部子宫还纳术。如果产妇血压不稳定，可在抗休克同时行还纳术。

对完全性子宫破裂或不全性子宫破裂，立即开腹行手术修补术或子宫切除术。

3. 胎盘因素所致出血

（1）胎盘滞留或胎盘、胎膜残留所致出血：胎儿娩出后超过 30 分钟，虽经一般处理，胎盘仍未剥离，或伴大出血者，应尽快徒手剥离胎盘。胎盘自然娩出或人工剥离后，检查胎盘、胎膜有残留者，可行刮宫术。若胎盘已经完全剥离，但嵌顿于宫腔内，宫颈口紧、挛缩，可以在麻醉状态下徒手取出。

（2）胎盘植入或胎盘穿透所致出血：已明确胎盘植入者，不要强行钳夹或刮宫，以免引起致命性 PPH。可以根据胎盘植入面积大小及所在医院条件选择宫腔填塞压迫止血、子宫动脉或髂内动脉结扎或栓塞止血。如果出血过多且经上述方法止血无效，为挽救产妇生命，应及时选择子宫次全切除术或子宫全切除术。

4. 凝血功能障碍所致出血 应在积极救治原发病基础上诊断，并迅速补充相应的凝血因子。

（1）血小板：血小板计数低于（20 ～ 50）$\times 10^9$/L或血小板计数降低出现不可控制渗血时使用。

（2）新鲜冰冻血浆：是新鲜抗凝全血于6 ～ 8小时内分离血浆并快速冰冻，几乎保存了血液中所有凝血因子、血浆蛋白、纤维蛋白原。

（3）冷沉淀：输注冷沉淀主要是为了纠正纤维蛋白原缺乏，如纤维蛋白原浓度高于1.5g/L，不必输注冷沉淀。

（4）纤维蛋白原：输入纤维蛋白原1g，可提升血液中纤维蛋白原0.25g/L。

（5）凝血酶原复合物。

5. 防治休克 发生产后出血时，应在止血的同时，酌情输液、输血，注意保温，给予适量镇静剂等，以防休克发生。如出现休克，按失血性休克抢救。向有经验的助产士、上级产科医生、麻醉医生和血液科医生求助，通知血库和检验科做好备血准备；建立双静脉通道维持血液循环，积极补充血容量。液体复苏治疗时可以选择晶体液和胶体液。

（1）在急性失血初期选用晶体液与胶体液同时输注，二者比例为（2 ～ 3）∶1。

（2）注意对患者进行保温，液体和血液加温后输注。

6. 输血治疗 输血及输注血制品在低血容量休克中应用广泛。如输注红细胞悬液、新鲜冰冻血浆、血小板等。

（1）红细胞悬液：血红蛋白浓度＜60g/L，需输血，强调在大量输注红细胞时，早期、积极输注血浆及血小板纠正凝血功能异常，限制早期输入过多液体来扩容（晶体液不超过2000mL，胶体液不超过1500mL）。过早输入大量液体容易导致血液中凝血因子及血小板浓度降低而发生稀释性凝血病甚至DIC及难以控制的出血。目标：血红蛋白浓度维持在70 ～ 90g/L。

（2）新鲜冰冻血浆：几乎保存了血液中所有的凝血因子、血浆蛋白、纤维蛋白原。应用剂量10 ～ 15mL/kg。产妇大出血期间，每输注6个单位红细胞宜输注冰冻血浆10 ～ 15mL/kg。目标：PT/APTT维持在＜1.5倍正常值。

（3）血小板：输注血小板的目的是止血。血小板输注指征：急性出血者，血小板计数< 50×10^9/L（75×10^9/L 为安全阈值）。建议输注机器单采血小板，1 袋为 1 个治疗剂量，含血小板超过 250×10^9/L，输注 1 个治疗量可提升血小板计数（20 ~ 30）$\times 10^9$/L。

（4）冷沉淀：用于纠正纤维蛋白原缺乏，每 10kg 体重输注 1 ~ 1.5 个单位。纤维蛋白原浓度高于 1.5g/L，不必输注冷沉淀。在产妇大出血期间，宜尽早输注冷沉淀，标准计量为 10 个单位，随后以纤维蛋白原测定结果为指导。目标：维持纤维蛋白原浓度> 1.5g/L。

（5）纤维蛋白原：如果纤维蛋白原浓度< 1.5g/L，予以补充，输纤维蛋白原 1g 可提升血液中纤维蛋白原 0.25g/L，一次输 4 ~ 6g。

产科大量输血在处理严重产后出血中的作用越来越受到重视，应用也越来越多，但目前并无统一的产科大量输血方案，按照国内外常用的推荐方案，建议红细胞、血浆、血小板以 1∶1∶1 的比例（如 10 个单位红细胞悬液 +1000mL 新鲜冰冻血浆 +1 个治疗量机采血小板）输注，必要时输冷沉淀。

7. 预防感染 由于失血多，机体抵抗力下降，加之多有经阴道、宫腔操作等，产妇易发生产褥感染，应积极防治。

（六）PPH 的多学科协作

对于一些难治性产后出血，常规措施无法取得理想的止血效果，此时需进行多学科协作治疗。目前多数医院已设有产后出血抢救小组，产妇一旦发生产后出血，抢救小组成员立即集合，通力协作进行抢救。该小组一般由产科、手术室、麻醉科、新生儿科、血液内科、介入科、ICU、检验科、输血科等科室组成。

扫码看演练

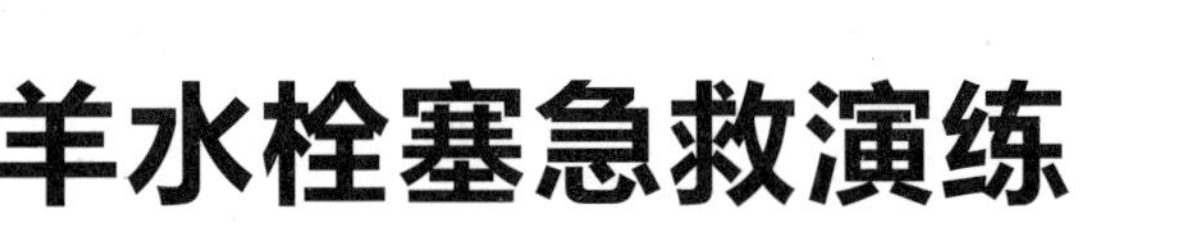

羊水栓塞急救演练

一、培训目标

（1）培训人员能准确识别患者体征和症状的变化。

（2）培训人员能迅速对羊水栓塞进行诊断及鉴别诊断。

（3）培训人员能使用现有的最佳方法对羊水栓塞进行诊断和治疗。

（4）培训人员在演练中各司其职，建立良好的羊水栓塞救治团队。

二、演练准备

1. 人物　一线医生、二线医生、三线医生、助产士、护士一、护士二、麻醉师、孕妇、孕妇家属。

角色	职责
一线医生	识别判断、心肺复苏、基础生命支持
二线医生	评估病情、指挥抢救、高级生命支持、医患沟通
三线医生	评估病情、指挥抢救、医患沟通、呼叫多学科团队、手术决策
护士一	呼叫医护人员、开放气道、配合医生做心肺复苏
护士二	核对及执行医嘱
麻醉师	气管插管、麻醉

2. 地点　产房。

3. 器材、设备　心电监护仪、彩超、微量泵、麻醉机、气管插管包、除颤仪、呼吸机、开腹器械及辅料、胎心监护仪、听诊器、中心静脉穿刺包。

4. 药品

药品名称	药理作用	用法、用量
去甲肾上腺素	升压	0.05~3.30μg/（kg·min）静脉泵入
肾上腺素	升压，加快心率	1mg 加生理盐水稀释至 10mL 静脉注射
多巴酚丁胺	升压	2.5~5.0μg/（kg·min）静脉泵入
米力农	降肺动脉压	0.25~0.75μg/（kg·min）静脉泵入
前列地尔	降肺动脉压	1~2mL+250mL 生理盐水缓慢静脉滴注
西地那非	降肺动脉压	20mg/ 次，3 次 / 日，口服或通过鼻饲和（或）胃管给药
罂粟碱	降肺动脉压	30mg+100mL 生理盐水缓慢静脉滴注
阿托品	解除平滑肌痉挛	1mg 肌内注射
氢化可的松	抗过敏	先用 100~200mg+5% 或 10% 葡萄糖注射液 50~100mL 快速静脉滴注，再用 300~800mg+5% 葡萄糖注射液 250~500mL 静脉滴注
地塞米松	抗过敏	20mg 静脉注射，再加 20mg 于 5% 或 10% 葡萄糖注射液中静脉滴注
氨甲环酸	治疗纤溶亢进，止血	1.0g+5% 葡萄糖注射液 100mL 静脉滴注
血液制品	补充血容量，改善凝血功能	悬浮红细胞、血浆、血小板、冷沉淀、纤维蛋白原
呋塞米	利尿	20mg 静脉注射，可重复使用
缩宫素	加强宫缩，止血	20U+ 生理盐水 500mL 静脉滴注
卡前列素氨丁三醇	加强宫缩，止血	250μg 肌内注射，间隔 15 分钟可重复使用

三、病例介绍

孕妇，小花，30 岁，以“停经 9 个月，阴道见红 2 小时”之主诉于 2016 年 8 月 18 日入院。入院检查血常规：红细胞 4.22×10^{12}/L，血红蛋白 113g/L，血小板 203×10^{9}/L。凝血四项均在正常范围内，肝肾功能、心电图、血糖正常。产科检查：宫高 30cm，腹围 90cm，胎心率 136 次 / 分，LOA，估计胎重 2900g。骨盆检查：24–26–19–8.5cm，宫口开大 3cm。B 超示双顶径 9.4cm，羊水指数 270mm。入院诊断：①羊水过多；②孕 1 产 0，

宫内孕 38^{+6} 周，LOA；③临产。

四、场景

孕妇于 20：30 宫口开全，自然破膜，羊水清。20：50 自然分娩 1 活男婴，胎儿肩娩出，予以缩宫素 20U 加液体静脉滴注。21：00 胎盘、胎膜娩出完整，阴道流血约 100mL。21：05 患者突发咳嗽、寒战，呼吸困难。

第一幕

产后突发胸闷，迅速识别羊水栓塞，立即心肺复苏

产妇：咳嗽 ..... 医生，我喘不上气，胸闷。

一线医生：“小花，小花，你怎么啦？”产妇呼之不应，观察无胸廓起伏，无呼吸，触诊颈动脉搏动消失。目前患者突发呼吸、心搏骤停，考虑羊水栓塞，立即去枕平卧，进行心肺复苏。持续心电监护，留置尿管，建立 3 条以上静脉通道，输林格液进行液体复苏。给予地塞米松 20mg 静脉注射，呼叫麻醉师气管插管。（执行心肺复苏）

护士一：呼叫二线医生、三线医生、护士长到场参与抢救。护士速来抢救。

护士二：地塞米松 20mg，静脉注射。

一线医生：肾上腺素 1mg 静脉注射，3 分钟后心率未恢复则重复。

护士二：肾上腺素 1mg 静脉注射（护士一核对，需核对出声）。（二线医生及麻醉师上场）

一线医生：麻醉师，患者呼吸、心搏骤停，立即气管插管，呼吸机辅助呼吸。

麻醉师：是。

一线医生向二线医生汇报病情。

一线医生：患者胎儿胎盘娩出后出现原因不明的呼吸困难，血压下降，心搏骤停，初步考虑羊水栓塞，已给予地塞米松 20mg、肾上腺素 1mg 静脉注射。

麻醉师：气管插管成功，呼吸机辅助呼吸。中心静脉置管。

二线医生：根据患者的临床表现考虑羊水栓塞导致的心搏骤停。继续心肺复苏，与患者家属沟通病情，告病危，上报医务处。（准备道具：

病危通知书）

第二幕

维持循环稳定、降低肺动脉压

二线医生：停止心肺复苏。去甲肾上腺素2mg加生理盐水至50mL，经中心静脉泵入，5mL/h，维持血压。

护士二：去甲肾上腺素2mg加生理盐水至50mL，经中心静脉泵入，5mL/h。

二线医生：米力农15mg加生理盐水至50mL，经中心静脉泵入，5mL/h。

护士二：米力农15mg加生理盐水至50mL，经中心静脉泵入，5mL/h。

二线医生：抽血，查血常规、凝血时间、肾功能、血气分析，配血，试管法检测凝血时间。

旁白：三线医生、护士长等抢救小组成员到场。

二线医生：报告主任，患者自然分娩后出现咳嗽、呼吸急促、烦躁不安症状，血氧饱和度下降，血压降低，心搏骤停，考虑羊水栓塞，目前已予以气管插管、液体复苏，地塞米松20mg静脉注射；肾上腺素静脉注射3分钟一次，共2次；去甲肾上腺素2mg、米力农15mg静脉泵入。目前患者心率120次/分，血压80/50mmHg，血氧饱和度78%。

三线医生：根据产妇的临床表现和检查，考虑羊水栓塞，继续羊水栓塞应急抢救预案，与家属谈话告知病情，再次下病危通知书。上报医务处，呼叫危重孕产妇多学科救治小组成员：麻醉科、输血科、ICU、血液科、心内科等。

护士一：呼叫麻醉科、输血科、ICU、血液科、心内科医生到场参与抢救。

一线医生：是。（与患者家属谈话，准备道具：病危通知书）

三线医生：氢化可的松500mg+5%葡萄糖注射液250mL静脉滴注。

护士二：氢化可的松500mg+5%葡萄糖注射液250mL静脉滴注。

三线医生：目前患者心率快、血压低，继续予以升压、强心、扩血管治疗。

三线医生：多巴酚丁胺150mg加生理盐水至50mL，静脉泵入，3～5mL/h。

护士二： 多巴酚丁胺 150mg 加生理盐水至 50mL，静脉泵入，3 ~ 5mL/h。

第三幕

大量输血，纠正 DIC

三线医生： 配悬浮红细胞 6 个单位，血浆 600mL，冷沉淀 10 个单位，血小板 1 个治疗量。

旁白：产妇目前心率 126 次 / 分，血氧饱和度上升至 85%，血压 100/70mmHg，双肺听诊有湿啰音。尿量 50mL。

三线医生： 考虑心衰，呋塞米 20mg 静脉注射。

护士二： 呋塞米 20mg 静脉注射。

二线医生： 产妇子宫收缩乏力，阴道持续流不凝血约 800mL。

三线医生： 按摩子宫，给予卡前列素氨丁三醇 1 支，肌内注射。复查血常规、凝血功能、肾功能、血气分析，试管法检测凝血功能。

旁白：危重孕产妇多学科救治小组成员已到场，悬浮红细胞 6 个单位、血浆 600mL、血小板 1 个治疗量、冷沉淀 10 个单位已输注。目前产妇心率 110 次 / 分，血氧饱和度 90%，血压 95/65mmHg，尿量 100mL，肺部湿啰音较前减少，血糖 7.5mmol/L。

三线医生： 产妇有效循环血量不足，加快输血速度，麻醉师严密监测中心静脉压。

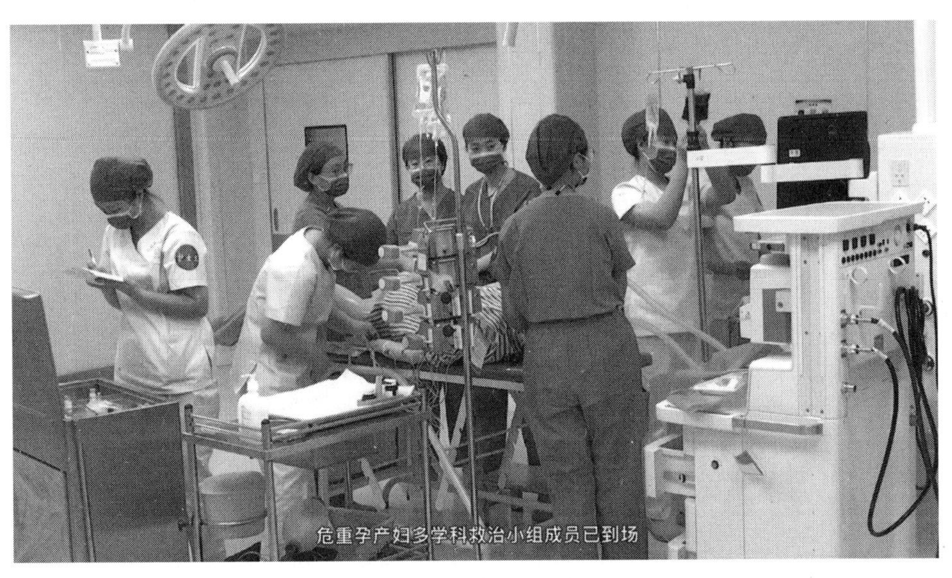

旁白：试管法超过 12 分钟血液不凝固，阴道仍有活动性出血，预计目前出血量达 2000mL。患者目前总入量 3025mL，现已输注悬浮红细胞 10 个单位、血浆 600mL、冷沉淀 10 个单位、血小板 1 个治疗量、晶体液 1125mL。

第四幕

切除子宫，转 ICU 进行多器官功能支持治疗

三线医生：经多学科团队会诊，患者进入 DIC 纤溶阶段，启动大量输血流程，备悬浮红细胞 4 个单位、血浆 400mL、血小板 1 个治疗量，输血原则 1∶1∶1。准备切除子宫。

二线医生：是。

一线医生：手术知情同意书已签字。

三线医生：准备切除子宫。

旁白：子宫已切除，残端弥漫性渗血，已予以纱条 10 卷压迫止血，现出血累计 5000mL。

三线医生：常规关腹，腹腔内置引流管。术后严密监测尿量，防止肾功能衰竭，预防感染，注意酸碱平衡及电解质平衡。为给予更好的生命支持，建议转入 ICU 进一步治疗。

二线医生：与患者家属沟通，转入 ICU 进行多器官功能支持治疗。

五、记录表

药品	时间											
	名称											
	剂量											
	用法											
血液制品	时间											
	种类											
	量											

续表

生命体征	时间											
	血压											
	心率											
	血氧饱和度											
检验结果	时间											
	血常规											
	肾功能											
	电解质											
	凝血功能											

六、关键点

1. 早期识别 羊水栓塞通常起病急骤，前驱症状主要表现为憋气、呛咳、呼吸急促、心慌、胸痛、寒战、头晕、恶心、呕吐、乏力、麻木、针刺样感觉、焦虑、烦躁、精神状态改变及濒死感等，严重的胎儿心动过缓可为羊水栓塞的首发表现。典型症状：出现突发呼吸困难和（或）口唇发绀，血氧饱和度下降，肺底部较早出现湿啰音，气管插管者的呼气末二氧化碳分压测不出；心动过速，低血压休克，抽搐，意识丧失或昏迷，心电图表现为右心负荷增加；凝血功能障碍等。

2. 及时呼救 包括一线医生、二线医生、三线医生、麻醉科、心血管内科、输血科、血液科、呼吸科等。

3. 良好的沟通 告知家属产妇产后羊水栓塞，心搏骤停，需立即抢救，随时有生命危险。

4. 有效的心肺复苏 2019 年心肺复苏指南推荐顺序为 C（胸外按压）、B（开放气道）、A（人工呼吸），维持血氧饱和度在 94% ~ 98%。协助患者去枕平卧于硬板上，胸外按压时选择两个乳头连线中点，每次按压深度为 5 ~ 6cm，按压频率为 100 ~ 120 次 / 分。

5. 迅速气管插管 将患者仰卧位平放，头后仰，颏上抬，使口、咽部、气管成一条直线，以便直视下行气管插管。用右手拇指推开患者下唇和下颌，食指抵住门齿；左手持喉镜沿右侧口角进入口腔，压住舌背，将舌体推向左侧；将喉镜移到口腔中间，慢推喉镜，使其顶端抵达舌根，即可见到会厌。挑起会厌见到声门，右手持气管导管，沿喉镜压舌板凹槽放入，到声门时轻旋导管进入气管内。拔导丝，把气管导管轻轻送入声门 3 ~ 5cm，放牙垫，拔出喉镜，气囊打气，固定。观察患者胸廓起伏情况，听诊器听双肺呼吸音是否对称，以确定导管是否已在气管内。

6. 良好的循环管理 根据血流动力学状态，在羊水栓塞的初始治疗中使用血管活性药物和正性肌力药物，以保证心输出量和血压稳定，并应避免过度输液。以晶体液为基础进行液体复苏，常用林格液。限制液体入量，避免诱发心力衰竭（简称心衰）、肺水肿。

7. 大量输血 按大量输血方案（悬浮红细胞：新鲜冰冻血浆：冷沉淀：血小板为 1：1：1：1，纤维蛋白原 4~6g）进行输血治疗，使血红蛋白＞ 80g/L，血小板＞ 50×10^9/L，纤维蛋白原＞ 1.5g/L。羊水栓塞引发的产后出血、DIC 往往较严重，应积极处理，快速补充红细胞和凝血因子（新鲜冰冻血浆、冷沉淀、纤维蛋白原、血小板等）至关重要，尤其需要注意补充纤维蛋白原。同时进行抗纤溶治疗，如静脉输注氨甲环酸（1g）等。

8. 抗过敏 糖皮质激素用于羊水栓塞的治疗存在争议，基于临床实践的经验，建议尽早使用大剂量糖皮质激素。地塞米松 20mg 静脉注射，然后氢化可的松 500~1000mg/d 静脉滴注。

七、流程图

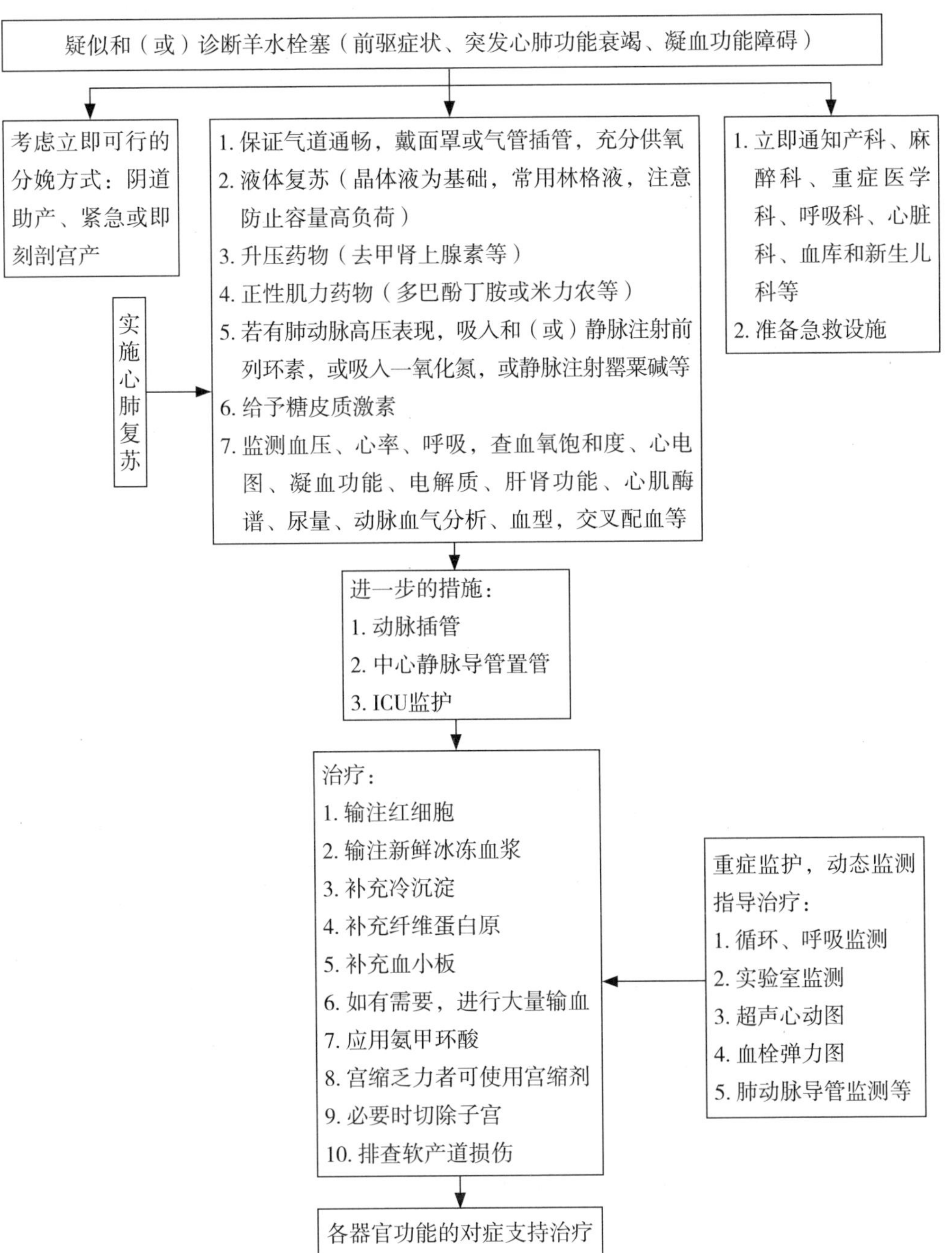

疑似和（或）诊断羊水栓塞（前驱症状、突发心肺功能衰竭、凝血功能障碍）
考虑立即可行的分娩方式：阴道助产、紧急或即刻剖宫产
实施心肺复苏
1. 保证气道通畅，戴面罩或气管插管，充分供氧
2. 液体复苏（晶体液为基础，常用林格液，注意防止容量高负荷）
3. 升压药物（去甲肾上腺素等）
4. 正性肌力药物（多巴酚丁胺或米力农等）
5. 若有肺动脉高压表现，吸入和（或）静脉注射前列环素，或吸入一氧化氮，或静脉注射罂粟碱等
6. 给予糖皮质激素
7. 监测血压、心率、呼吸，查血氧饱和度、心电图、凝血功能、电解质、肝肾功能、心肌酶谱、尿量、动脉血气分析、血型，交叉配血等
1. 立即通知产科、麻醉科、重症医学科、呼吸科、心脏科、血库和新生儿科等
2. 准备急救设施
进一步的措施：
1. 动脉插管
2. 中心静脉导管置管
3. ICU监护
治疗：
1. 输注红细胞
2. 输注新鲜冰冻血浆
3. 补充冷沉淀
4. 补充纤维蛋白原
5. 补充血小板
6. 如有需要，进行大量输血
7. 应用氨甲环酸
8. 宫缩乏力者可使用宫缩剂
9. 必要时切除子宫
10. 排查软产道损伤
重症监护，动态监测指导治疗：
1. 循环、呼吸监测
2. 实验室监测
3. 超声心动图
4. 血栓弹力图
5. 肺动脉导管监测等
各器官功能的对症支持治疗

八、羊水栓塞诊治进展

羊水栓塞是一种发生在孕期、产时、产后的罕见致死性并发症。典型的羊水栓塞表现为突发的严重低氧血症、低血压和凝血功能障碍。根据现有的文献，羊水栓塞的发生率为（1.9 ~ 7.7）/10 万，病死率高达 19% ~ 86%。文献报道的病死率差异较大，可能与羊水栓塞误诊和过度诊断有关。近年来，由于各医学学科的发展及支持治疗能力的提高，羊水栓塞孕产妇的死亡率已明显下降。

（一）羊水栓塞的病因

羊水栓塞病因不明，可能与下列因素有关。

1. 羊膜腔内压力过高　羊膜腔内压力过高时，羊水有可能被挤入破损的微血管而进入母体血循环，导致羊水栓塞。

2. 血窦开放　分娩过程中羊水可以通过宫颈或宫体损伤的血管进入母体血循环。剖宫产或钳刮术时，羊水也可从胎盘附着处血窦进入母体血循环，导致羊水栓塞。

3. 胎膜破裂　胎膜破裂以后，羊水可从子宫蜕膜或宫颈管破损的小血管进入母体血循环中。剖宫产或羊膜腔穿刺时，羊水可从手术切口或穿刺处进入母体血循环，导致羊水栓塞。

（二）羊水栓塞的病理生理

1. 过敏样反应　羊水中的抗原成分可引起 I 型变态反应，引发肥大细胞脱颗粒、花生四烯酸异常代谢产物（包括白三烯、前列腺素、血栓素等）产生并进入母体血循环，导致过敏样反应，同时使支气管黏膜分泌亢进，导致肺的气体交换功能降低，反射性地引起肺血管痉挛。

2. 肺动脉高压　羊水成分刺激肺组织产生和释放前列腺素、5- 羟色胺、白三烯、内皮素等血管活性物质，使肺血管反射性痉挛，致使肺动脉高压。同时血小板凝集、破坏后游离血清素被释放，又可引起肺动脉痉挛和肺动脉高压。炎性介质系统的突然激活，炎性介质和内源性儿茶酚胺大量分泌导致肺动脉高压，引起类似于全身炎症反应综合征反应，从而导致全身多器官损伤。

（三）羊水栓塞的临床表现

羊水栓塞是一项排除性临床诊断，多数患者临床表现不典型，病发突然，病情进展迅速，诊断较为困难。羊水栓塞通常起病急骤。70% 的羊水栓塞发生在产程中，11% 发生在经阴道分娩后，19% 发生于剖宫产术中及术后。通常在分娩过程中或产后立即发生，大多发生在胎儿娩出前 2 小时及胎盘娩出后 30 分钟内，有极少部分发生在中期妊娠引产、羊膜腔穿刺术中和外伤时。

1. 前驱症状 30% ~ 40% 的羊水栓塞孕产妇会出现非特异性的前驱症状，主要表现为憋气、呛咳、呼吸急促、心慌、胸痛、寒战、头晕、恶心、呕吐、乏力、麻木、针刺样感觉、焦虑、烦躁、精神状态改变及濒死感等，临床上需重视这些前驱症状。羊水栓塞如在胎儿娩出前发生，胎心电子监护可显示胎心减速、胎心基线变异消失等异常。严重的胎儿心动过缓可为羊水栓塞的首发表现。

2. 呼吸循环功能衰竭 孕产妇出现突发呼吸困难和（或）口唇发绀，血氧饱和度下降，肺底部较早出现湿啰音，气管插管者的呼气末二氧化碳分压测不出；心动过速，低血压休克，抽搐，意识丧失或昏迷，心电图可表现为右心负荷增加等。病情严重者，可出现心室颤动（简称室颤）、无脉性室性心动过速及心搏骤停，于数分钟内猝死。

3. 凝血功能障碍 大部分羊水栓塞孕产妇存在 DIC，发生率高达 83% 以上，且可为羊水栓塞的首发表现。表现为胎儿娩出后无原因的、即刻大量产后出血，且为不凝血，以及全身皮肤黏膜出血、血尿、消化道出血、手术切口及静脉穿刺点出血等。

4. 急性肾功能衰竭等多器官功能损害 羊水栓塞孕产妇的全身器官均可受损，除心、肺功能衰竭及凝血功能障碍外，肾脏和中枢神经系统是最常受损的器官和系统，存活的羊水栓塞孕产妇可出现肾功能衰竭和中枢神经系统功能受损等表现。由于累及的器官与系统不同，羊水栓塞的临床表现具有多样性和复杂性。

（四）羊水栓塞的诊断

目前国际上尚无统一的羊水栓塞诊断标准和有效的实验室诊断依据，建议的诊断标准为以下 5 条全部符合：

（1）急性发生的低血压或心搏骤停。

（2）急性低氧血症：呼吸困难、发绀或呼吸停止。

（3）凝血功能障碍：有血管内凝血因子消耗或纤溶亢进的实验室证据，或临床上表现为严重的出血，但无其他可以解释的原因。

（4）上述症状发生在分娩、剖宫产术、刮宫术中或产后短时间内（多数发生在胎盘娩出后30分钟内）。

（5）对于上述出现的症状和体征不能用其他疾病来解释。

羊水栓塞的诊断是临床诊断。符合羊水栓塞临床特点的孕产妇，可以做出羊水栓塞的诊断，母体血中找到胎儿或羊水成分不是诊断的必需依据。不具备羊水栓塞临床特点的病例，仅仅依据实验室检查不能做出羊水栓塞的诊断。对死亡孕产妇行尸体解剖，其肺小动脉内见胎儿鳞状上皮或毳毛可支持羊水栓塞的诊断。血常规、凝血功能、血气分析、心电图、心肌酶谱、胸片、超声心动图、血栓弹力图、血流动力学监测等有助于羊水栓塞的诊断、病情监测及治疗。

（五）羊水栓塞的鉴别诊断

羊水栓塞的诊断强调为细致、全面的排他性诊断。排除导致心力衰竭、呼吸衰竭、循环衰竭的疾病，如肺栓塞、心肌梗死、心律失常、围产期心肌病、主动脉夹层、脑血管意外、药物过敏反应、输血反应、麻醉并发症（全身麻醉或高位硬膜外阻滞）、子宫破裂、胎盘早剥、子痫、产后出血、脓毒血症等。

（六）羊水栓塞的处理

一旦怀疑羊水栓塞，立即按羊水栓塞进行急救。推荐多学科密切协作参与抢救处理，包括产科、麻醉科、ICU、心内科、新生儿科、输血科等。及时、有效的多学科合作对于孕产妇抢救成功及其预后改善至关重要。首先保证生命体征平稳，这是提高孕产妇存活率的关键。对于典型的突发心肺功能障碍的孕产妇，应迅速采取抢救措施，进行高质量的胸外按压恢复循环，气管插管改善缺氧。若未分娩，应迅速终止妊娠，以提高母儿生存率。与此同时，应快速评估、排除导致心肺功能障碍的更常见的其他病因，如急性心肌梗死、肺栓塞、子痫、过敏反应或麻醉并发症等。最初的复苏成功后，通常需继续使用血管活性药物和正性肌力药物。羊水栓塞的特异性表现是肺血管收缩和右心功能衰竭。最容易得到的，既能降低肺动脉压力，又有正性肌力作用的，也是麻醉科医生比较熟悉的药物是米力农，它可改善右心室功能。通常需要同时使用血管活性药物如去甲肾上腺素，将平均动脉压维持在 65mmHg 以上。当高度怀疑羊水栓塞时，应避免过量的液体复苏，以防止肺水肿恶化和心衰加重。正性肌力药物还可选用多巴酚丁胺。

教科书或专家共识中提及的吸入或静脉用前列环素、吸入一氧化氮、口服西地那非等降低肺血管阻力的药物，不仅产房、手术室不常备，一般的医院，尤其是妇幼专科医院也未常规备用，导致难以方便使用这些药物。吸入或静脉用前列环素、吸入一氧化氮在剂量调控及药效的持续性和稳定性上都不及静脉滴注米力农。抢救中口服西地那非，也难以迅速起效。对度过抢救阶段，存活并转入重症监护病房的产妇，在出现持续性肺动脉高压时，上述这些治疗药物或许更有意义。

传统使用的强心苷、罂粟碱和氨茶碱，虽然和米力农一样，都通过环腺苷酸－钙离子偶联作用，或增强心肌收缩力起到强心的作用，或有扩张痉挛平滑肌的作用，但米力农抑制心脏和血管的磷酸二酯酶Ⅲ的选择性高，具有更明显的降低肺动脉压、正性肌力、减慢心率作用，可改善心室舒张功能。如此“一箭三雕”，使其成为目前治疗羊水栓塞孕产妇肺动脉高压的首选药物。在使用这类药物时，由于其可扩张体循环导致低血压，可以使用去甲肾上腺素对抗。临床上米力农和去甲肾上腺素联合用药取代了传统的、安全范围小、毒性大、作用单一的强心苷、罂粟碱及氨茶碱。

合并 DIC 常使羊水栓塞病例复杂化。羊水栓塞患者纤溶亢进，建议早期使用抗纤溶剂氨甲环酸，并早期补充纤维蛋白原；早期启动大量输血方案，重点是输注凝血因子，并使用强效宫缩剂如卡前列素氨丁三醇，或进行宫腔填塞等，并对宫缩乏力进行积极管理。不推荐使用抗凝药物（如肝素）预防 DIC。

静脉注射大剂量糖皮质激素仍有争议，目前尚未得到美国母胎医学会的认可。尽管文献尚未证实其有效性，但是国内多数学者、医院仍将其纳入羊水栓塞的治疗细则。有研究表明羊水栓塞中的确存在严重的炎性反应，理论上大剂量糖皮质激素应能够对抗这种炎性反应。

扫码看演练

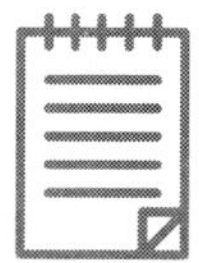

子痫急救演练

一、培训目标

（1）培训人员能准确识别患者体征和症状的变化。

（2）培训人员能迅速对子痫行诊断及鉴别诊断。

（3）熟练掌握常用药物及诊疗流程，提高母儿生存率。

二、演练准备

1. 人物 一线医生、二线医生、三线医生、护士、麻醉师、新生儿科医生、孕妇、孕妇家属。

角色	职责
一线医生	初步评估母胎情况，下抢救医嘱，向二线医生汇报病情，观察患者生命体征，与患者家属沟通，协助术前准备。
二线医生	进一步评估病情，指挥抢救，与患者家属沟通，向三线医生汇报病情
三线医生	评估病情、指挥抢救、手术决策
护士一	呼叫、核对药物、气道管理、建立静脉通道、母胎监护等
护士二	抽血、核对药物、静脉给药、管理病房环境
麻醉师	术前麻醉、高级生命支持
新生儿科医生	新生儿复苏抢救

2. 地点 产科重症监护室。

3. 器材、设备 病床（有床栏）、护理治疗车、心电监护仪、胎心监护仪、开口器及牙垫、微量泵、输液泵、吸痰机、抢救车、多普勒胎心仪、氧气面罩、导尿包。

4. 药品

药品名称	药理作用	用法、用量
硫酸镁	解痉、控制抽搐	25% 硫酸镁 5g+5% 葡萄糖注射液 100mL 快速静脉滴注 20 分钟 25% 硫酸镁 15g+5% 葡萄糖注射液 500mL 静脉滴注（1 ~ 2g/h）
地西泮	镇静、控制抽搐	地西泮 10mg，缓慢静脉注射（速度 2 ~ 3mg/min）
冬眠合剂	镇静、控制抽搐	盐酸异丙嗪 25mg+ 盐酸哌替啶（杜冷丁）50mg+ 盐酸氯丙嗪 25mg 肌内注射
盐酸拉贝洛尔	降压	盐酸拉贝洛尔 100mg+5% 葡萄糖注射液 500mL 静脉滴注降压
甘露醇	降颅内压	20% 甘露醇 125mL 快速静脉滴注降颅内压

三、病例介绍

患者以“停经 8 月，双下肢水肿 1 月，发现血压高伴头痛 1 天”之主诉入院。10：00 患者被用平车推入病房，意识清楚，对答如流。入院后查血压 170/115mmHg，心率 72 次 / 分。双下肢及会阴水肿，在外院查尿蛋白（+++）。产科检查：宫高 27cm，腹围 105cm，胎心率 140 次 / 分，LOA，估计胎重 3000g。骨盆检查：24–26–19–8.5cm。入院诊断：①重度子痫前期；②孕 1 产 0，宫内孕 34 周，头位。患者病情危重，入院后即送入产科重症监护室，一线医生、护士接诊过程中患者突发昏迷、抽搐，意识丧失。

四、场景

第一幕

护士及一线医生接诊，初步评估母胎情况

护士一：新入院重度子痫前期患者，请一线医生速来处理。

一线医生：重度子痫前期患者，病情危重，告病危，持续心电监护，持续低流量吸氧，记 24 小时出入水量，抽血查血常规、尿常规、凝血六项、肝肾功能、心肌酶谱、脑钠肽（BNP）、传染病、血型及 24 小时尿蛋白定量等常规检查，查心电图，联系超声行肝肾超声、产科常规超声及心脏超声检查，给予连续电子胎心监测。

护士一、护士二：是。（抽血，联系超声）

一线医生：予以 25% 硫酸镁 5g+5% 葡萄糖 100mL 快速静脉滴注 20 分钟，床旁备开口器。

第二幕

控制抽搐，镇静

一线医生：“喂！喂！你怎么了？”患者呼之不应，平卧侧头，为其置入开口器及牙垫，清理口鼻分泌物，避免误吸及舌咬伤。（护士一执行）

护士二：清理病房环境，关闭病房大灯，开启床头灯，升护栏。

护士一：开口器及牙垫已置入。

一线医生：硫酸镁快速静脉滴注，至少建立 2 条静脉通道，持续心电监护，换用面罩高流量吸氧，维持血氧饱和度在 95% 以上，留置尿管持续开放。加测血气分析。给予持续电子胎心监护。

护士一：是。

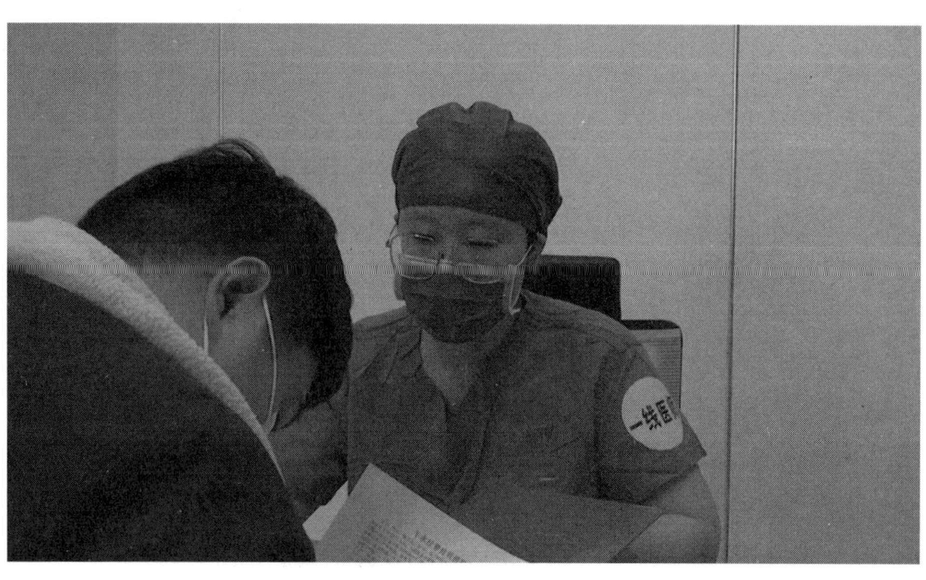

一线医生：给予地西泮 10mg 缓慢静脉注射（速度 2 ～ 3mg/min），盐酸异丙嗪 25mg+ 盐酸哌替啶 50mg+ 盐酸氯丙嗪 25mg（冬眠合剂）肌内注射。护士一、护士二核对给药。

第三幕

抽搐停止，术前准备。

护士一：（查看患者）“你好，知道在哪儿吗？”

患者：“医院。”

护士一：现抽搐停止，意识恢复后平静入睡。

旁白：目前心电监护示血压 170/110mmHg，心率 89 次 / 分，血氧饱和度 98%。

一线医生：给予盐酸拉贝洛尔 100mg+5% 葡萄糖 500mL 静脉滴注降压，血压维持在（140 ～ 155）/（90 ～ 105）mmHg。随时有再次抽搐可能，通知二线医生到场。

护士一、护士二：核对给药。

旁白：患者抽搐时胎心率 50 ～ 80 次 / 分，目前胎心率 135 次 / 分。现硫酸镁 5g 已静脉滴注完毕。

一线医生：25% 硫酸镁 15g+5% 葡萄糖注射液 500mL，静脉滴注维持（1g/h）。

护士一、护士二：核对给药。

一线医生：20% 甘露醇 125mL 快速静脉滴注降颅内压治疗。

护士一、护士二：核对给药。

二线医生到场。

一线医生汇报病情：重度子痫前期，入院检查时突然出现子痫抽搐，已给予硫酸镁、冬眠合剂半量、降压药物应用，目前生命体征平稳，胎心可。

二线医生：病情危重，请相关科室会诊，随时有子痫再次发作、心脑血管意外、胎盘早剥、心衰、胎死宫内等危及母儿生命的可能，现子痫已控制，尽快完善术前相关检查，子痫控制后尽快急诊手术终止妊娠，再次向患者家属告知病情严重性、手术必要性及相关风险，联系麻醉科、新生儿科做好母儿抢救准备工作。

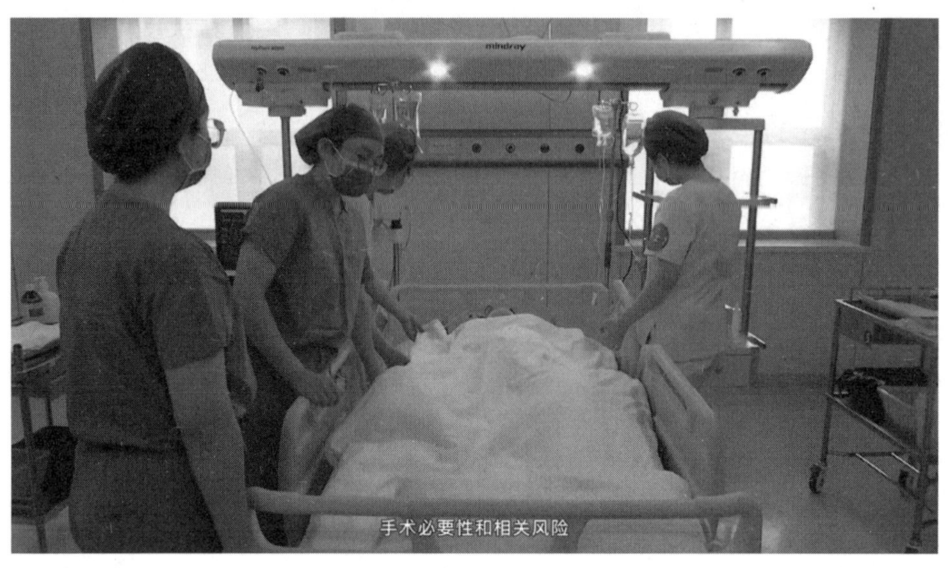

一线医生：是。

旁白：12：10 术前化验检查结果示心肌酶谱升高，BNP 2500ng/L，其余结果无明显手术禁忌证。

二线医生：向三线医生汇报病情。送往手术室准备手术，术中硫酸镁持续泵入，术后继续予以硫酸镁静脉滴注维持 24 ~ 48 小时，继续降压药物应用。

第四幕

加强术后管理

旁白：手术顺利结束，新生儿转入儿科，产妇转入重症监护病房，继续解痉、降压、预防感染等对症支持治疗。

五、记录表

药品	时间											
	名称											
	剂量											
	用法											

续表

类别	项目											
血液制品	时间											
	种类											
	量											
生命体征	时间											
	血压											
	心率											
	血氧饱和度											
检验结果	时间											
	血常规											
	肾功能											
	电解质											
	凝血功能											

六、关键点

1. 一般急诊处理 子痫发作时尽早识别，及时判断，预防孕妇坠地外伤、唇舌咬伤，须保持气道通畅，维持呼吸、循环功能稳定，密切观察生命体征、尿量（留置尿管监测）等。避免声、光等一切不良刺激。

2. 控制抽搐 硫酸镁是治疗子痫及预防抽搐复发的首选药物。子痫孕妇抽搐后或产后需继续应用硫酸镁 24 ~ 48 小时，并进一步评估是否继续应用。当孕妇存在硫酸镁应用禁忌证或硫酸镁治疗无效时，可考虑应用地西泮、苯巴比妥或冬眠合剂控制抽搐，使用镇静药物时注意防止发生误吸，及时气管插管和机械通气。

3. 控制血压和预防并发症 当血压持续≥ 160mmHg/110mmHg 时，要积极降压以预防心脑血管并发症。

4. 适时终止妊娠 子痫孕妇抽搐控制后即可考虑终止妊娠。

七、流程图

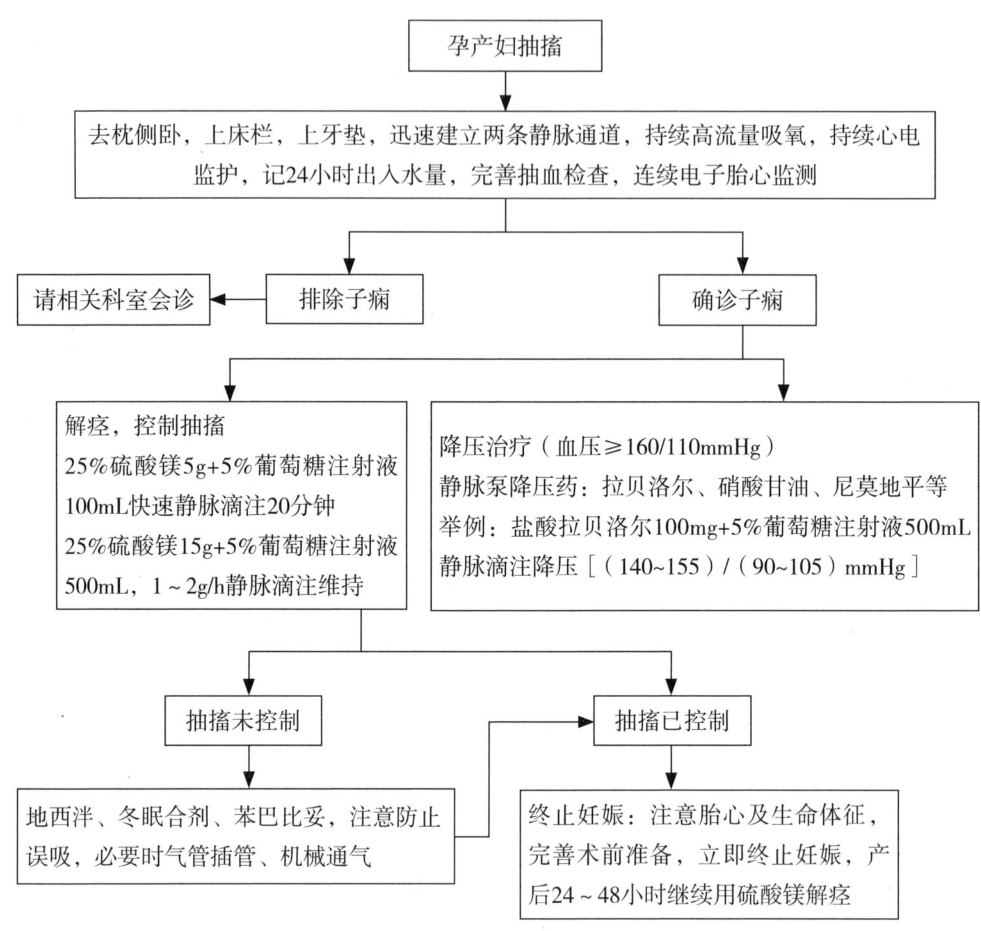

八、子痫诊治进展

子痫是在子痫前期基础上发生的不能用其他原因解释的强直性抽搐，可以发生在产前、产时或产后，也可以发生在无临床子痫前期表现时。

（一）子痫的发展

从子痫前期到子痫在临床上可以跳跃性发展，并非都是渐进性发展。子痫可以发生在子痫前期临床表现的基础上，可以发生在重症者，也可以发生在临床尚未发现高血压和蛋白尿时。子痫可以发生在产前、产时或产后，一部分可发生在产后 48 ～ 72 小时或更晚，也可发生在使用硫酸镁时。78% ～ 83% 的子痫孕产妇会有不同的前驱症状，如持续性枕部或前额疼痛、视物模糊、畏光、精神状态改变等。头痛可以反映颅内压升高、脑水肿和高血压脑病等。子痫还可发生在无任何前驱表现或症状的孕产妇。

（二）子痫的临床表现

子痫的前驱症状短暂，表现为抽搐、口吐白沫、深昏迷；随之面部肌肉僵硬，很快发展为典型的全身高张阵挛惊厥、有节律的肌肉收缩和紧张，持续 1 ～ 1.5 分钟，其间患者无呼吸动作；此后抽搐停止，呼吸恢复，但患者仍昏迷，最后意识恢复，易激惹、烦躁。

（三）子痫的诊断与鉴别诊断

子痫通常在子痫前期的基础上发生抽搐，但应与癫痫、脑炎、脑肿瘤、脑血管畸形破裂出血、糖尿病高渗性昏迷、低血糖昏迷相鉴别，通过询问病史及检查一般不难鉴别。

（四）子痫的处理

子痫发作时应迅速采取措施预防孕妇坠地，保持其气道通畅、循环稳定，避免不良刺激，及时给予解痉降压，注意硫酸镁、降压药及镇静药等药物的应用，预防抽搐复发，适时终止妊娠，预防并发症等。

（五）子痫的病因性治疗

控制子痫后，注意查找病因，如存在自身免疫性疾病（系统性红斑狼疮、干燥综合征、系统性硬化病或抗磷脂综合征等），给予积极的免疫性激素治疗和抗凝治疗。例如存在甲状腺功能亢进时，给予抗甲状腺治疗等。

扫码看演练

脐带脱垂急救演练

一、培训目标

（1）培训人员能迅速对脐带脱垂进行诊断和处理。

（2）培训人员能够正确启动胎儿宫内复苏。

（3）培训人员能够建立良好的脐带脱垂救治团队，缩短胎儿娩出时间，提高胎儿存活率。

二、演练准备

1. 人物 一线医生、二线医生、三线医生、新生儿科医生、助产士、麻醉师、孕妇、孕妇家属。

角色	职责
一线医生	宫内复苏
二线医生	分娩决策、手术、协调、指挥和沟通
三线医生	手术配合、沟通
新生儿科医生	新生儿复苏抢救
助产士一	宫内复苏、分娩配合
助产士二	循环管理、物品准备、分娩配合
助产士三	呼救、协调和记录
麻醉师	麻醉、术中生命体征管理

2. 地点 产房。

3. 器材、设备 多普勒胎心仪、彩超、微量泵、氧气面罩、产钳、胎头吸引器、导尿包、鼻导管吸氧管、新生儿复苏用品急救箱、无菌手套、输液用品。

4. 药品

药品名称	药理作用	用法、用量
硫酸镁	抑制宫缩	负荷剂量 4.0g 静脉滴注，30 分钟内滴完，然后以 1g/L 维持至分娩

三、病例介绍

孕妇，王某，32 岁，以“停经 9 个月，规律腹痛 3 小时”为主诉入院。于（10：30）步入病房。既往史：孕 2 产 1。2 年前足月顺产一活男婴，体健，无产后出血、产褥感染史。入院后查血压 125/62mmHg，心率 72 次 / 分。产科检查：宫高 27cm，腹围 105cm，胎心率 140 次 / 分，LOA，估计胎儿体重 3000g。骨盆检查：24–26–19–8.5cm。宫颈内口探查宫口开大 2cm，先露头，S–1，骨盆未及明显异常。入院连续电子胎心监护反应型。入院诊断：①头位临产；②孕 2 产 1，宫内孕 38^{+4} 周。经评估后送入产房。

四、场景

产程中（10：50）突然出现阴道大量流液，色清。宫口触及搏动脐带。

第一幕

迅速组织人员抢救

助产士一：胎膜破裂，听胎心，胎心率 80 次 / 分，胎心率慢，立即内诊检查。

助产士二：去枕吸氧（6 ~ 9L/min），予以连续电子胎心监护，立即呼叫一线值班医生到场。

助产士一严格会阴消毒下行内诊，一线医生到场。

助产士一：宫口开大 3cm（此处报告宫口大小是为了体现呼叫时告知

手术室准备及新生儿科医生至手术室），宫口处可触及条索状搏动的脐带。

一线医生：脐带脱垂，上推先露部减轻压迫，立即启动脐带脱垂应急预案。呼叫二线医生、三线医生，足月临产，脐带脱垂，速来产房；手术室麻醉科，脐带脱垂，紧急剖宫产，请速准备；新生儿科医生，脐带脱垂，请速至产房手术室。（助产士二记录实时时间：10：53）

第二幕

建立静脉通道，体位纠正宫内缺氧

一线医生：助产士协助产妇呈 Sims 体位，脐带外露侧 15° ~ 30° 卧位，枕头置于臀下。建立 2 条静脉通道。

旁白：目前胎心率 112 次 / 分，呼救后 1 分钟，二线医生、三线医生医生相继到场。（麻醉师于产房手术室准备麻醉用品，新生儿科准备复苏用品）

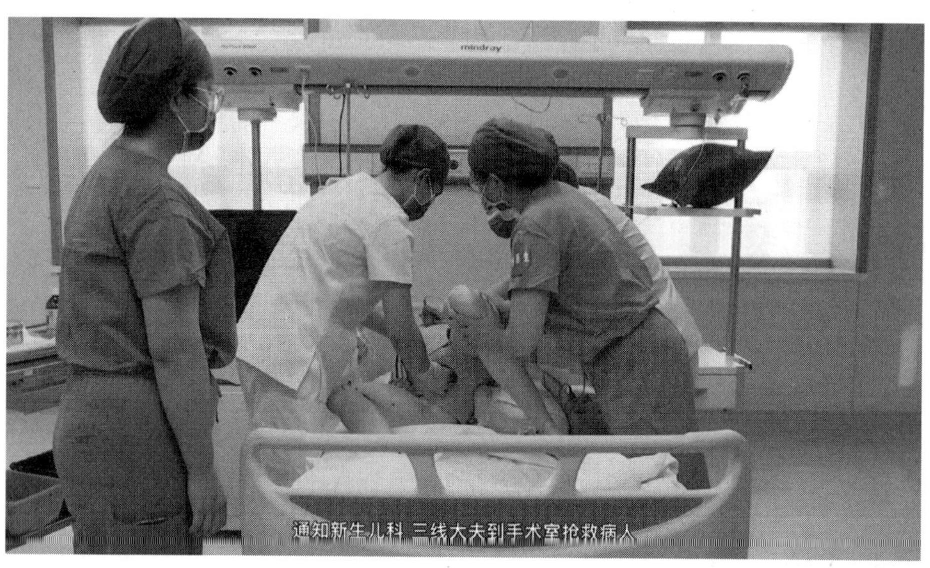

一线医生：留置尿管，若胎心率不恢复，必要时膀胱灌注生理盐水 300 ~ 500mL 解除脐带压力；或给予硫酸镁应用抑制宫缩，减轻宫腔脐带压迫。

第三幕

评估母儿情况，确定分娩方式，10 ~ 30 分钟内分娩新生儿

二线医生：宫口扩张情况如何?

一线医生：宫口开大 3cm。

二线医生：立即予以剖宫产，转运至产房手术室（因现实中大多数需要转运，严格模拟转运过程，其中孕妇体位始终保持 Sims 体位，持续胎心监测，氧气袋供氧）。

旁白报告实时时间。

二线医生：一线医生与家属谈话签字，通知血库配血。

二线医生、三线医生洗手，二线医生消毒铺巾，麻醉师准备麻醉物品。

二线医生、三线医生：脐带脱垂，短时间内无法阴道分娩，立即剖宫产。

旁白报告胎儿娩出时间（脐带脱垂发生后 10 ~ 30 分钟，胎儿需娩出），胎儿出生后由新生儿科医生给予新生儿窒息复苏，转入新生儿科。

术后二线或三线医生需与家属沟通病情。

五、记录表

纠正宫内缺氧	时间											
	体位											
	吸氧流量											
	解除脐带压力											
胎心监测	时间											
	胎心率											
抑制宫缩药物	时间											
	名称											
	剂量											
	用法											

续表

	羊水流出	一线医生上场	二线医生上场	三线医生上场	麻醉师上场	新生儿科医生上场	胎儿娩出
时间							

六、关键点

脐带脱垂（prolapse of umbilical cord）也属于产科急症之一，一旦发生，若不及时纠正，可造成新生儿死亡。如及时判别并给予有效的处理，可大大减少新生儿死亡率，改善新生儿结局。

（1）发现脐带脱垂，评估胎儿是否有生机及胎儿孕周情况，告知风险，立即启动分娩的救治方案。

（2）呼叫麻醉医生、新生儿科医生立即到位，做好分娩抢救准备。

（3）过程中持续胎心监护，在缓解脐带受压的同时根据胎心监护是否异常及宫口开大程度，决定是否紧急剖宫产。内诊检查宫口是否开全，若已宫口开全，评估短时间可经阴道安全分娩，立即行阴道助产，同时新生儿科医生在场做好新生儿复苏抢救准备；若宫口未开全，胎心监护异常，考虑胎儿宫内急性窘迫，立即启动Ⅰ类剖宫产（30分钟内娩出胎儿）。在准备分娩的过程中，建议采取措施进行宫内复苏和解除脐带受压，必要时可联合使用宫缩抑制剂。

七、流程图

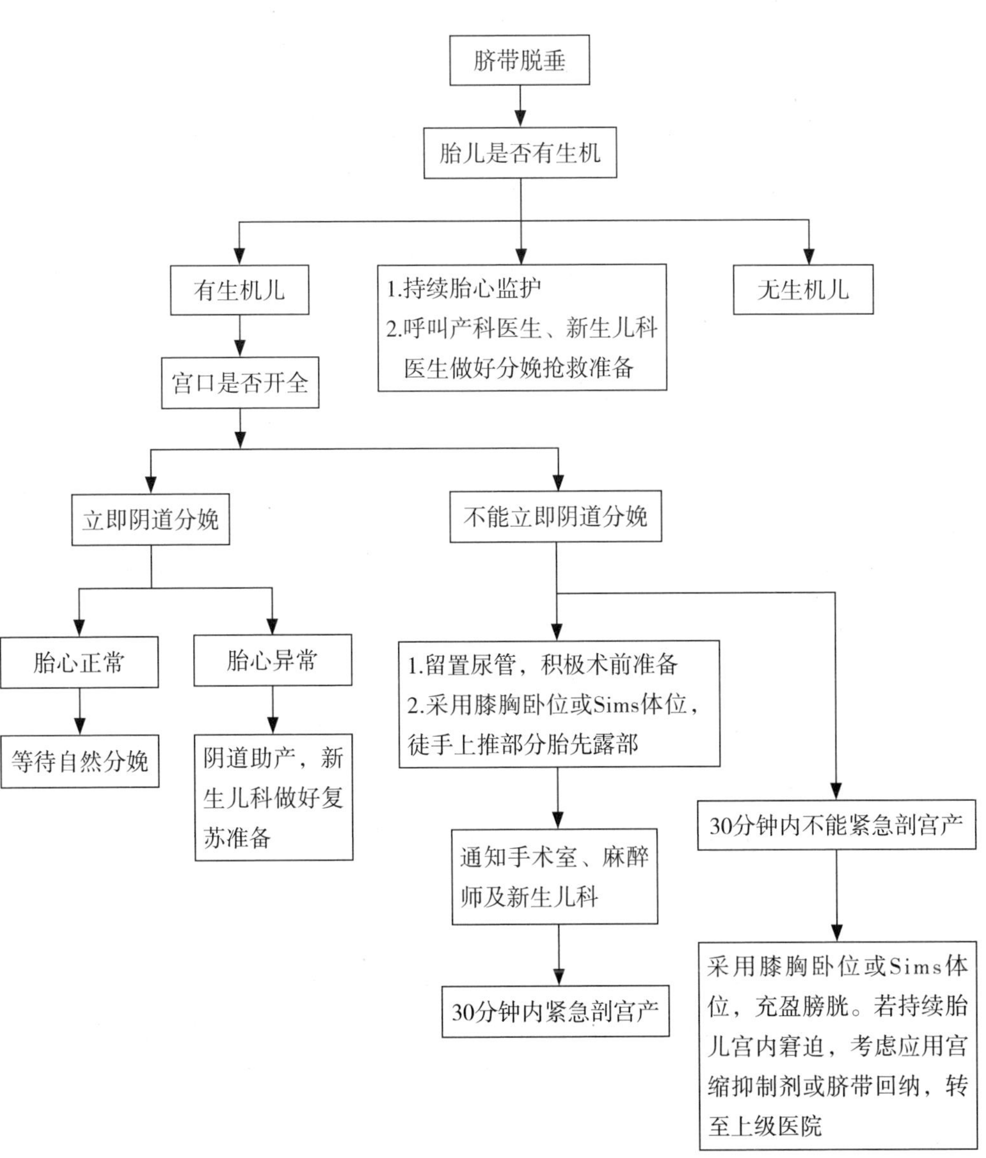
脐带脱垂
胎儿是否有生机
有生机儿
1.持续胎心监护
2.呼叫产科医生、新生儿科医生做好分娩抢救准备
无生机儿
宫口是否开全
立即阴道分娩
不能立即阴道分娩
胎心正常
胎心异常
等待自然分娩
阴道助产，新生儿科做好复苏准备
1.留置尿管，积极术前准备
2.采用膝胸卧位或Sims体位，徒手上推部分胎先露部
通知手术室、麻醉师及新生儿科
30分钟内紧急剖宫产
30分钟内不能紧急剖宫产
采用膝胸卧位或Sims体位，充盈膀胱。若持续胎儿宫内窘迫，考虑应用宫缩抑制剂或脐带回纳，转至上级医院

八、脐带脱垂诊治进展

脐带脱垂是指胎膜破裂时脐带越过先露部脱出于宫颈外，降至阴道内，甚至露于外阴部。胎膜未破时脐带位于胎先露部前方或一侧，称为脐带先露或隐性脐带脱垂。脐带脱垂是严重威胁围产儿生命安全的产科急症之一，发生率为 0.1% ~ 0.6%。对于产妇本身而言虽无严重伤害，但新生儿死亡率及窒息的发生率会明显增加，即使可以存活，对其神经系统的发育也有严重的不良影响。如果能早期预测、诊断并给予及时有效的处理，就可以降低新生儿死亡率、改善新生儿的不良结局。

（一）脐带脱垂的病因

目前多数研究将脐带脱垂的病因分为两大类。

1. 一般因素 包括胎位异常（多见于臀位、横位、面先露、肩先露等）；经产妇、多胎妊娠第二胎娩出、羊水过多（羊膜腔压力大，自然破膜或人工破膜时脐带随羊水冲出）、胎膜早破、胎儿体重小于 2500g、低置胎盘及脐带异常等。主要特点是因母儿因素导致胎先露与骨盆入口衔接异常，或者存在脐带异常［如脐带过长或脐带附着于宫颈内口处］。

2. 产科干预因素 人工破膜时胎先露尚未衔接、外倒转术（在分娩过程中或胎膜破裂后）、产程中旋转胎头（如将枕后位旋转至枕前位）、药物性引产术、羊膜腔灌注术、放置宫颈球囊促宫颈成熟等产科干预措施。主要特点是在产科干预过程中促使胎先露高浮，阻碍其与骨盆紧密衔接，或者造成胎膜破裂。

（二）脐带脱垂的临床表现

脐带脱垂临床表现为突然出现的胎心监护异常，例如变异减速、晚期减速、变异差等。若胎儿先露部尚未入盆、胎膜未破者，脐带先露可在宫缩出现时，因胎先露部下降，脐带一过性受压可导致胎心异常。若胎先露已入盆伴胎膜早破者，脐带受压于骨盆与胎先露部之间，可导致胎儿急性宫内窘迫。若脐带受压时间长，脐血流循环受阻超过 6 ~ 8 分钟，有胎死宫内风险。

（三）脐带脱垂的诊断

临床上要高度重视容易发生脐带先露以及脐带脱垂的高危人群。彩色多普勒超声对脐带先露的筛查有一定的帮助，但对脐带脱垂的筛查缺乏敏感性和特异性。在宫缩及胎动时，胎膜未破裂者出现胎心率突然改变，通过纠正体位、抬高臀部或上推胎先露可以纠正，多考虑有脐带先露的可能，此种情况应加强产程中的胎心监护。若在胎膜早破后突然出现胎心率减慢，应立即行阴道检查，检查阴道内有无条索状脐带和（或）脐血管有无搏动。

（四）脐带脱垂的鉴别诊断

脐带隐性脱垂的鉴别：脐带隐性脱垂是指胎膜未破，于胎动、宫缩后胎心率突然变慢，改变体位、上推先露及抬高臀部后迅速恢复者。

（五）脐带脱垂的处理

一旦出现脐带脱垂，应迅速全面评估胎儿孕周及母体宫口张开等情况，若此时孕周的胎儿可以存活，应在解除胎先露部对脐血管压迫的同时，尽快终止妊娠。

1. 终止妊娠的方式　目前发生脐带脱垂后终止妊娠的方式有两种：经阴道分娩（产钳或胎吸）和剖宫产术。原则是迅速评估母儿情况，若经阴道不能立即结束分娩，为防止胎儿发生缺氧性酸中毒，首选剖宫产术。若诊断脐带脱垂的同时出现胎心率异常，应立即通知二线和三线值班医生、助产士、麻醉科及新生儿科医生，启动“Ⅰ类剖宫产”（危及母儿生命安全情况下的剖宫产为Ⅰ类剖宫产），做好剖宫产术前准备，持续胎心监护、面罩持续吸氧，解除脐带受压的同时，争取 30 分钟内娩出胎儿。若评估产程情况，宫口已开全，无头盆不称，且胎心存在，预计可以快速安全地结束分娩，可以在选择标准规范技术的同时（产钳或胎吸助产或臀牵引助产）选择阴道分娩，产程中要尽量防止对脐带的压迫。另外，若胎儿孕周≤ 26 周，充分告知孕妇及其家属胎儿存活率后再决定胎儿的分娩方式，选择剖宫产术要慎重。

2. 解除脐带受压　在准备剖宫产的同时，为了改善胎儿预后，也要采取一切方法来解除脐带受压，直至安全分娩出胎儿。

（1）抬高胎先露：通过抬高胎先露部，减少脐带受压，防止血管压迫导致的闭塞。操作方法有两种：一种是人工操作，将带有无菌手套的右手示指及中指伸入阴道内，上推先露部，解除脐带受压。应注意此种方法虽操作简便，但过度操作亦会增加脐带受压的严重程度。第二种是膀胱充盈法，即孕妇取头低脚高位，通过 Foley 尿管向其膀胱内注入生理盐水 500 ~ 700mL，快速充盈膀胱，夹闭尿管，以达到抬高先露部和解除脐带压迫的目的。此方法操作简便，也减轻了操作带给孕妇的不适感。但若已实施人工操作抬高先露部，再采取膀胱充盈法并不能改善新生儿结局，且在剖宫产或阴道分娩时，均要排空膀胱。

（2）体位管理法：采用膝胸位或 Sims 体位（保持头朝下，左侧卧位，枕头垫高左髋），通过改变体位来预防或减轻脐带受压。建议在转运过程中，孕妇使用 Sims 体位以保障安全转运。

（3）宫缩抑制剂：可作为缓解脐带压迫的辅助方法之一。通过减轻子宫收缩带来的宫腔压力来减轻脐带受压，增加胎盘的血流灌注来改善胎儿预后。此方法通常用于胎心率持续异常，因故需要延迟分娩的情况，例如在转运至上级医院的过程中。

（4）脐带还纳术：将脱出的脐带还纳入宫腔。此方法目前不推荐使用于临床，因其可加重脐血管痉挛甚至闭塞，加重新生儿缺氧，甚至有死亡的风险。

扫码看演练

急性左心衰竭急救演练

一、培训目标

（1）培训人员能准确识别患者体征和症状的变化。

（2）培训人员能迅速对急性左心衰竭进行诊断、鉴别诊断和治疗。

（3）培训人员在演练中各司其职，建立良好的急性左心衰竭救治团队。

二、演练准备

1. 人物 一线医生、二线医生、心内科医生、护士、孕妇、孕妇家属。

角色	职责
一线医生	识别判断、基本急救、请会诊
二线医生	评估病情、指挥抢救、医患沟通
心内科医生	评估病情、指挥抢救、医患沟通
护士一	呼叫，执行、核对医嘱，配药给药
护士二	执行、核对医嘱，配药给药
护士三	抽血、记录等

2. 地点 产科重症监护病房。

3. 器材、设备 心电监护仪、彩超、微量泵、成人喉镜、气管插管包、除颤仪、牙垫、喉罩、胎心监护仪、听诊器。

4. 药品

药品名称	药理作用	用法、用量
吗啡	镇静，解除患者焦虑状态和减慢呼吸，扩张静脉和动脉，减轻心脏前、后负荷，改善肺水肿	皮下或肌内注射 5 ~ 10mg
毛花苷（西地兰）	正性肌力药物，快速型心房颤动或室上性心动过速所致左房衰竭应首选毛花苷 C	0.4 ~ 0.6mg 缓慢静脉注射
呋塞米	减少血容量和降低心脏前负荷	20 ~ 40mg 静脉注射，或 5 ~ 40mg/h 静脉滴注
硝普钠	扩张血管	50mg+250mL 葡萄糖注射液或生理盐水静脉泵入，每小时 3mL
硝酸甘油	扩张血管	50mg+40mL 生理盐水静脉泵入，每小时 6mL
氨茶碱	减轻支气管痉挛，增强利尿作用	500mg+5% 葡萄糖注射液 30mL 静脉泵入，每小时 2mL
地塞米松	抗过敏、抗休克、抗渗出，降低机体应激性	10 ~ 20mg 静脉注射。
多巴胺	提高血压，保证心、脑的血液灌注	规格 20mg/2mL。多巴胺剂量计算公式：［体重（kg）×3］mg 加生理盐水配制至 50mL。举例：体重 60kg，多巴胺 180mg（18mL）+32mL 生理盐水静脉泵入，每小时 5mL
米力农	强心，降低肺动脉压	推荐剂量 15mg+ 生理盐水 35mL 静脉泵入，每小时 5mL
去甲肾上腺素	使血液重新分配至重要脏器，增加心输出量，收缩外周血管并升高血压	规格 2mg/mL。剂量计算公式：[体重（kg）×0.3]mg 加生理盐水至 50mL 静脉泵入。举例：体重 60kg，去甲肾上腺素 18mg（9mL）+ 生理盐水 41mL 静脉泵入，每小时 5mL

三、病例介绍

孕妇，刘某，26 岁，以“停经 9 个月，头痛伴胸闷 2 天”之主诉入院。2 天前发现血压升高，最高达 160/100mmHg。给予硫酸镁、拉贝洛尔解痉降压治疗，仍有头痛、胸闷、呼吸急促症状。腹壁、双下肢凹陷性水肿。产科检查：宫高 35cm，腹围 99cm，胎心率 130 次 / 分，估计胎重 3700g。宫口未开。骨盆检查：26–28–21–8.5cm。入院心率 130 次 / 分。血常规：白细胞 3.1×10^9/L，中性细胞比率 68.8%，血红蛋白 83g/L，血小板 113×10^9/L。肝功能：总蛋白 48.1g/L，白蛋白 23.8g/L。心肌酶谱：谷草转氨酶 31U/L，乳酸脱氢酶 862U/L，肌酸激酶 162U/L，肌酸激酶同工酶 MB 21U/L；脑钠肽前体 2971ng/L。超声：母体左心大；母体二尖瓣、三尖瓣及主动脉瓣轻度反流；母体心包积液；母体双肾积水；宫内晚孕，单活胎。入院诊断：①重度子痫前期；②心功能不全；③孕 1 产 0，宫内孕 37^{+1} 周，头位；④妊娠期贫血。入院后急诊行剖宫产术终止妊娠，术中生命体征平稳。

四、场景

术后 12 小时，产妇突然出现胸闷、呼吸困难，咳粉红色泡沫痰。

第一幕

急性左心衰竭的识别、基本应急处理及会诊

旁白：产妇突然出现胸闷、呼吸困难，咳粉红色泡沫痰。

护士一： 抬高床头，使产妇呈半坐位，给予高流量面罩吸氧。同时通知一线医生、护士三协助抢救。

护士三推抢救车，请家属离场。

旁白：一线医生到场。

护士一汇报： 产妇烦躁，大汗淋漓，面色苍白，口周发绀。

一线医生（拿听诊器听诊）： 心率快，130 次 / 分，双肺底满布湿啰音。按压腹部，宫底平脐、质硬，恶露正常。

旁白：心电监护显示心率 130 ～ 140 次 / 分，血氧饱和度 85% ～ 92%，血压 130/89mmHg。

一线医生： 目前考虑急性左心衰竭，立即通知上级医生速来抢救，请心内科急会诊。让患者坐于床旁，双下肢下垂。已建立静脉通道，吗啡 2mg 肌内注射。急查床旁心电图、血常规、肾功能、电解质、凝血六项、血气分析、心肌酶谱及 BNP。

护士一、护士二核对给药，护士三抽血。

第二幕

急性左心衰竭的治疗

旁白：二线医生到场。

一线医生汇报病情：重度子痫前期患者，剖宫产术后 12 小时，突发胸闷、呼吸困难，咳粉红色泡沫痰。考虑急性左心衰竭，已给予心电监护、高流量面罩吸氧、吗啡镇静，已联系心内科急会诊。

二线医生：病情危重，随时有心搏骤停危及生命可能，一线医生与患者家属沟通病情，告病危。

目前血压控制正常，继续解痉处理，给予呋塞米 20mg 静脉注射，硝酸甘油 0.5mg 舌下含服。记录尿量。

护士一、护士二执行医嘱，护士三记录尿量。

护士一：患者自觉胸闷好转，患者情绪较前略平静，仍呼吸困难，咳粉红色泡沫痰。

旁白：心电监护显示心率 120 次 / 分，血氧饱和度 90%~94%，血压 135/90mmHg。目前尿量约 300mL。

一线医生（听诊）：产妇喘息严重，可听见喉鸣音。听诊心前区可闻及舒张期奔马律。

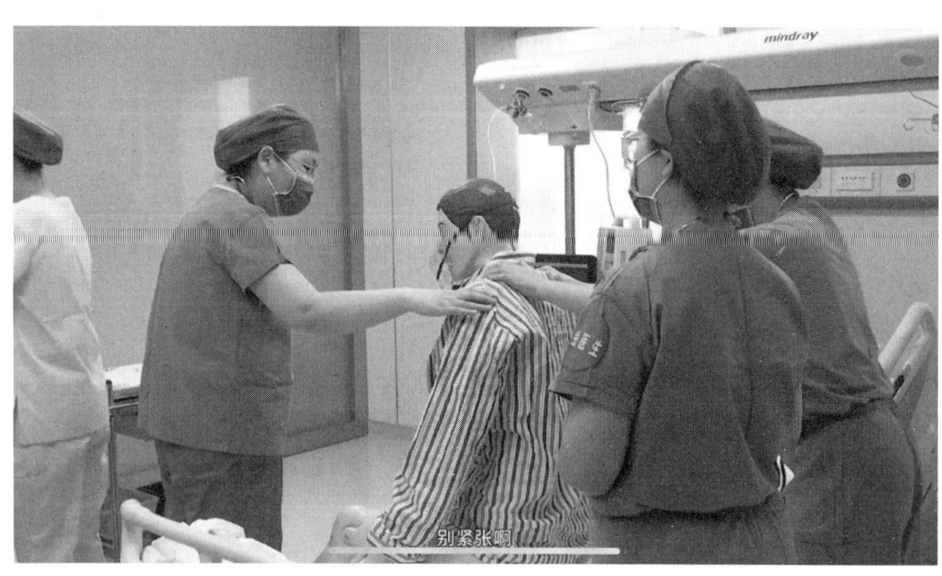

旁白：心电图回示心律失常，ST 段及 T 波异常。心内科医生到场。

一线医生汇报病情：重度子痫前期患者，剖宫产术后 12 小时，突发胸闷、呼吸困难，咳粉红色泡沫痰。考虑急性左心衰竭，已给予心电监护，高流量面罩吸氧，给予吗啡、呋塞米、硝酸甘油。现患者情绪较前略平静，但仍呼吸困难，咳粉红色泡沫状痰。喘息严重，可听见喉鸣音。尿量约 300mL。

旁白：目前心电监护提示心率 120 次/分，血氧饱和度 90%~94%，血压 135/90mmHg。化验结果回示：谷草转氨酶 31U/L，乳酸脱氢酶 1700U/L，肌酸激酶 462U/L，肌酸激酶同工酶 MB 50U/L，脑钠肽前体 4200ng/L。

心内科医生：患者继续保持端坐位，双下肢下垂，给予西地兰 0.4mg+10% 葡萄糖注射液 20mL 缓慢静脉注射（10 分钟）。产妇严重支气管痉挛，给予氨茶碱 125mg+50% 葡萄糖 20mL 缓慢静脉注射。硝酸甘油 10mg+5% 葡萄糖注射液 250mL 静脉泵入扩血管，滴速为 2mL/h，根据血压情况予以调整。再次给予呋塞米 40mg 静脉注射。

护士一、护士二执行医嘱。

二线医生及心内科医生向患者家属告知病情：患者重度子痫前期，突发急性左心衰竭，病情进展迅速，随时可危及生命，已给予强心、利尿等抢救措施。若病情无法控制，有转 ICU 可能。

旁白：产妇自诉呼吸困难较前好转，无咳嗽。尿量约 1000mL。心电监护显示心率 100 ~ 110 次 / 分，血氧饱和度 95%，血压 120/76mmHg。

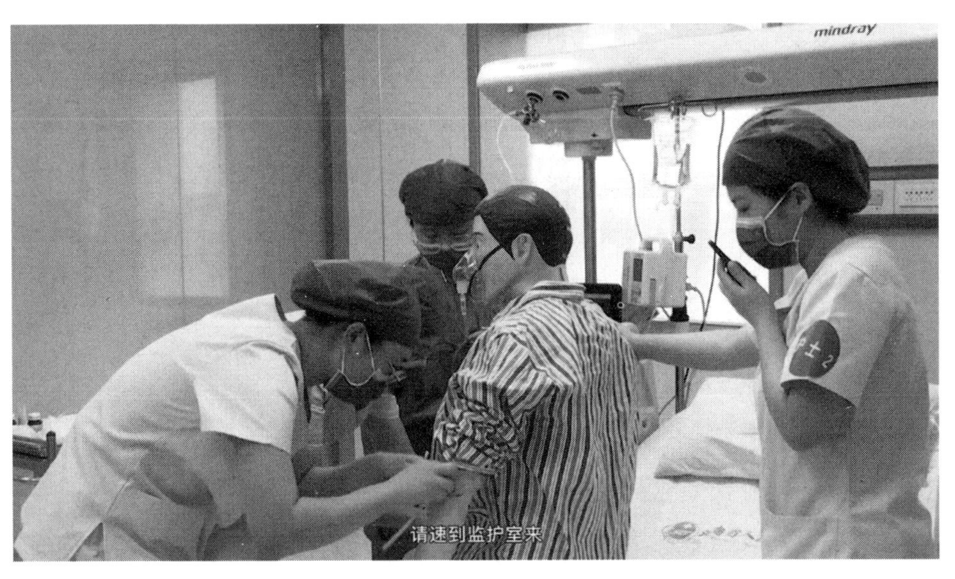

一线医生：听诊双肺底细湿啰音，呼吸音较粗，无喉鸣音。

二线医生：重度子痫前期，心功能不全产妇，突发急性左心衰竭，给予抢救后目前生命体征平稳，继续保持患者坐位，持续心电监护，持续高流量吸氧，继续强心、利尿、扩血管治疗，记 24 小时出入水量，必要时转 ICU。

一线医生：与患者家属沟通病情，经积极抢救，目前患者生命体征平稳，但随时有再次心衰可能，有心源性休克、心搏骤停危及生命可能。

第三幕

急性左心衰竭控制后的处理

二线医生：产后 3 天，尤其 24 小时内仍是心衰的好发期，要加强生命体征监测，控制补液量（< 1000mL/d）和补液速度（< 80mL/h），减轻心脏负荷，继续使用抗心衰药物以及预防感染治疗，且不宜哺乳。同时积极治疗子痫前期，继续降压、解痉、镇静、抗凝，同时纠正贫血、低蛋白血症、电解质紊乱和酸碱平衡失调；利尿，减轻心脏前负荷。

五、记录表

药品	时间											
	名称											
	剂量											
	用法											
生命体征	时间											
	血压											
	心率											
	血氧饱和度											
检验结果	时间											
	血常规											
	肾功能											
	电解质											
	凝血功能											

六、关键点

1. 救治目标 改善组织供氧，减少静脉回流，缓解焦虑，治疗原发病和消除诱因。

2. 及早识别 急性左心衰竭是由急性心肌收缩力下降、左室舒张末期压力增高、心输出量下降而引起的以肺循环淤血为主的缺血缺氧、呼吸困难等临床症候群。急性肺水肿是其最主要的表现，患者可发生心源性休克或心搏骤停。劳力性气促和阵发性夜间呼吸困难是急性左心衰竭的早期症状。患者常突然发病，突发呼吸困难，端坐呼吸，伴有窒息感、烦躁不安、大汗淋漓、面色青灰、口唇发绀，呼吸频率可达 30 ~ 50 次 / 分，频繁咳嗽并咳出大量粉红色泡沫痰。

3. 及时呼救 一旦怀疑急性左心衰竭，立即按急性左心衰竭进行急救，推荐多学科诊治团队抢救，包括产科、ICU、心内科及麻醉科等。

4. 良好的沟通 告知家属急性左心衰竭，进展迅速，随时可危及生命，须立即抢救，必要时转 ICU。

5. 准确的评估 评估患者的心搏、呼吸、血压、尿量，双肺听诊。

6. 治疗

（1）保持患者坐位，双下肢下垂，减少回心血量，同时安抚患者情绪，给予镇静，首选吗啡，避免烦躁、焦虑、紧张；给予面罩高流量吸氧。

（2）改善症状：给予利尿剂，减轻心脏前、后负荷；给予强心剂，如西地兰类药物；给予减轻心脏前、后负荷的血管扩张剂，常用硝普钠、硝酸甘油、硝酸异山梨酯。

（3）治疗原发疾病：由冠心病引起的心衰，给予抗血小板药物，稳定斑块药物；由高血压引起的心衰，积极控制血压；由液体输入过多、过快所致者，需要减轻心脏前负荷。

七、流程图

患者出现周围灌注不足和（或）肺水肿征象，考虑为急性左心衰竭：呼吸困难，粉红色泡沫痰，强迫体位，发绀、苍白，大汗、烦躁，少尿，皮肤湿冷，双肺干、湿啰音，脉搏细速，血压变化，意识障碍

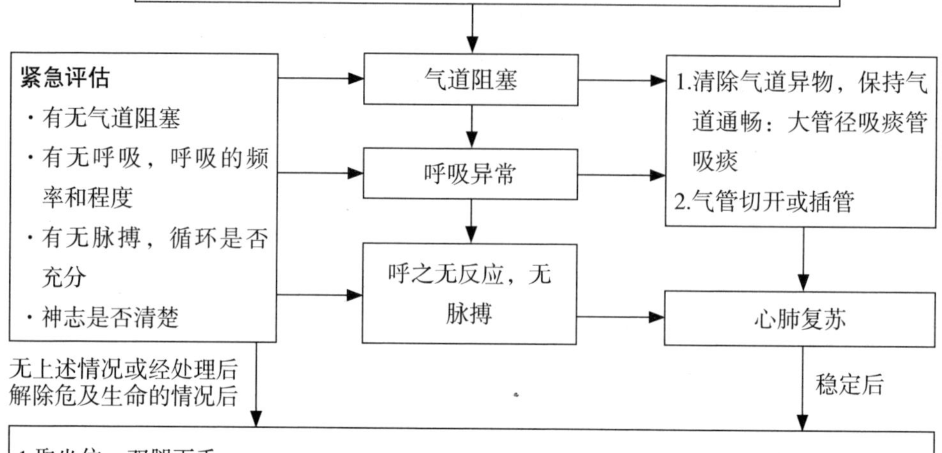

1.取坐位，双腿下垂
2.大流量吸氧，乙醇除泡，保持血氧饱和度95%以上
3.建立静脉通道，控制液体入量
4.进一步监护心电、血压、脉搏和呼吸
5.心理安慰和辅导

镇静

·吗啡3～10mg静脉或肌内注射，必要时15分钟后重复

利尿剂

·呋塞米，液体潴留量少者，20～40mg静脉注射；重度液体潴留者，40～100mg静脉注射或5～40mg/h静脉滴注。持续滴注呋塞米达到靶剂量比单独大剂量应用更有效

·氢氯噻嗪25～50mg，每日2次；或螺内酯25～50mg，每日1次。也可加用扩张肾血管药（多巴胺或多巴酚丁胺）。小剂量联合应用比大剂量单独应用一种药物更有效且副作用少

扩血管药物（平均动脉压＞70mmHg）

·硝酸甘油，以20μg/min静脉滴注开始，可逐渐加量至200μg/min

·硝普钠，0.3～5μg/（kg·min）静脉滴注

·酚妥拉明，0.1mg/min静脉滴注，每隔10分钟调整滴速，最大可增至1.5～2mg/min

正性肌力药物（有外周低灌注的表现或肺水肿者适用，根据平均血压使用）

· 多巴酚丁胺，2 ~ 20μg/（kg · min）静脉滴注

· 多巴胺，3 ~ 5μg/（kg · min）静脉滴注具有正性肌力作用，过快或过慢均无效，反而有害

· 去甲肾上腺素，0.2 ~ 1.0μg/（kg · min）静脉滴注

· 肾上腺素，1mg静脉注射，3 ~ 5分钟后可重复一次；洋地黄（适用于伴有快速心室率的心房纤颤患者的左室收缩性心衰）0.05 ~ 0.5μg/（kg · min）静脉滴注

· 西地兰，0.2 ~ 0.4mg缓慢静脉注射或滴注，2小时后可重复一次

其他可以选择的治疗

· 氨茶碱；β_2受体激动剂，如沙丁胺醇或特布他林气雾剂

· 纠正代谢性酸中毒，如5%碳酸氢钠125 ~ 250mL静脉滴注

↓

1.寻找病因并进行病因治疗

2.侵入性人工机械通气只在上述治疗和（或）应用无创正压机械通气无反应时应用

3.有条件时，对难治性心衰或终末期心衰患者给予主动脉内球囊反搏

4.必要时除颤或透析

八、急性左心衰诊治进展

急性左心衰竭进展迅速，如不及时干预可危及生命。早诊断、早治疗尤为重要。产科急性心衰是妊娠合并心脏病患者常见的心血管并发症，可发生在原有心脏病的基础上，也可发生在妊娠期心脏病以及甲亢、贫血等其他因素导致的心脏病基础上。

（一）急性左心衰竭的病因

（1）与冠心病有关的心肌梗死，特别是急性广泛前壁心肌梗死、乳头肌和腱索断裂、室间隔破裂穿孔等。

（2）感染性心内膜炎引起的瓣膜穿孔、腱索断裂所致的瓣膜性急性反流。

（3）妊娠相关疾病，如妊娠期高血压疾病心脏病、围生期心脏病、妊娠期甲亢性心脏病。

（4）其他，如高血压血压急剧升高，原有心脏病基础上快速性心律失常或严重缓慢性心律失常，输血或输液过多、过快等。

（二）急性左心衰竭的病理生理

急性左心衰竭的病理生理基础为心脏收缩力突然严重减弱，心输出量急剧减少；或左室瓣膜性急性反流，舒张末压迅速升高；肺静脉回流不畅，肺静脉压快速升高，肺毛细血管楔压（PCWP）随之升高，使血管内液体渗透到肺间质和肺泡内，形成急性肺水肿。肺毛细血管部位的液体交换和体循环中毛细血管液体交换的原理是一致的。血浆胶体渗透压和肺泡压是阻止液体外渗的力量，肺毛细血管静水压（简称肺毛细血管压）则是液体外渗的主要力量，而肺淋巴管的胶体渗透压是清除外渗液体的力量。在胶体渗透压变化不大的情况下，肺毛细血管压的高低是决定液体是否外渗的主要因素。肺循环较之体循环是一个低压系统，肺毛细血管平均压为 7mmHg，而血浆胶体渗透压约为 25mmHg，因此有利于保持液体不外渗到肺间质或肺泡中去。左室功能不全时，左室舒张期末压增高，与之相关的左房压和肺毛细血管压也相应地增高，如肺毛细血管平均压上升到 25mmHg，就达到临界值，超过此值，渗出血管的液体就不能被淋巴管充分移去，而开始在肺间质蓄积，进而外渗到肺泡内，形成肺水肿。

（三）急性左心衰竭的临床表现

劳力性气促和阵发性夜间呼吸困难是急性左心衰的早期症状。急性左心衰以急性肺水肿多见，患者常突然发病，突发呼吸困难，端坐呼吸，伴有窒息感、烦躁不安、大汗淋漓、面色青灰、口唇发绀，呼吸频率可达 30 ~ 50 次 / 分，频繁咳嗽并咳出大量粉红色泡沫痰。除原有心脏病体征外，心尖区可有舒张期奔马律，肺动脉瓣听诊区第二心音亢进，两肺底部可闻及散在湿啰音，重症者两肺满布湿啰音并伴有哮鸣音，常出现交替脉。

（四）急性左心衰竭的诊断

应根据患者的基础疾病、是否存在诱因、临床表现以及各种辅助检查做出诊断。临床表现是以肺淤血、体循环淤血以及组织器官低灌注为特征的各种症状及体征，如端坐呼吸困难、咳粉红色泡沫痰、心脏向左扩大、心率快、奔马律、双肺湿啰音。辅助检查：心电图、胸片、心脏彩超、血气分析、BNP、肝肾功能、电解质、血糖、血常规、甲状腺功能、D– 二聚体等。

诊断标准：

（1）持续性低血压：收缩压降至 90mmHg 以下，且持续 30 分钟以上，需要循环支持。

（2）组织低灌注状态：可有皮肤湿冷、苍白和发绀；尿量显著减少（< 30mL/h），甚至无尿；意识障碍；代谢性酸中毒。

（3）血流动力学障碍：肺毛细血管楔压 ≥ 18mmHg，心指数 ≤ 2.2L/（min · m^2）（有循环支持时）或 1.8L/（min · m^2）（无循环支持时）。

（五）急性左心衰竭的处理

一旦怀疑急性左心衰竭，立即按急性左心衰竭进行急救，推荐多学科诊治团队抢救，包括产科、ICU、心内科及麻醉科等。

（1）体位：患者取坐位，双腿下垂，以减少静脉回流。

（2）吸氧：高流量（6 ~ 8L/min）吸氧。

（3）镇静：吗啡具有镇静作用和扩张静脉及小动脉作用。

（4）强心：西地兰 0.4mg 缓慢静脉注射。

（5）快速利尿：呋塞米 20 ~ 40mg 静脉注射。

（6）扩张血管：硝普钠缓慢静脉滴注，扩张小动脉和小静脉。

（7）平喘：氨茶碱 0.25g 静脉滴注可缓解支气管痉挛。

（8）糖皮质激素：地塞米松 10 ~ 20mg 静脉滴注。

（9）消除诱发因素：①子痫前期。积极治疗子痫前期，包括降压、解痉、镇静、抗凝等，纠正贫血、低蛋白血症、电解质紊乱和酸碱平衡失调，控制感染等。但输注胶体液时要同时利尿，减轻心脏前负荷。②甲亢性心脏病并发心衰。对于甲亢引起的心律失常、心脏扩大及心衰，在规范应用抗心力衰竭药物的同时，需积极进行抗甲状腺药物治疗。③原发性心脏病。积极治疗原发性心脏病。

（10）产科处理：终止妊娠可以纠正妊娠所导致的血流动力学改变，改善心功能。心衰一旦控制，在胎儿在能够存活的情况下应积极终止妊娠；若心衰难以控制，即使胎儿无法存活也应及时终止妊娠。分娩方式建议剖宫产术。产后 3 天，尤其是 24 小时内仍是心衰的好发期，应加强产后生命体征监测，控制补液量（< 1000mL/d）和补液速度（< 80mL/h），减轻心脏负荷，继续使用抗心力衰竭药物以及预防感染药物，产后不宜哺乳。产后访视 6 周，由产科医生和心内科医生共同完成。

扫码看演练

围死亡期剖宫产急救演练

一、培训目标

（1）培训人员及早识别呼吸、心搏骤停并及时启动心肺复苏（cardio-pulmonary resuscitation，CPR）。

（2）培训人员如何正确对孕妇实行心肺复苏。

（3）培训人员掌握基础生命支持与高级生命支持要点。

（4）缩短围死亡期剖宫产（perimortem cesarean delivery，PMCD）的胎儿娩出时间，提高母儿抢救成功率。

二、演练准备

1. 人物 一线医生、二线医生、三线医生、护士、助产士、麻醉师、新生儿科医生、孕妇、孕妇家属。

角色	职责
一线医生	识别判断、心肺复苏、基础生命支持
二线医生	评估病情、指挥抢救、高级生命支持、医患沟通
三线医生	评估病情、指挥抢救、高级生命支持、医患沟通、呼叫多学科团队、手术决策
护士一	开放气道、配合医生心肺复苏
护士二	持续左推子宫、核对医嘱
护士三	呼叫、配药给药、抽血、记录等
助产士	配合抢救、协助新生儿科医生行新生儿复苏

续表

角色	职责
麻醉师	气管插管、中心静脉置管、高级生命支持
新生儿科医生	新生儿复苏抢救

2. 地点 产科重症监护室。

3. 器材、设备 心电监护仪、彩超、微量泵、麻醉机、气管插管包、除颤仪、呼吸机、开腹器械及敷料、胎心监护仪、剖宫产手术包、中心静脉穿刺包、抢救车。

4. 药品

药品名称	药理作用	用法、用量
肾上腺素	升压	1mg 静脉注射，每 3 ~ 5 分钟可重复给药
去甲肾上腺素	升压	0.05 ~ 3.30μg/（kg · min），静脉泵入

三、病例介绍

患者，小花，30 岁，以“血压升高 5 年，停经 8 个月，间断下腹痛 2 小时”为主诉急诊入院，由平车推入病房。

近 5 年出现血压升高，最高 170/120mmHg，未用药，未规律监测血压。孕期未行产前检查。间断自测血压（130 ~ 160）/（90 ~ 110）mmHg，无头晕、头痛，无恶心、呕吐，无眼花、视物不清等，未治疗。2 小时前出现阵发性下腹痛，急诊至我院，入院检查，血压 165/108mmHg。产科检查：宫高 30cm，腹围 90cm，胎心率 136 次 / 分，LOA，估计胎重 2900g。骨盆检查：24-26-19-8.5cm，不规律宫缩，宫口未开。入院诊断：①慢性高血压合并子痫前期；②孕 1 产 0，宫内孕 34 周，LOA；③先兆临产。患者病情危重，入院后送入产科重症监护室，一线医生、护士接诊过程中患者突发昏迷，意识丧失。

四、场景

第一幕

孕妇突发呼吸、心搏骤停，一线医生给予基础生命支持

一线医生：“小花，小花，你怎么啦？”（对着左右耳朵各呼唤一遍，时间约5s，同时一看二听三感觉）患者呼之不应，观察无胸廓起伏，无呼吸，触诊颈动脉搏动消失（判断呼吸与脉搏时间各5秒且同时进行），记录时间。

护士三看时间（20：37）并记录。

一线医生：目前患者突发呼吸、心搏骤停，立即执行心肺复苏。准备呼吸球囊、心电监护仪、除颤仪，建立3条以上静脉通道。

护士三：患者心搏骤停，二线医生、三线医生、助产士、护士长、麻醉师速来产房抢救，呼叫后予以心电监护，建立静脉通道。

一线医生：去枕平卧头后仰（护士一与一线医生协作，一线医生胸外按压，护士一开放气道、球囊面罩正压通气）

护士二：宫内孕34周，持续左推子宫，听胎心率108次/分。

一线医生：肾上腺素1mg静脉注射，每3分钟重复一次。

护士三复述：肾上腺素1mg静脉注射。

护士二核对（需核对出声）：肾上腺素1mg静脉注射。

第二幕

二线医生、三线医生、麻醉师到场抢救，启动PMCD

一线医生：患者慢性高血压病史，未规律服药，入院后突然出现呼吸、心搏骤停，立即执行心肺复苏。肾上腺素1mg静脉注射，每3分钟重复1次，已给予1次。心率、呼吸仍未恢复。

三线医生：根据患者的病史，考虑系脑出血或心肌梗死所导致的心搏骤停。继续心肺复苏，启动围死亡期剖宫产应急预案。

助产士等准备手术器械。

三线医生：麻醉师，立即气管插管，呼吸机辅助呼吸。

麻醉师：是。

三线医生：留置尿管。

护士三：是。

三线医生：二线医生与患者家属沟通病情，告病危，上报医务处（准备道具：病危通知书）。呼叫危重孕产妇多学科救治小组成员及新生儿科医生到场参与抢救。

麻醉师：气管插管成功，呼吸机辅助呼吸。中心静脉置管。

三线医生：抽血查血常规、凝血时间、肾功能、血气分析、血型，试管法检测凝血时间，配血。

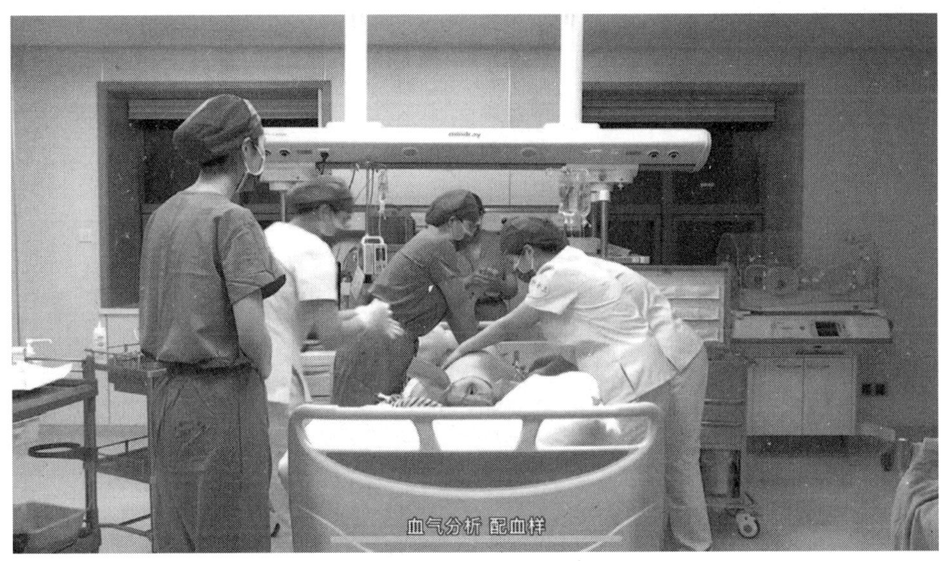

助产士：是。

一线医生：5 个循环已完成，评估按压效果。

心肺复苏 5 个循环后分析心率。

一线医生：出现室颤，立即除颤，双相波 200J 除颤。

一线医生：除颤后心率未恢复，继续心肺复苏。

护士一行胸外按压。

三线医生：现患者宫内孕 34 周，如心肺复苏 4 分钟呼吸、心搏仍未恢复，立即执行剖宫产，心搏骤停 5 分钟内胎儿务必娩出。与患者家属沟通病情，签署手术同意书。

第三幕

复苏 4 分钟，实施 PMCD

二线医生与三线医生准备上台手术。

护士三：3 分钟已到再次予以肾上腺素 1mg 静脉注射。

护士三：4 分钟已到。

护士二听胎心：胎心率 100 次 / 分。

三线医生：患者心率仍未恢复，立即执行围死亡期剖宫产，术中持续心肺复苏。

旁白：20：42 胎儿娩出，出生后 1 分钟评 4 分，交新生儿科医生进行新生儿复苏。

胎儿娩出后，经持续心肺复苏，患者心率恢复。

麻醉师：心电监护示心率恢复，触诊大动脉搏动恢复，心率 60 次 / 分，血压 50/40mmHg，血氧饱和度 78%。

三线：停止心肺复苏。去甲肾上腺素 2mg+ 生理盐水至 50mL，3mL/h 经中心静脉泵入维持血压。

三线：术后严密监测尿量，防止肾功能衰竭；应用广谱有效抗生素控制感染；注意酸碱平衡及电解质平衡。为更好地进行生命支持并明确病因，转入 ICU 进一步治疗。

术后三线医生再次与家属沟通病情。

五、记录表

复苏	循环次数										
	开始时间										
	结束时间										

续表

药品	时间											
	名称											
	剂量											
	用法											
血液制品	时间											
	种类											
	量											
生命体征	时间											
	血压											
	心率											
	血氧饱和度											
	尿量											
检验结果	时间											
	血常规											
	肾功能											
	电解质											
	凝血功能											

六、关键点

1. 基础生命支持（basic life support，BLS）

（1）胸外按压：患者取仰卧位，由于妊娠子宫导致膈肌上抬及腹腔膨隆，胸外按压位置应较正常人稍高 2 ~ 3cm，按压部位为胸骨下半段，手掌根部置于按压点，双手平行交叉，按压频率≥ 100 次 / 分、深度≥ 5cm，按压 – 通气比率 30：2，按压间隔时间≤ 10 秒。不建议对孕妇采用机械胸外按压。

（2）子宫左侧移位：宫底高于脐平面者，使子宫左侧移位，以减轻子宫对主动脉及下腔静脉的压迫程度。手推子宫左侧移位时将孕妇以仰卧位放置于坚固背板上，最好在患者左侧用双手操作。医务人员应向左上侧拉，若向下用力，下腔静脉压迫更为严重。如果不能在孕妇左侧进行操作，可在孕妇右侧用单手或双手将子宫推向天花板。

（3）转运：院内心搏骤停者，不建议转运孕妇，应就地行 PMCD。在产房行 PMCD 比转运至手术室再行 PMCD 更迅速，因为在转运过程中不仅延误了决定手术至胎儿娩出时间（decision to delivery interval，DDI），也延误了其他抢救措施，降低了抢救质量。如心搏骤停发生在院外且不具备手术条件，应当尽快转运孕妇至适宜地点后行 PMCD。

（4）除颤：与成人心肺复苏指南一致，除颤能量选择双相波 120 ~ 200J。如初次除颤失败，可再提高除颤能量。除颤后，应立即恢复胸外按压。因黏附电极片利于固定，故推荐使用。除颤时应移除孕妇体内或体外的胎儿心电监护仪。

（5）其他措施：迅速通知孕妇心搏骤停抢救团队，启动抢救计划，准确记录脉搏消失时间。孕妇背部垫硬板，立即将子宫左侧移位并进行心肺复苏，使用球囊面罩通气，以双手操作球囊为佳。

2. 高级生命支持（advanced cardiovascular life support，ACLS）

（1）呼吸与气道管理：妊娠期 ACLS 与成人心肺复苏指南一致，进行气管插管通气支持，推荐内径 6.0 7.0mm 的气管内导管，最好在两次插管内完成。如果失败，可考虑声门上气道通气及建立有创气道。建立高级气道期间，应尽力缩短胸外按压间断时间。

（2）治疗心律失常：对于难治性室性心动过速和室颤，应快速给予胺碘酮 300mg 治疗，必要时可半量重复使用。建议每 3 ~ 5 分钟经静脉注射 1mg 肾上腺素。尽管妊娠期生理变化（即血管内容量增加、血浆蛋白结合率降低、肾小球滤过率增加）可能改变药物的分布容积和清除率，但与孕妇低灌注或无灌注状态心脏停搏无关，因此 ACLS 推荐的常用药物及推荐剂量应保持不变。

3. 胎儿评估 心肺复苏期间，不建议进行胎儿评估，建议移除胎儿监护仪，尽早行 PMCD。

4. 手术分娩 就地行剖宫产，无须等待外科手术装置；进行简单消毒处理即可，无须进行长时间无菌消毒措施；手术期间，保持子宫左侧移位，直至胎儿成功娩出；如果子宫评估存在困难，如患者病理性肥胖，建议产科医生进行最佳评估后，决定是否手术。

5. 新生儿复苏 开始进行孕妇心肺复苏时，即刻通知新生儿科医生，告知孕妇及胎儿目前情况。PMCD 存在导致宫内缺氧的情况，易发生新生儿窒息、早产等，胎儿娩出后立即由有资质的专科医生行新生儿复苏，防止新生儿缺血缺氧性脑病等并发症。新生儿脑损伤的发生率极高，应尽早诊断，皮质诱发电位、颅脑超声、磁共振（MRI）、CT 等均有助于早期诊断新生儿脑损伤。新生儿预后与胎儿孕周、DDI 密切相关。

6. 术后治疗 孕妇呼吸、心搏骤停后，组织器官缺血缺氧，产生大量自由基，损伤细胞的正常结构，当恢复血流灌注时，易发生再灌注损伤。因此，术后对心搏呼吸恢复者，应积极维持心肺正常功能，恢复脑细胞功能，减少重要器官功能损伤，选择广谱有效抗生素控制感染，促进产妇康复。而心搏呼吸未恢复者，若脑细胞无死亡，则继续进行心、肺、脑复苏。

七、流程图

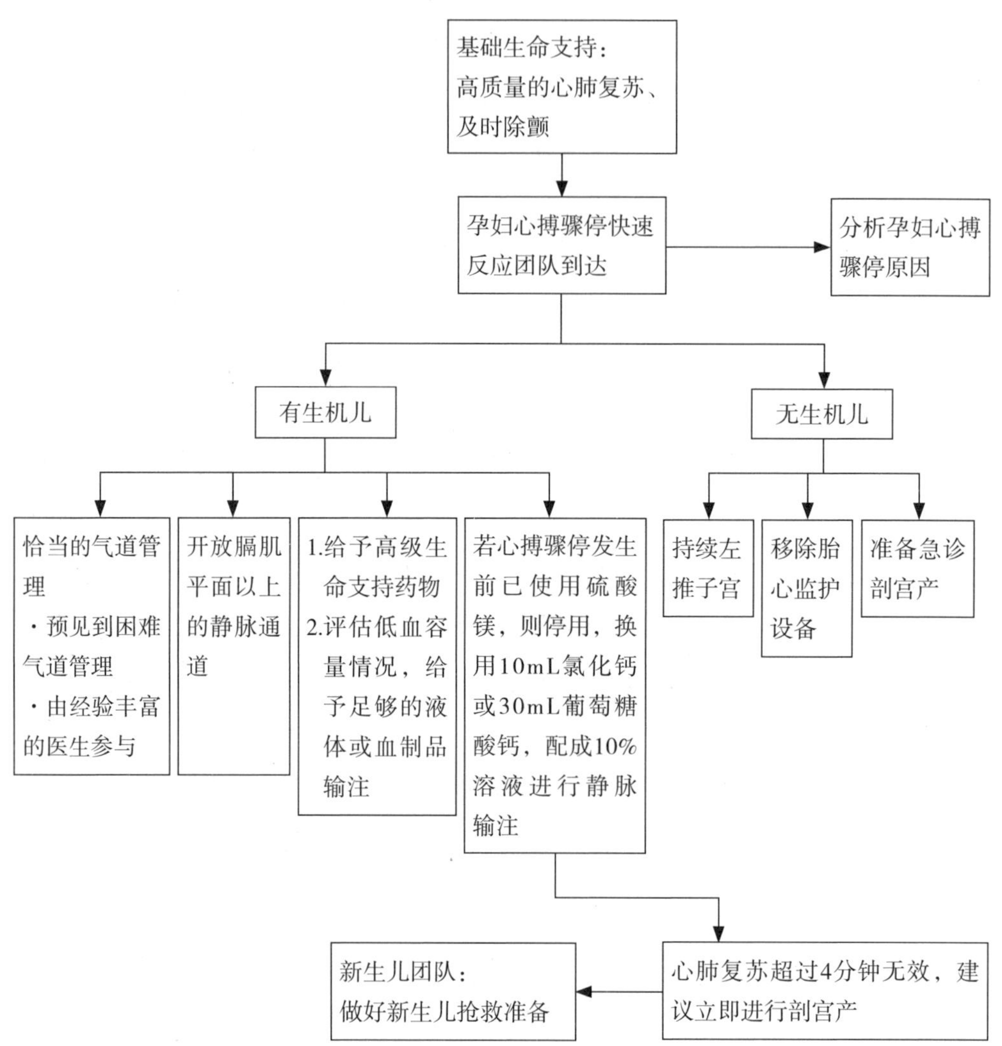

八、围死亡期剖宫产诊治进展

围死亡期剖宫产是指孕妇发生呼吸、心搏骤停时及此后片刻内进行的剖宫产术。妊娠期心搏骤停的发生率达 1/30000 ～ 1/12000，已成为威胁孕妇生命的重大问题，也是导致孕产妇死亡和围产儿死亡的重要原因。1986

年 Katz 等将 PMCD 定义为心肺复苏后开始的剖宫产。2015 年美国心脏协会（American Heart Association，AHA）首次对孕妇心搏骤停提出了全面的科学声明，它指出在采取心肺复苏重要抢救措施的同时，解除增大的子宫对下腔静脉的压迫也是抢救的必要措施。

（一）心搏骤停的原因

产妇心搏骤停的原因有很多种，美国心脏协会提出了如下“ABCDEFGH”的助记方法。

A：麻醉并发症（Anesthesia complications）、事故（Accidents）

B：出血（Bleeding）

C：心血管原因（Cardiovascular）

D：药物（Drugs）

E：栓塞（Embolism）

F：发热（Fever）

G：一般原因（General）

H：高血压（Hypertension）

在发达国家，导致孕妇死亡的最常见原因是静脉血栓，其次是子痫前期和子痫。一项对 1998 年至 2011 年美国女性怀孕期间心搏骤停的分析显示，最常见的原因是出血、心力衰竭、羊水栓塞和败血症，出血占心搏骤停和心衰的 38%，急性心肌梗死占 15%。与心搏骤停密切相关的产科并发症有死产、剖宫产、产前重度子痫前期、子痫和前置胎盘。

（二）围死亡期剖宫产的病理生理

孕 20 周以上时，增大的子宫可压迫下腔静脉、盆腔静脉和腹主动脉，使外周血回流受阻，导致孕妇回心血量减少，而解除这一压迫后可增加 60% ~ 80% 的心输出量。这一生理性改变使得解除下腔静脉压迫在孕产妇抢救中极为重要。2005 年，美国南卡罗来纳州纪念医院妇产科医生 Katz 等提出，心脏停搏的产妇行 PMCD 或子宫切除术可明显改善产妇血流动力学状态。当胎儿胎盘娩出后，子宫收缩将胎盘循环中的血液进行自体输血，有助于再灌注及增强心肺复苏按压效果。2015 年 AHA 孕妇心肺复苏指南指出，宫高在脐平面以上者，将子宫左侧移位并采用常规复苏措施不能恢复自主循环时，建议复苏期间行 PMCD。胎儿在孕妇心搏、呼吸停止后能存活 30 分钟，但胎儿脑细胞对缺血缺氧耐受性差，孕妇心搏骤停后 4 ~ 5 分钟内胎儿可能存在脑损伤代偿机制。因此，1986 年 Katz 等首次提出，PMCD 应在决定手术后 4 分钟内开始，并在 5 分钟内将胎儿娩出。

（三）围死亡期剖宫产的手术时机

PMCD 是以抢救孕产妇生命为首要目的的手术，是孕产妇心肺复苏中特有的重要辅助措施，同时也是及时抢救胎儿的手术。最佳手术时机取决于孕妇心搏骤停的原因，孕妇的病理状态、心功能、胎龄以及医疗资源情况等。2015 年 AHA 孕妇心肺复苏指南指出，心肺复苏约 4 分钟后仍未恢复自主循环的孕妇，强烈建议行 PMCD。当母体无法存活时，如经受致命损伤、长时间脉搏消失等情况发生时，建议即刻行 PMCD。

AHA 孕妇心肺复苏指南及欧洲心肺复苏指南均认为，在孕 20 周以下发生心搏骤停的孕妇无须行 PMCD，因为此时子宫的大小尚不至于对母体心输出量产生明显影响。在孕 20 ~ 24 周行 PMCD 是为了抢救孕妇，解除下腔静脉的压迫，改善产妇血流动力学状况，而不是为了抢救胎儿。而孕 24 周以上行 PMCD 对孕妇及胎儿均有利，必要时需同时行子宫切除术。

扫码看演练

下篇

实用操作

肩难产急救操作

一、操作要点

1. 目的

（1）缩短肩难产时间，尽快娩出胎儿。

（2）减少新生儿窒息死亡及臂丛神经损伤等不良妊娠结局。

2. 物品及人员准备

（1）物品准备：产包、新生儿复苏物品。

（2）人员准备：助产士、产科医生、新生儿科医生。

3. 适应证

（1）巨大儿。

（2）头盆不称、骨盆狭窄或胎头旋转下降异常。

（3）阴道手术助产。

4. 禁忌证 无绝对禁忌证。目前超 50% 的肩难产发生于正常体重儿，且无有效方案准确预测和预防。针对具有高危因素者应提高警惕，提前做好准备和应对措施。

5. 高危因素

（1）产前高危因素：孕妇骨盆解剖结构异常、胎儿过大、肩难产史、妊娠期糖尿病、过期妊娠等。

（2）产时高危因素：第一产程活跃期延长，第二产程延长伴“乌龟征”，使用胎头吸引器或产钳助产。

6. 对母儿的危害

（1）对母体的影响：产后出血及严重会阴裂伤，会阴裂伤主要指会阴Ⅲ度及Ⅳ度裂伤；其他包括阴道裂伤、宫颈裂伤、子宫破裂、生殖道瘘、产褥感染等并发症。

（2）对新生儿的影响：臂丛神经损伤、锁骨骨折、肱骨骨折、窒息、颅内出血、神经系统异常、死亡等。

7. 肩难产的产前预防 包括运动、饮食、孕期体重控制及治疗，通过降低巨大儿的发生率来降低肩难产的概率。

（1）建议孕前及孕期进行适当体力活动以减少肩难产风险因素。

（2）建议超重或肥胖女性（BMI ≥ 25kg/m^2）运动与饮食方法结合，降低巨大儿的发生率和适当减少孕期体重增长。

（3）建议妊娠期糖尿病（GDM）孕妇采用标准糖尿病饮食，以利于预防巨大儿的发生。正常 BMI 女性不推荐过度控制饮食来预防妊娠期糖尿病或巨大儿。可适当控制孕期增重来减少巨大儿风险。建议肥胖患者重视控制孕期体重增长。

（4）推荐 GDM 孕妇采用妊娠期糖尿病治疗方法（饮食控制、自我血糖监测，必要时用胰岛素治疗）来降低巨大儿和肩难产的风险。

二、操作流程

1. 肩难产的识别 胎头娩出后，又迅速回缩，呈现“乌龟征”或“双下巴征”，轻牵胎肩，胎儿不能娩出。

2. 寻求帮助 识别存在肩难产风险时，呼叫产科医生、助产士、儿科医生及麻醉师到场。

3. 评估会阴情况 若未实施椎管内麻醉或神经阻滞麻醉，给予会阴局部麻醉，必要时侧切。

4. 处理方法

（1）屈大腿法（McRoberts 法）：助产士或孕妇自己用双手拉住双膝后部，使大腿极度屈曲并压向腹部。此方法可使骶骨连同腰椎展平，胎儿脊柱弯曲，后肩越过骶岬，进一步下降到骶骨窝内；同时缩小骨盆倾斜度，使母体用力方向与骨盆入口平面垂直。因孕妇耻骨向胎儿头部靠拢，使其受压前肩松解。此法成功率为 42% ~ 58%，但要警惕大腿屈曲过度和在腹部过度外展。

（2）耻骨上加压法：助手在产妇耻骨联合上方触及胎儿前肩，持续或间断按压胎肩使胎肩内收，缩小胎儿双肩径，协助前肩进入骨盆斜径，从而协助胎肩娩出。可与方法（1）同时应用。禁止加腹压，因会加剧胎肩嵌顿。

（3）旋肩法（Woods 法）：术者手沿骶凹进入阴道，示指和中指放在胎儿后肩前方，向胎背侧用力，旋转 180° 后，后肩变为前肩，使嵌顿的胎肩旋转而松解，而后娩出胎肩。

（4）牵后臂法：将手伸入阴道后壁，沿胎儿肱骨下滑至肘窝部，在肘前窝施加压力，使胎儿后臂屈曲并能触及，并使前臂紧贴胸部，上抬肘部，使后臂从胸前娩出；再将胎肩旋转到斜径上，轻牵胎头，娩出前肩及胎体。

（5）手－膝位法（Gasbin 法）：迅速将孕妇由膀胱截石位转为双手掌和双膝着床，抬高床头。向下的重力和增大的骨盆真结合径和后矢状径可以使部分胎肩从耻骨联合下滑出。如无效，可借助重力轻轻向下牵拉胎头，先娩出靠近尾骨的后肩。如胎肩仍然无法娩出，可采用方法（4）+（5）。

（6）胎头复位剖宫产：将胎头旋转至枕前位，应用指压使胎头在宫腔内复位，立即行剖宫产。若胎儿已死，行锁骨切断术，娩出胎儿。

三、注意事项

（1）在整个操作过程，注意接产者与助手密切配合，尤其在耻骨联合加压时，助手下压胎肩的同时，接产者不可牵引胎肩，应配合助手口号适时牵引。

（2）操作过程中切忌应用腹压，包括助手加压及产妇自主用力。

（3）操作过程中切忌过度牵拉胎头，以免损伤神经。

（4）切忌把时间浪费在同一手法上，如遇操作不成功，立即改用另一手法，且每个手法持续时间不超过 30 秒，整个操作过程不超过 6 分钟。

（5）操作时须有专人计时，并做到 30 秒时提醒。

附　肩难产急救流程图

识别	胎头在会阴部伸缩（“乌龟征”） 胎头出现“双下巴征” 轻牵胎肩，胎儿不能娩出
寻求帮助	产科医生、助产士、儿科医生、麻醉师
评估会阴情况	必要时会阴切开
屈大腿	使产妇双大腿极度屈曲并压向腹部，双手抱膝，向下牵引胎头娩出前肩
耻骨上加压	助手在产妇耻骨联合上方触及胎儿前肩，持续或间断按压胎肩使胎肩内收，手法同心肺复苏，持续用力或震动样，持续30～60秒；同时助产者牵拉胎头，相互配合持续加压牵引
旋肩	术者手沿骶凹进入阴道，示指和中指放在胎儿后肩前方，向胎背侧用力，旋转180°后，后肩变为前肩，使嵌顿的胎肩旋转而松解，而后娩出胎肩。
牵后臂娩后肩	将手沿骶骨伸入阴道，握住胎儿后臂，顺着后臂往下达到肘部，在肘部使手臂在胎儿胸前弯曲，将后臂由胸前娩出，再将胎肩旋转至骨盆斜径上，牵拉胎头使前肩入盆后娩出
手–膝位	协助产妇翻身，以四肢着床，轻轻向下牵拉胎儿后肩，使后肩娩出

扫码看操作

臀位助产急救操作

一、操作要点

1. 目的 通过臀位助产帮助臀位临产孕妇顺利分娩。

2. 物品及人员准备

（1）物品准备：产包、胎心监护仪、碘伏、手术衣、无菌手套。

（2）人员准备：产科医生、护士、高年资助产士。

3. 适应证

（1）死胎或估计胎儿出生后不能存活。

（2）孕周≥34周，单臀位或完全臀位，估计胎儿体重2000~3500g（尤适合于经产妇），胎头无仰伸，骨产道及软产道无异常，无其他剖宫产指征。

（3）孕妇及其家属要求臀位分娩。

4. 禁忌证

（1）骨盆狭窄及软产道异常。

（2）足先露。

（3）估计胎儿体重＞3500g。

（4）B超见胎头仰伸。

（5）B超提示脐带先露或隐性脐带脱垂。

（6）有妊娠合并症或并发症，如重度子痫前期、心脏病等，不适合经阴道分娩。

二、操作流程

（1）阴道检查示宫口近开全，产妇自主用力，阴道口可见胎臀，准备助产。

（2）导尿排空膀胱，外科洗手，穿手术衣，戴无菌手套，打开产包，铺台，行会阴神经阻滞麻醉。

（3）用无菌巾覆盖阴道口及胎臀，并用手掌堵住。宫缩时指导产妇正确屏气，手掌相抵，使阴道及宫颈充分扩张，间歇期时放松，避免会阴水肿，直至阴道口可见胎儿生殖器。

（4）娩臀。如为完全性臀先露，宫缩时嘱产妇自主用力，可自然娩出胎臀及双下肢。如为单臀先露，将双手食指置于胎儿两侧腹股沟，宫缩时嘱产妇用力，并向外向上牵拉直至胎儿脐部露出。

（5）当脐部露出时，向下轻拉脐带 5~10cm，确保在以下的分娩中没有张力。

（6）娩肩。用治疗巾裹住胎儿下肢及臀部，避免胎儿受冷空气刺激而呼吸，以致将羊水和黏液吸入。将双手拇指放在胎儿背部髂骨边缘上，其余四指放在胎儿臀部侧方，紧握胎儿臀部徐徐转动，骶左前向左侧、骶右前向右侧转动 45°，使双肩径落于产妇骨盆前后径上。当胎儿前臂腋窝处露出于耻骨弓下时，用两手指由胎肩沿肱骨下滑，夹持上肢使其紧贴前胸外展，以娩出肘部和手臂。将胎儿旋转 180°，使对侧肩胛骨旋转至耻骨弓下，按上述操作方法娩出另一上肢。旋转胎背，使胎头矢状缝和产妇骨盆出口前后径一致。

（7）娩胎头。将胎体骑跨在接生者左前臂上，同时接生者将左手中指伸入胎儿口中，向上顶上腭，食指及无名指固定上颌骨两侧，或食指和中指置于胎儿两侧颧骨处。右手中指置于胎头枕部，其余四指置于胎儿颈部两侧。宫缩时向下轻压胎儿枕部使其俯屈。当胎头枕部发际线位于耻骨弓下时，逐渐将胎体上举，以枕部为支点，缓慢娩出胎头。

三、关键点

在选择助产方式时，必须在分娩前对产妇和胎儿的实际情况做出科学有效的评估。在充分了解产妇和胎儿的情况之后，以产妇和胎儿的实际情况为标准，选择最合适的助产方式。此外，为最大限度减少并发症的发生，降低胎儿的死亡率，在分娩过程中应密切观察产妇生命体征等的变化情况，以第一时间发现可能出现的异常情况，并及时采取相应的措施进行处理。

在临床上，臀位助产术是一种良好的助产方式，可有效助产，帮助臀位临产孕妇顺利分娩。

（1）自然临产是臀位胎儿能否阴道分娩的决定性因素。由于胎儿臀部没有胎头那么硬，对宫颈口的刺激不易诱发宫缩。如果妊娠延期，迟迟不能临产，用催产素诱发宫缩效果不好，则引产很难成功。而自然临产的胎儿臀位的产妇通常都是宫口开始扩张以后才入院，而且产程进展非常顺利，尤其是胎臀下降很快的，阴道分娩成功率很高。

（2）在应用臀位助产术对产妇进行助产时必须遵循以下原则，即在胎儿肩胛骨露出一半时，医务人员才能采取温和方式，动作轻柔缓慢地将其向下旋转。若胎儿一边肩窝尚未完全分娩出来，则严禁对胎儿的肩膀和上臂部位进行助产分娩，否则将导致胎儿骨折。因此，在行臀位助产时，医务人员应牢记分娩顺序，防止在助产过程中导致胎儿骨折。为选择科学合理的助产方式，一般会在分娩之前对胎儿的实际情况进行充分的评估分析。若评估分析不到位，或在分娩过程中，医务人员未能按照正确的顺序进行助产操作，均可能在分娩过程中致使胎儿出现手臂上举、肩关节脱落等并发症，危害胎儿的身体健康。由此可见，科学有效地分析腹中胎儿的

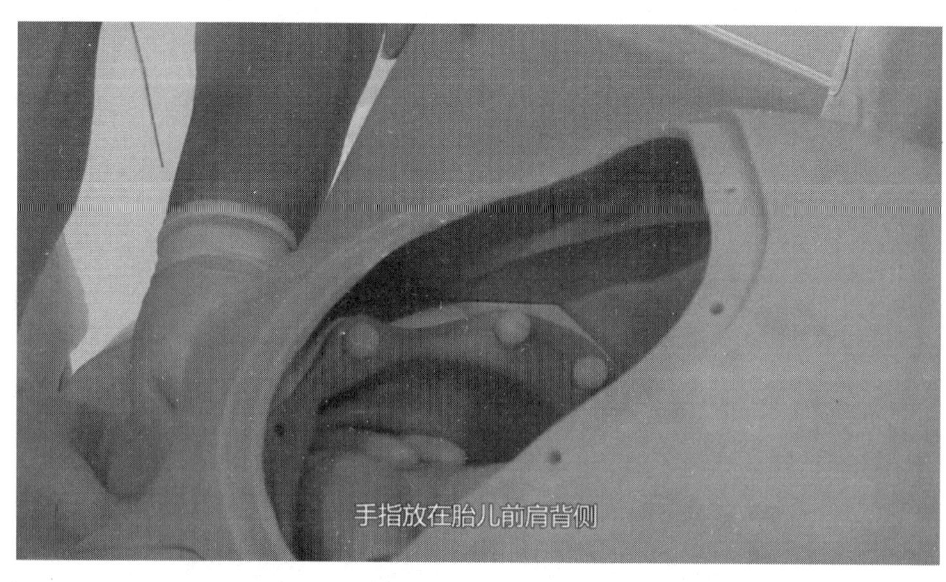

实际情况具有十分重要的意义。在分娩过程中，不仅要注意把握分娩顺序，还要注重手法的轻柔和缓。手术过程中，无论发生何种意外情况，均要保持冷静，并在第一时间采取正确的处理措施，最大限度地避免胎儿在分娩过程中出现苍白窒息、青紫窒息等并发症。

（3）臀位临产后必须由医生和助产士严密监测产程进展。在产程中应该尽量保持胎膜完整，在胎儿即将娩出前一般不进行人工破膜。一旦破膜，立即听胎心，行阴道检查，对脐带脱垂者，应立即改为剖宫产抢救胎儿；若无脐带脱垂，则继续严密观察胎心及产程进展。

臀位时宫颈口是否开全，不能以检查者之手是否触及宫颈口边缘为准，而是以相当于胎头周径大小的胎儿臀部与下肢能同时通过宫颈口作为宫颈口已扩张完全的标准。因此，宫缩时，如果在阴道外见胎足，不应判断为宫口开全，此时宫颈口往往仅扩张至4 ~ 5cm。消毒外阴后，在宫缩时以手掌堵住阴道口，使胎儿屈髋屈膝，促使胎儿臀部下降，充分扩张宫颈和阴道，同时持续胎心监测。接产前应导尿，并行会阴侧切开术。

扫码看操作

附　臀位助产流程图

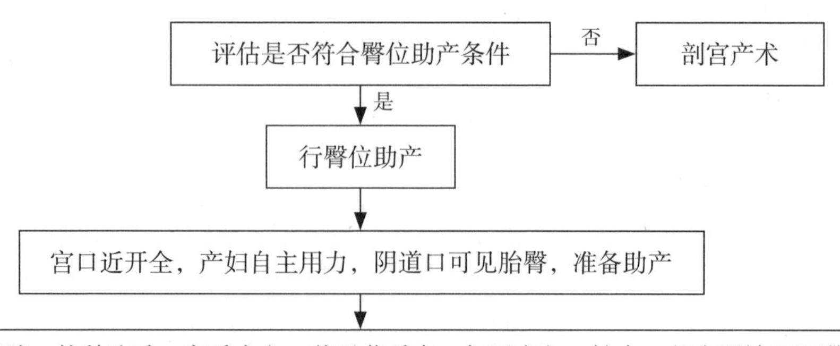

↓

导尿排空膀胱，外科洗手，穿手术衣，戴无菌手套，打开产包，铺台，行会阴神经阻滞麻醉

↓

用无菌巾覆盖阴道口及胎臀，并用手掌堵住。宫缩时指导产妇正确屏气，手掌相抵，使阴道及宫颈充分扩张，间歇期时放松，避免会阴水肿，直至阴道口可见胎儿生殖器

↓

如为完全性臀先露，宫缩时嘱产妇自主用力，可自然娩出胎臀及双下肢。如为单臀先露，将双手食指置于胎儿两侧腹股沟，宫缩时嘱产妇用力，并向外向上牵拉直至脐部露出

↓

当脐部露出时，向下轻拉脐带5~10cm，确保在以下的分娩中没有张力

↓

用治疗巾裹住胎儿下肢及臀部，避免胎儿受冷空气刺激而呼吸，以致将羊水和黏液吸入。将双手拇指放在胎儿背部髂骨边缘上，其余四指放在胎儿臀部侧方，紧握胎儿臀部徐徐转动，骶左前向左侧、骶右前向右侧转动45°，使双肩径落于骨盆前后径上

↓

当胎儿前臂腋窝处露出于耻骨弓下时，用两手指由胎肩沿肱骨下滑，夹持上肢使其紧贴前胸外展，以娩出肘部和手臂。将胎儿旋转180°，使对侧肩胛骨旋转至耻骨弓下，按上述操作方法娩出另一上肢。旋转胎背，使胎头矢状缝和骨盆出口前后径一致

↓

将胎体骑跨在接生者左前臂上，同时接生者将左手中指伸入胎儿口中，向上顶上腭，食指及无名指固定上颌骨两侧，或食指和中指置于胎儿两侧颧骨处。右手中指置于胎头枕部，其余四指置于胎儿颈部两侧。宫缩时向下轻压胎儿枕部使其俯屈。当胎头枕部发际线位于耻骨弓下时，逐渐将胎体上举，以枕部为支点，缓慢娩出胎头

气管插管急救操作

一、操作要点

1. 目的

（1）保持气道通畅，防止异物（胃内容物）进入呼吸道，便于清除气道内分泌物或异物。

（2）进行有效的人工或机械通气，改善缺氧和二氧化碳蓄积。

2. 物品及人员准备

（1）物品准备：无菌盘内备（或一次性插管包）气管导管、导管芯、10mL 注射器、喉镜 1 套；治疗碗（内盛石蜡油纱布 2 块）；弯盘（内有无菌纱布 2 块）、牙垫 1 个、快速手消液、听诊器、手套、压舌板、呼吸气囊、备用气管导管、胶布、小枕。必要时备氧气、吸痰器、无菌吸痰管 2 根、咽喉喷雾器、2% 利多卡因。

（2）人员准备：产科医生、护士。

3. 适应证

（1）全身麻醉。

（2）危重症抢救：呼吸衰竭、气道保护机制受损、心肺复苏患者等。

4. 禁忌证　喉水肿、急性喉炎、喉头黏膜下血肿等（抢救除外）。

二、操作流程

（1）推备用物品至床边，操作者站床头，快速手消毒。

（2）患者仰卧，肩部垫一小枕（抬高约 10cm），头部充分后仰（颈椎损伤者除外），清除口腔义齿及异物。

（3）打开无菌盘（或一次性插管包），戴手套，试套管是否漏气，插入导管芯，用石蜡油纱布润滑导管及镜片前端。

（4）右手拇、食、中三指分开上下唇，右手拇指对着上齿列，借旋转力量使口张开。

（5）左手执喉镜，由右侧口角置入口腔，将舌体推向左侧，再将喉镜片移至口腔正中，顺舌背的弧度缓慢推进，依次暴露悬雍垂、会厌的边缘，将喉镜片（弯形）置于会厌与舌根交界处（会厌谷），左臂用力向前上方提起喉镜（不能以牙做支点上撬，以免损伤牙齿），使舌骨会厌韧带紧张，会厌翘起，即可显露声门裂隙。

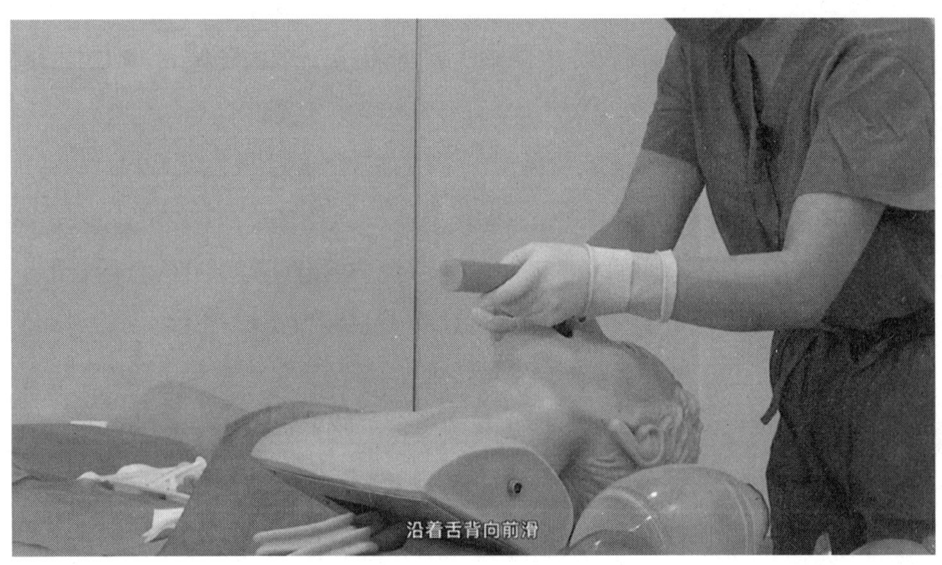

（6）右手以执笔式持导管，准确轻巧地将导管插入气管内。导管尖端至门牙的距离，成人女性为 20 ~ 22cm，成年男性约为 24cm。

（7）在气管导管的套囊过声门后，左手同时扶助喉镜和气管导管，右手将导管芯拔出，继续插管至所需深度。插管完成后，确认导管已进入气管内：先放入牙垫，再退出喉镜，用简易呼吸器连接气管插管（由助手协助挤压气囊，8 ~ 10 次 / 分），听诊双肺，确定导管在气管内。

（8）用注射器向套囊内注气体 6 ~ 8mL（以气囊不漏气为准，用气囊压力表测气囊压力为 20 ~ 25cmH_2O），密闭气道，固定导管和牙垫。

确认导管在气管内的方法：①压迫胸部时导管口有气流；②人工通气时，可见双侧胸廓对称起伏，双肺可听到清晰的呼吸音且双侧一致，腹部无气过水声；③吸气时透明导管管壁清亮，呼气时可见明显的雾气；④患者如有自主呼吸，接麻醉机后可见呼吸囊随呼吸而涨缩；⑤呼气末 CO_2 分压监测仪上可见 4 个以上不衰减的正常波形是判断导管在气管内的最可靠的指标。

三、操作注意事项

（1）显露声门是气管内插管的关键，必须根据解剖标志循序推进喉镜片，防止推进过深或过浅。

（2）插管前应检查患者有无义齿和松动的牙齿；插管时避免牙齿损伤脱落，滑入气道。喉镜着力点始终在镜片顶端，并向前上方提起喉镜；严禁以门牙为支点，否则易碰落门牙。

（3）插管操作要迅速准确，勿使缺氧时间过长，以免引起心搏、呼吸骤停。

（4）插管完成后，要核对导管的插入深度，并确定导管没有误入一侧主支气管或食道，否则应立即调整或重插。

（5）针对孕妇，最新的英国产科气道管理指南指出：①所有产妇均应进行术前气道评估，全面预测气道管理的困难，而不仅仅是预测喉镜显露和气管插管困难。目前产科全身麻醉的推荐做法是对孕妇，特别是肥胖孕妇应考虑应用无通气氧合（是指在气道通畅情况下采用高流量氧气维持氧合。目前在麻醉诱导中建立安全气道前预防缺氧方面的应用逐渐增多，采用密闭面罩给予 100% 氧气或采用鼻导管或鼻咽通气管吹入氧气即可达到无通气氧合的目的），以延长无脱氧饱和呼吸暂停时间（DAWD）。②适当的体位能够最大限度地提高气管插管成功率，特别是病态肥胖的孕妇。研究发现，将身体上部和头部升高（使外耳道与胸骨切迹水平对齐）的倾斜体位可明显改善喉镜显露，特别是对于肥胖患者。③如果两次尝试气管插管均未成功，则应宣布气管插管失败。英国产科麻醉医师协会 / 困难气道学会（Obstetric Anaethetists Association/Difficult Airway Society，OAA/DAS）的指南明确指出：气管插管失败时应立即采用 SAD（声门上气道装置）或面罩维持氧合。目前有充分证据支持将 SAD 作为产科气管插管失败的早期救援手段，可以从完善的麻醉诱导药物和肌肉松弛药作用中获益。而且指南推荐应用带有引流通道的第二代SAD，并且与气管插管一样，最多进行两次SAD插入尝试，以最大限度地减少气道损伤。当面临无法气管插管和给氧时，应立即实施经颈前建立气道通路，新发布的DAS指南推荐应用环甲膜切开术。

附　气管插管操作流程图

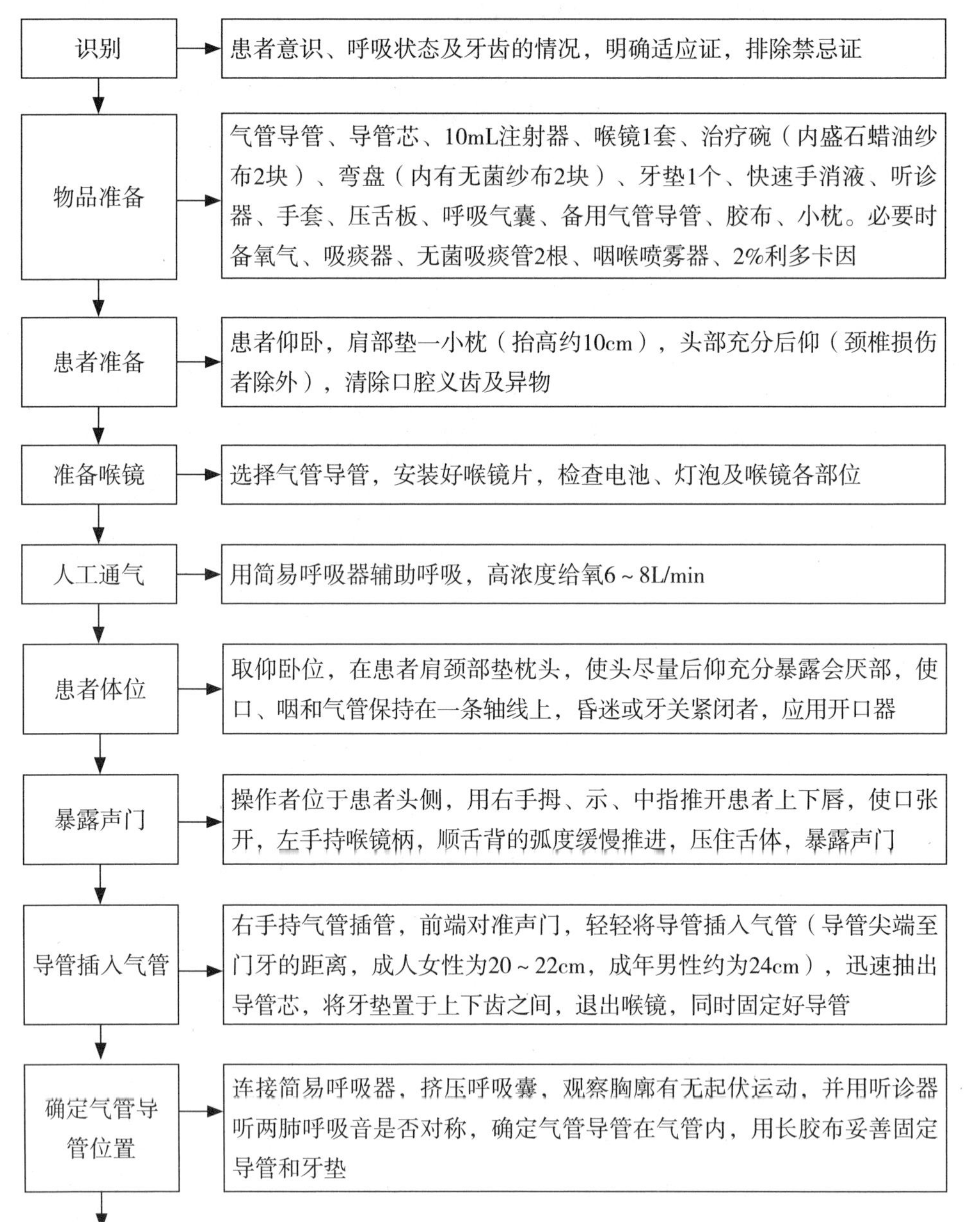

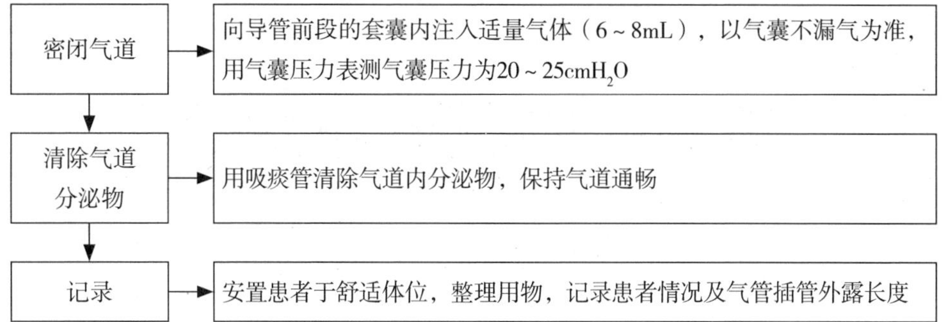
密闭气道
向导管前段的套囊内注入适量气体（6 ~ 8mL），以气囊不漏气为准，用气囊压力表测气囊压力为20 ~ 25cmH_2O
清除气道分泌物
用吸痰管清除气道内分泌物，保持气道通畅
记录
安置患者于舒适体位，整理用物，记录患者情况及气管插管外露长度

扫码看操作

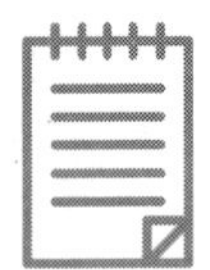

成人心肺复苏急救操作

一、操作要点

1. 目的 抢救突然发生的呼吸、心搏骤停的患者，恢复其自主循环、自主呼吸和意识，保证重要脏器的血液供应。

2. 环境及物品准备 评估周围环境安全，准备纱布 2 块、弯盘 2 个、听诊器、手电筒、简易呼吸器和麻醉面罩、60mL 注射器一具，必要时备四头带、储氧袋、氧气装置。

3. 适应证 各种原因导致急性呼吸、心搏骤停，或者急性呼吸停止，心脏出现无脉性的电生理活动，或者无脉性的心室颤动、心室扑动表现。临床上主要表现为突然的意识丧失，颈动脉搏动消失，而且胸廓也没有起伏。通过以上情况通常可以判断患者呼吸、心搏已经停止，应该马上给予心肺复苏术。

4. 禁忌证 心肺复苏没有绝对禁忌证，但是胸部开放性损伤、胸骨骨折、胸廓畸形和心脏压塞等属于相对禁忌证。

二、操作流程

1. 判断意识 拍患者肩部，并呼唤“喂！你怎么了？”评估患者的反应，检查患者呼吸是否正常，如果无反应且无呼吸或呼吸不正常（如仅喘息），同时评估脉搏。

2. 判断脉搏 以示指和中指尖触及患者气管正中部（相当于喉结部位）左右旁开两指，至胸锁乳突肌前缘凹陷处，触摸颈动脉搏动，判断其是否消失（时间 5 ~ 10 秒）；启动应急反应系统，如有可能，获得自动体外除颤仪（AED）。

3. 取平卧位 协助患者去枕平卧在硬板床或地上，解开衣领及松开裤带。

4. 胸外心脏按压

（1）确定部位：胸骨中、下段 1/3 交界处，双乳头连线的中点。

（2）方法：操作者一手掌根部紧贴按压部位，另一手重叠其上，指指交叉，双臂关节伸直并与患者胸部垂直，用上半身重量及肩臂肌力量向下用力、快速按压，力量均匀、有节律，频率 100 ~ 120 次 / 分，按压时胸骨下陷（成人 5 ~ 6cm），按压后胸廓应充分回弹。

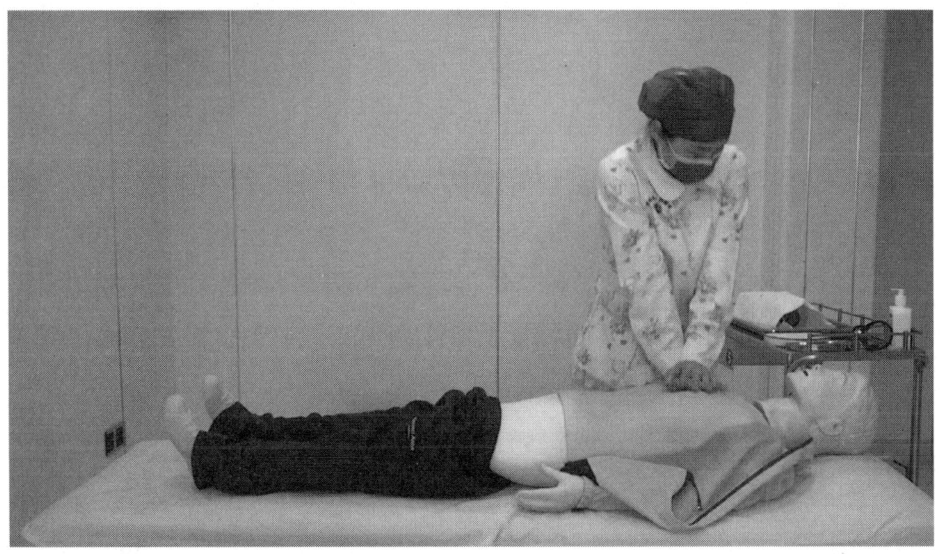

5. 检查 颈髓有无损伤，口、鼻、咽腔有无分泌物，有无活动义齿。

6. 开放气道 仰头举颏法：左手掌根置于患者前额，向后方施加压力，另一手中指、食指向上向前托起下颏，使患者张口。

7. 人工呼吸 操作者站在患者右侧肩部或头部，将连接好的简易呼吸器面罩完全覆盖患者的口鼻，一手用力将面罩紧贴患者皮肤使之密闭，以 EC 手法（中指、环指和小指呈 E 形托住患者下颌，拇指和示指呈 C 形按住面罩两端）固定面罩；另一手挤压呼吸囊将气体送入（每次送气量 500 ~ 600mL），然后松开，每次送气时间为 1 秒；同时观察患者胸部复原情况，紧接着做第二次。

8. 心脏按压与送气配合 单人法 30∶2，即按压 30 次，连续送气 2 次。

9. 评估 做 5 个循环后，以送气 2 次结束。判断患者自主呼吸情况，听有无呼吸音，可用颊部感受有无气流，或看胸廓有无起伏，识别自主呼吸是否恢复；以示指和中指尖触及患者气管正中部（相当于喉结部位）左右旁开两横指，至胸锁乳突肌前缘凹陷处，触摸颈动脉搏动，判断其是否恢复；观察瞳孔有无缩小、对光反射是否恢复，肤色有无转红润及血压有无回升。

10. 复苏后处理 复苏成功，头复位，用纱布擦拭患者口鼻周围，穿好衣裤，盖好被子，继续给予有效的高级生命支持及综合的心搏骤停后治疗。

11. 其他 整理用物，洗手，记录。

三、操作注意事项

（1）按压部位、按压姿势要标准。按压部位为两乳头连线中点，用手掌根部按压，手、肩关节和肘关节绷直，垂直按压。

（2）按压速度要快，每分钟 100 ~ 120 次。

（3）按压深度要求至少 5cm 以上，但不超过 6cm。

扫码看操作

（4）连续按压，不能中断，两次人工呼吸间隔时间不能超过 6 秒。

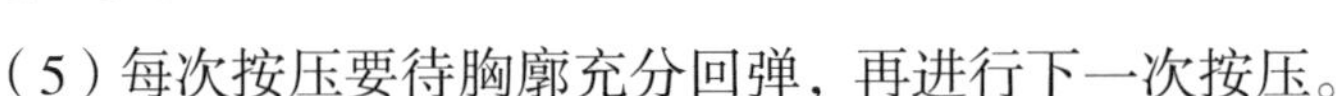

（5）每次按压要待胸廓充分回弹，再进行下一次按压。

新生儿窒息复苏

一、操作要点

1. 目的　主要是要维持新生儿的氧合，维持循环，保证其生命体征稳定。确保产妇分娩前至少有一名熟练掌握该技能的人员在场。

2. 物品、药物及人员准备

（1）物品、药物准备：辐射台、负压吸引器、氧气装置、脉氧仪；吸痰管、吸氧管、胎粪吸引管、各种型号注射器、各种型号胃管、喉镜、空针、保鲜膜（袋）、帽子等；肾上腺素、生理盐水。

（2）人员准备：助产士、护士各 1 名，产科医生，新生儿科医生。

二、操作流程

据 2019 版新生儿窒息复苏指南，新生儿窒息复苏应遵循 ABCDE 流程，即

A 清理呼吸道	胎头娩出后用挤压法清除口、鼻、咽部黏液及羊水，胎儿娩出断脐后，继续用吸痰管吸出新生儿鼻咽部黏液和羊水，必要时用气管插管吸取，动作轻柔，避免负压过大而损伤气道黏膜
B 建立呼吸	确认气道通畅后，对无呼吸或心率＜ 100 次 / 分的新生儿应进行正压人工呼吸。通气频率是 40~60 次 / 分，吸呼比 1：2。正压人工呼吸 30 秒后，若心率＜ 60 次 / 分，应进入下一步胸外心脏按压
C 维持正常循环	使新生儿仰卧于硬垫上，垫上肩垫，颈部轻度仰伸，用拇指法或中示指法按压胸骨体下 1/3 部位，每分钟按压 120 次，按压深度为 1.5~2cm，按压通气比为 3：1

续表

D 药物治疗	建立有效静脉通道，刺激心搏用肾上腺素脐静脉注射；纠正酸中毒常用5%碳酸氢钠脐静脉缓慢注入；扩容用全血、生理盐水、白蛋白等
E 评价	复苏过程中每30秒评价一次新生儿情况，以确定进一步采取的抢救方法

三、操作注意事项

1. 保暖 产房温度设置为25 ~ 28℃。提前预热辐射保暖台，足月儿辐射保暖台温度设置为32 ~ 34℃，或保证腹部体表温度36.5℃；早产儿根据中性温度设置。用预热毛巾包裹新生儿并将其放在辐射保暖台上，注意擦干头部和保暖，有条件的医疗单位复苏胎龄< 32周的早产儿时，可将其头部以下的躯体和四肢放在清洁的塑料袋内（立即装入，无须擦干），或盖以塑料薄膜置于辐射保暖台上，摆好体位后继续初步复苏的其他步骤。避免高温，防止引发患儿呼吸抑制。

2. 复苏后监护 复苏后的新生儿可能有多器官损害的危险，应继续监护，包括体温管理、生命体征监测、早期发现并发症。

（1）继续监测，维持内环境稳定，包括氧饱和度、心率、血压、血细胞比容、血糖、血气分析及血电解质等。

（2）需要复苏的新生儿断脐后立即进行脐动脉血气分析，出生后脐动脉血pH < 7，结合Apgar评分有助于窒息的诊断和预后的判断。及时对脑、心、肺、肾及胃肠等器官进行功能监测，早期发现异常并适当干预，以减少死亡和伤残。

（3）一旦完成复苏，为避免血糖异常，应定期监测血糖，低血糖者静脉给予葡萄糖。如合并中、重度缺氧缺血性脑病，有条件的单位可给予亚低温治疗。

3. 终止复苏 在10分钟连续和足够的复苏努力后，患儿仍无生命体征（无心搏和呼吸），可终止复苏。

附　2021年新生儿窒息复苏流程图

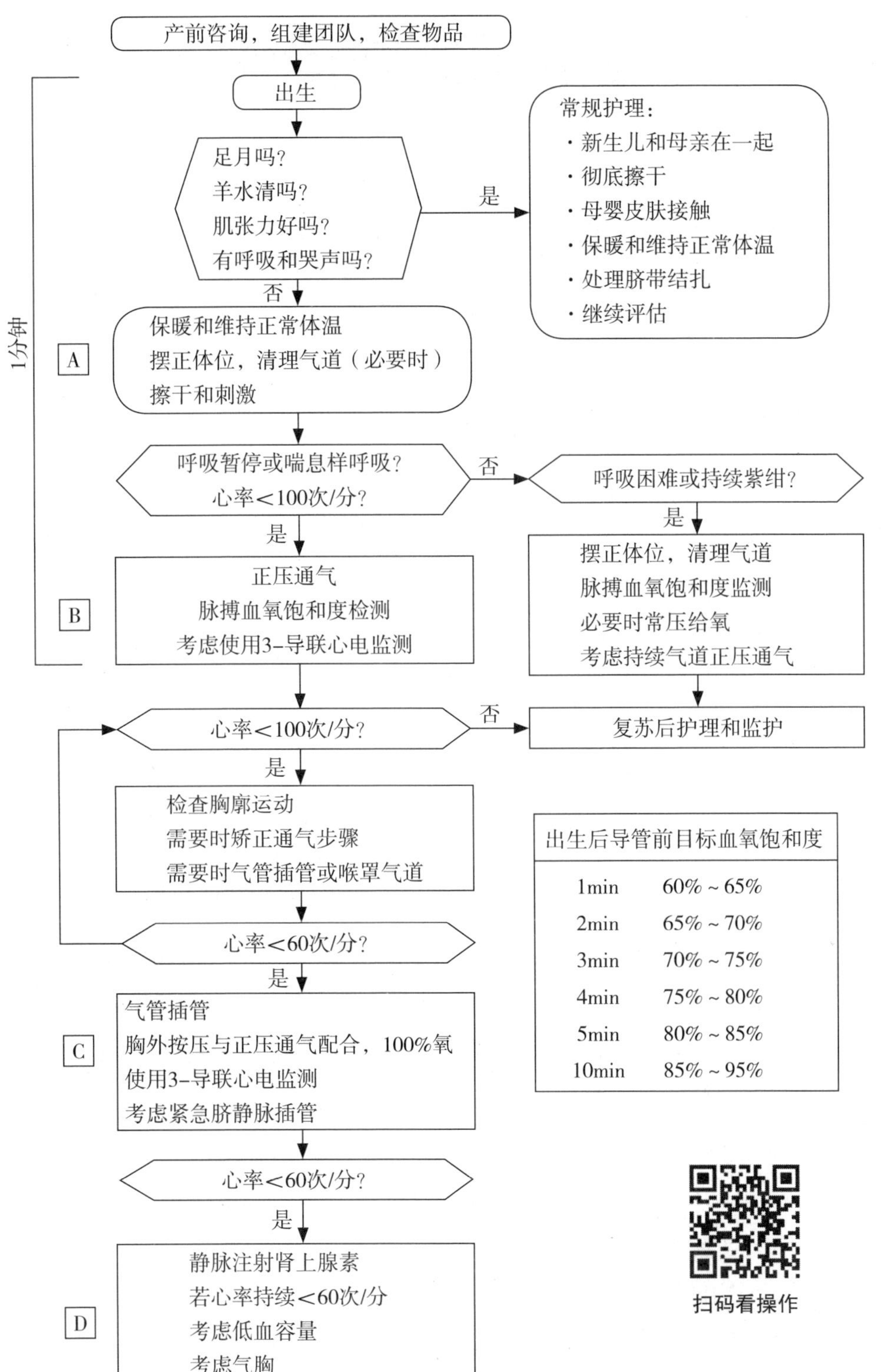

扫码看操作

电除颤急救操作

一、操作要点

1. 目的 通过电除颤，纠正、治疗心律失常，恢复窦性心律。

2. 物品及人员准备

（1）物品准备：除颤仪 1 台，确保处于完好备用状态。导电糊 1 瓶、电极片 5 个、弯盘 2 个、干纱布 3 块、酒精纱布 2 块、快速手消液 1 瓶及污物桶 1 个，摆放有序。将用品推至患者床旁。

（2）人员准备：产科医生、护士、高年资助产士。

3. 适应证 心室颤动、心室扑动、快速性室性心动过速伴血流动力学紊乱。

4. 禁忌证 无绝对禁忌证。

二、操作流程

（1）发现患者突然意识丧失，立即给予心电监护（协助患者去枕平卧于硬板床上，解开衣物，暴露胸部，连接心电监护导联，避开除颤部位）。

（2）心电监护显示室颤，立即准备电除颤，呼叫医生和护士："患者需要电除颤，快来帮忙！"

（3）检查患者身体有无金属饰物、有无临时起搏器，若有，应去除金属饰物，避开起搏器部位至少 10cm，检查除颤部位皮肤是否干燥无破损，用干纱布擦干除颤部位皮肤。

（4）打开除颤仪，选择"非同步"。

（5）选择除颤能量，双相波 200J 或单相波 360J。

（6）手持电极板时不能面向自己。将电极板涂以适量导电糊，涂抹均匀。

（7）再次观察心电，确认确实需要除颤，充电，充电完毕。

（8）两电极板分别放置在患者左侧第 5 肋间与腋中线交界处、胸骨右缘第 2 肋间，电极板与皮肤紧密接触，压力适当。操作者后退一小步，嘱人员远离病床："准备除颤，请离开！"环顾四周，确认大家都离开，两手拇指同时按压手柄放电按钮进行除颤："放电！"

（9）除颤仪放电。除颤结束，移开电极板，进行 5 个循环 CPR 后评估。

（10）若患者恢复窦性心律，关闭除颤仪，继续心电监护并记录除颤方式、时间及能量大小，密切观察并记录生命体征变化；若无效，室颤持续出现，立即重新充电，重复步骤。

（11）除颤成功，协助患者取舒适卧位，帮患者整理衣物，用干纱布擦去患者身上残余的导电糊。清洁电极板，消毒后晾干并归位。除颤仪关机、归位。洗手。

三、操作注意事项

（1）电除颤时，为了确保有足够有效的电流作用于心脏，胸部放置除颤电极的位置尤其重要。目前电极放置位置有两种，即前 – 侧位（左侧第 5 肋间与腋中线交界处及胸骨右缘第 2 肋间）和前 – 后位（左侧腋前线第 5、6 肋间和右背部肩胛骨下角部位）。多个版本国际心肺复苏指南均建议前 – 侧位为默认电极位置。若患者右侧胸部放有永久起搏器，则选用前 – 后位。本文默认选前 – 侧位。

（2）在除颤能量的选择上，推荐双相波 200J 或单相波 360J。相比于单相波除颤仪，双相波除颤仪首次电击成功率高，且电峰值相对恒定，对心肌功能不会有太大损害，对于终止室颤更安全有效。

（3）经胸阻抗是影响电流到达心脏多少的重要因素。操作过程中不要将电极放置在胸骨上，因此操作会增加经胸阻抗。除颤时候要对电极板施加足够的压力，确保电极板与胸壁皮肤紧密接触，牢固且无缝隙；均匀涂抹导电糊于电极板上，除颤时电极板的边缘不可翘起。确保电极板之间干燥、无导电异物，避免触电误伤。除颤操作时若患者仍有自主呼吸，建议尽量在患者呼气末时进行，以减少经胸阻抗。胸毛较多者需备皮。

（4）影响除颤效果最重要的因素是除颤时机的判断，应尽可能在较短的时间内进行电除颤，可以增加心搏骤停患者的存活率。

（5）除颤时操作者身体不能与患者接触，且确保周围人员与患者无直接及间接接触。

（6）除颤仪使用后及时充电，保证功能完好状态。

附　电除颤流程图

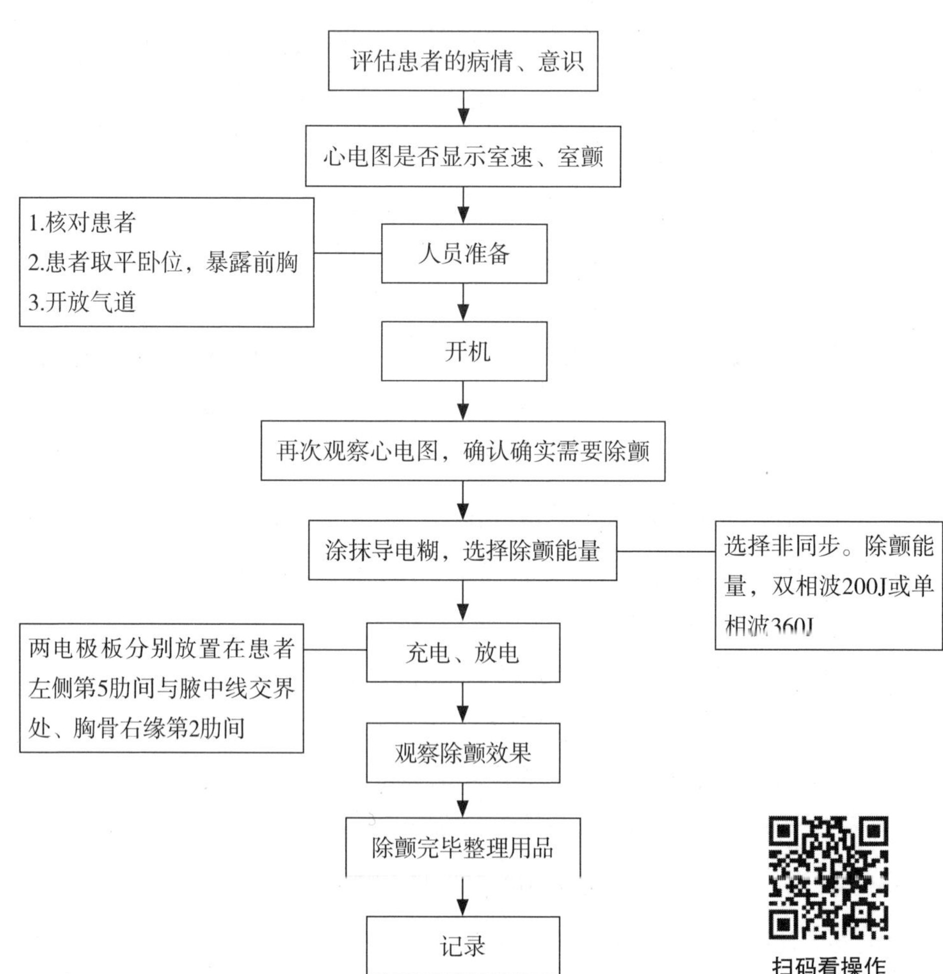

序　言

徐江胜博士来信嘱我为他的《虚词“所”历时演变研究》作序。

这序得从本项研究的重大价值说起——

汉语词汇，其大类可别为实词和虚词；汉语语法，其特点可指为词序和虚词。所以，汉语虚词研究，乃同时关涉词汇研究和语法研究，其难度不小，而又非常重要。

前人对于汉语虚词的研究，起步很早。从古到今，少说也有两千余年的探索史。对此，郑奠、麦梅翘《古汉语语法学资料汇编》（中华书局，1964）一书有详尽的介绍，连零星的相关研究，也大致网罗无遗，这里不须赘述。仅以虚词研究的专著而言，就有元代卢以纬的《助语辞》，清代刘淇的《助字辨略》、王引之的《经传释词》、吴昌莹的《经词衍释》等。至现代，更有杨树达的《词诠》，收录虚词近500个，标注词性，多举例证；有裴学海的《古书虚字集释》，不但补正卢、王、杨的一些缺失，更注重吸纳乾嘉学人“声近义通”的训诂方法讲虚词；还有何乐士等的《古代汉语虚词通释》，坚持通俗化做法，给所引的每个文言例句都做了今译，这些书可谓极尽虚词词典帮助古书训释之能事。至于在虚词研究中以简明取胜者，则有清代袁仁林的《虚字说》，现代吕叔湘的《文言虚字》，此二书篇幅虽不大，却能给人不少启迪。

尽管众多前贤的虚词研究已取得了许多成绩，但尚存在如下一些不足：一是多为平面的而非立体的，多为共时的而非历时的；二是多为宏观的、中观的一般描写，而非微观与中观、宏观相结合的古今贯通的深掘式探究；三是试图借助虚词这个窗口来系统考察语法演变规律的观念尚未明晰；四是其虚词研究不分主次，凡是列入其词目单的，作者几乎都是平均用力，却又大多是点到即止，故难称详密。

而汉语虚词的研究是必须分主次的。尽管自清代刘淇以来，人们列出的虚词词目单动辄达四五百个甚至更多，但事实上使用频度较高的文言虚词也就是下列的一百来个：B被彼便不；C曾常诚从；D殆独；E恶而尔耳；F反方非夫复；G盖更苟姑故固顾果；H何曷盍和乎胡或；J及即亟既暨见将借仅举俱绝厥；K可况；L来立略；M靡莫；N那乃宁；O偶；Q其岂且窃却；R然如若；S尚稍少适是孰数率斯虽遂所；T倘特徒；W为唯未毋；X悉奚相向；Y雅焉言也邪（耶）伊台以矣亦抑因庸用尤犹于与爰缘；Z哉则辄者之直兹自卒坐。

而其中使用频度很高且很能显示语法特点的“一级虚词”大致为如下14个：之乎者也其所以，于为与则而焉矣。

我们认为，做好这14个“一级虚词”的历时演变研究，乃是一项重大的词汇语法研究的基础工程。

若按以上所述来观照，我们就可以很清楚地看到徐江胜博士的这部新著《虚词“所”历时演变研究》具有如下的鲜明特点。

1. 选题很好。

作者选择“一级虚词”中难度颇大的“所”作为研究对象，极有意义。虚词“所”，使用时间长，范围广，频度高，情况复杂。以往人们对虚词“所”的看法，可谓是见仁见智，众说纷纭。故亟待深化研究，以便更加逼近语言的真相。此文以虚词“所”为中心展开研究，通过对与之相关的众多语言现象的深入考察和分析，全面地论述了虚词“所”的性质、功能及其特点。

2. 方法科学。

江胜博士的虚词研究，一变以往侧重于共时静态描写的研究模式，而改用侧重于动态地考察虚词的历时演变的研究方法。作者在认真述评自《马氏文通》以来人们对“所”的研究得失的基础上，正确地指出:“也还有不少问题一直未能解决。主要原因在于一些研究囿于以往的框框，未能在研究方法上有所突破，未能有意识地吸纳新的理论成果。”因此，作者一面自觉吸纳学界的新理论；一面注重在研究方法上另辟蹊径，即坚持用历时观念看待虚词的变化，从“共时平面的语言材料”中去探寻“历时层积的现象”，“就共时平面的材料来分析其历时演变”。作者正确地指出:“在很多情况下，共时平面的语言材料中有历时层积的现象。换言之，同一个历史时期的语言材料中，一部分是语言发展到该时期所产生的；另一部分则可能是语言发展过程中遗留下来的痕迹。它们虽然共现，本质上却并非同一个历史层面的东西。词义演变中就存在这一现象。某个词在某个时期甲、乙两个义项并行，甲、乙之间似乎是‘兄弟’关系，而实际上它们是‘父子’关系，即义项乙是从义项甲引申出来的。因此在本质上甲、乙两个义项是两个历史时期的产物，甲、乙并行是词义历时引申的共时呈现。在语法方面也存在同样的情况。无标记被动句是汉语最初的被动形式，后来发展出一系列有标记的被动式，但无标记的被动形式自始至终都占据着重要的地位，以‘祖先’的身份跟先后出现的‘子孙’们共现于各个历史时期。许多‘子孙’或夭折或寿终正寝，这位‘老祖宗’至今仍康健如昔。”正是这种睿智的见解，决定了作者能从纷繁的语料中获得汉语史的真相。

作者也并未忽视比较研究的方法，但却能坚持合适的度，即“始终贯彻‘只作旁证’的原则”。作者正确地指出:“研究汉语史、研究古汉语，归根结底还是必须从古汉语自身出发，从语言内部去探寻其规律和各种制约因素。”

在研究方法上，作者还特别重视区分句法、语义、语用三个平面，认为“这三个平面，一方面要互相结合，一方面又要划清界线”，“用训诂代替语法分析，用异文、互文的比较作为语法分析的根本‘论证方法’，这样的错误做法其实就是混淆了三个平面”。正因为作者采用了这些更为科学的研究方法，所以本书得出了不少新的更为合理的结论。

3. 构建长廊。

作者设计了从虚词历时演变研究这一窗口，去窥探汉语语法变化规律的方案，从而构建了一条系统考察汉语语法变迁的历史长廊。作者和读者都可以在这条长廊上逶迤而行，并得以随时钩深阐微或探赜索隐，去尽情领略语言演变的各种胜景。这一方案切实可行，结果大获成功。具体地说，其正文四章，全面而深入地论述了“所”的兴起期、鼎盛期、转型期和衰退期，构建了一部完整的“所”的发展史——这也就是我们所说的“历史长廊”了。假如学者们能构建14条甚至更多条这样的“历史长廊”，那我们对汉语语法变化规律的认识，岂不就能更为细致而深刻了？

4. 三观结合。

研究如果只偏重于宏观，则易于空泛；如果只偏重于微观，则易于琐碎。江胜博士的这项研究，做到了微观、中观、宏观三者巧妙结合。在做好微观研究的基础上，再上升到中观、宏观层面，因此其结论坚实而可靠。具体来说，作者在对“所”从兴起到衰退的发展演变过程做了细致入微的考察之后，进而又探讨了古汉语虚词发展的一般规律以及古汉语虚词的研究方法。这样三观结合，就把研究工作和文章都做得通透彻达了。

5. 精益求精。

不断进取，善于创新，是江胜博士的治学特色。还记得当年，他在南京大学攻硕期间精心结撰的硕士学位论文《古汉语第一人称代词“吾”研究》，数易其稿，终成精品，曾于2007年荣获江苏省优秀硕士学位论文奖。其博士论文《虚词“所”研究》，提交答辩前，更是锲而不舍，修改达十一稿之多。

博士毕业后，他到中国人民大学执教。在繁忙的教学工作之余，他继续沉潜深思，不断打磨自己的博士论文，又做了多处修订：①对准“所”字结构的形成过程，重新做了阐述。②“所”的焦点标记用法，由第四章移至第五章，作为“所”在中古时期的功能转移来讨论。③中古时期“‘所’的退出”部分变动了框架，由原来的两个小节改为现在的三个小节。④关于“所”的施动关系标记和焦点标记的区分做了修改，原来认为“所”强调的对象是施动者时“所”不是焦点标记而是施动关系标记，现在认为这种“所”也是焦点标记。⑤重新探讨了“所”表约数用法的来源。⑥增加了关于“者”曾入侵“之”的使用范围这个说法的讨论，认为此说不足信。⑦古汉语研究领域的论著由于受传统训诂学的影响，很多都有这样一个毛病：在文字和语言的关系上常常缠杂不清，在行文中往往“字”、“词”不分。江胜博士注意了对此类问题的仔细修改。譬如原来说“‘我’字由兵器假借为人称代词”，现在改为“‘我’字由记录一种兵器而假借来记录人称代词”，这样表达，便说清楚了字和词的关系。诸如此类的修改，不胜枚举。可以说，每一点修改，都是作者心血的结晶，都体现着认识的深化，都在更加逼近语言学的真理。

本书作者，已经把“朝于斯，夕于斯”、“心心念念，在于学术”作为自己的一种生活常态。正由于江胜博士具有这种严于律己、自强不息、勇于进取、好学深思的精神，所以早已形成了自己鲜明的科研特色：其一，决不泛泛而谈，而善于做“有深度”的研究，多发前人所未发；其二，善于将计算机技术与汉语史研究结合起来，高效而准确。也正由于此，所以本书创获甚夥。其“结论”部分所列二十条，大多为本项研究的重要创新之处。因其书具在，兹不具引。他的这些富有新意的见解，令人称羡！所以本书的出版，必将获得广大读者的欢迎和青睐，是完全可以预期的！

人生有涯，而学无涯。江胜博士正年富力强，处于学术创新的黄金时期。希望江胜博士以此书的出版为新的起点，在学术事业上取得更多新的成就！

最后撰一副姓名联，以表示对江胜博士的由衷赞佩与祝愿：

江帆征程远；
胜境行处多！

高小方

2016年3月5日

于南京大学和园

目录
CONTENTS

第一章 绪 论

第一节 研究意义和研究现状

古汉语与现代汉语一样，都几无形态标记和曲折变化，因此虚词和词序便成为两个最主要的语法手段。在古汉语中，虚词的语法作用尤为突出。古汉语的虚词不仅数量繁多、使用频繁，且用法灵活多变。可以说，古汉语语法的复杂多变大部分情况下都是由虚词的因素引起的。研究古汉语语法，虚词的研究自然是重中之重。

汉语虚词的研究，自秦汉以来，已有两千多年的历史。但是中国传统的虚词研究一直是作为训诂学、辞章学的附庸而存在，其研究方法基本上是训诂的方法，缺乏语法观念。传统训诂学的方法对古汉语虚词研究有着根深蒂固的负面影响。用翻译代替语法分析，用"互文见义"作为"论证方法"，便是两种典型表现。比如"所杀蛇"能通顺地翻译成"被杀之蛇"，"多所窃取"能通顺地翻译成"多被窃取"，便说"所"是一个被动助词，等于"被"（杨树达，1931；朱庆之，1995）。谢灵运《南楼中望所迟客》诗："登楼为谁思？临江迟来客。与我别所期，期在三五夕。""其中'所'与'谁'相对"，于是便断言"'所'、'谁'同是疑问代词"，"'所期'即'何期'"（蔡镜浩，1992）。传统训诂学的影响严重束缚了古汉语的语法研究，尤其是古汉语的虚词研究，"亟须用现代语言学的理论、方法来改变这种状况"（郭锡良，2003）。

20世纪以来，一些研究虚词的论著开始显示出明确的语言学观念，为古汉语虚词研究提示了新的方向。但不少在新的方法和理论下取得的研究成果，却似乎仅停留在各自领域的出版物中。翻开一些或旧或新的词典、教材，见到的很多内容仍然是老一套。这种状况一方面说明传统的虚词研究方法及其得出的一些不科学的结论实在根深蒂固；另一方面也说明运用现代语言学的理论和方法进行古汉语虚词研究的力度还远远不够，成果还远远不丰，还无法形成较大的影响。本书在考察虚词“所”的过程中，将努力摆脱传统训诂学方法的影响，在前人指示的突破传统樊篱的道路上继续做一些力所能及的披荆斩棘的工作，这或许是本研究的主要意义所在。

“所”是古汉语中使用极为频繁的一个虚词，也是古汉语虚词复杂性的一个典型代表。一直以来关于“所”字结构中“所”的词性的争论即是其复杂性的一个侧面反映。王力是对“所”关注最多的一位前辈学者，从他的众多论著中，我们可以看到他对“所”的反复思考。关于“所”的性质，王力的观点曾一变再变，用他的话说，“‘所’字很不好搞”（王力，1981）。吕叔湘（1956b）也说“所”“难于处理”，“是难于归在现成词类里的一个字”。

“所”不仅自身的性质和用法复杂，而且与其他一些虚词有着千丝万缕的联系，同时更牵涉到古汉语众多的语法现象，如判断句、被动句、关系从句；主谓倒装、宾语前置、定语后置；指称化、修饰化；语法化、词汇化；虚词的省略、实词的省略，等等。本书的研究以“所”为中心，同时向周围辐射，以期对虚词“所”以及与之相关的众多语言现象作出较前人更为深入和精准的描述以及更为合理的解释。倘若在此基础上能进一步揭示出一点虚词发展的规律，得出一点古汉语虚词研究方法的启示，那更是“固所愿也”。

自《马氏文通》以来，虚词“所”一直是古汉语语法研究中重点关注的一项内容，涉及古汉语语法的著作、教材、词典无一不有相关论述，研究“所”的单篇论文更是难计其数。这些论著对“所”的各种用法做了详尽的描写，也做了不少有价值的解释工作。但也还有不少问题一直未能解决。主要原因在于一些研究囿于以往的框框，未能在研究方法上有所突破，未能有意识地吸纳新的理论成果。比如词语的表述功能除了“指称”和“陈述”之外还有“修饰”，但一些学者囿于指称和陈述的对立，认为“所V”既然不是陈述性的，那么必定是指称性的，如此解释“所”字结构自然会出现问题。例如，“所知甚少”的“所知”是指称性的不错，“所知之事甚少”的“所知”却显然不是指称一个对象，而是作为修饰语来修饰“事”这个对象。也就是说，“所知之事”中“所知”这个“所”字结构，其表述功能既不是陈述，也不是指称，而是修饰。为了较好地解决这个问题，本书于“指称化”之外提出“修饰化”概念，“所知之事”中动词“知”即是发生了修饰化，而非指称化。

虚词“所”研究中遗留的问题或者说还需要重新讨论的问题主要集中在以下几个方面。

（一）名词“所”

名词“所”是虚词“所”的源头。关于名词“所”，有争议的主要是“所”的本义。许慎《说文解字》说“所”为“伐木声”，并举《诗经》“伐木所所”之例，段玉裁《说文解字注》也说“‘伐木声’乃此字本义”。许、段之说颇具影响，不少论著、教材都采纳此说。但也有一些学者对此提出了异议，认为“所”的本义并非“伐木声”，而是“处所”，如欧阳超（1988）、湛玉书（2004）、黄岳洲（2005）等。我们认为“伐木声”实不可信，“所”字本义应与“处所”有关（详见第二章第一节）。

（二）“所”字结构

关于“所”字结构主要有三个较大的问题：第一，“所”字结构是如何形成的；第二，“所”字结构的性质；第三，“所”字结构中“所”的性质。

1.“所”字结构的形成

在目前所能见到的传世文献中，“所”的名词用法和“所”字结构的用法几乎是同时出现的，各时期“所”的这两种用法也都是并存的，在时代上缺乏一条明显的从名词“所”到“所”字结构的演变线索。因此这种演变研究颇显不易。许嘉璐（1992：197）说：“它与名词‘所’是否有直接演化关系，目前尚不能确定。”周法高（1959）、王克仲（1980）、俞敏（1987）、林序达（1993）、郝维平（1996）、方有国（2000）对此做过简略的探讨。

王克仲（1980）认为“所”的虚化轨迹是“（动＋）所^1 → 所^2（＋动） → 所^5＋动”。所^{1}是名词；所^{2}是代词；所^{5}是结构助词，“所^5＋动”即“所”字结构。王文认为，“万物各得其所”之“所”是代词，“万物各得其所”犹言“万物各得其所得”，补上“得”，“所”便由代词变成了结构助词。说“各得其所”这样的“所”是代词，指代“所得之物”，我们认为不甚可信。朱谦之《老子校释》云：“夫物各有所，‘飞龙乘云，腾蛇游雾，云罢雾霁，而龙蛇与螾蚁同矣’（《韩非子·难势》引《慎子》），此言失其所也。”云、雾乃龙、蛇之“所”，“云罢雾霁”则龙、蛇“失所”，“龙乘云、蛇游雾”则龙、蛇“各得其所”。可见“各得其所”并非“各得其所得”，而是指各自得到其本分的、应处的位置，这个“所”等于《韩非子·主道》“使万物知其处”的“处”。

郝维平（1996）认为，由于“所”有“处所”义，而“古人建造住房是很重视方向的”，因而“所”就有了“指向”义，这样便形成了带有“动作＋指向”意义的“所”字结构。如《韩非子·说疑》：“此五者，明君之所疑也，而圣主之所禁也。”郝文认为“‘疑、禁’指向‘此五者’”。郝文所谓“指向”，其实是把前人所说的“所”的指示作用转移给了“所”后的动词。从本质上看，所谓“‘疑、禁’指向‘此五者’”，也就是“疑、禁”和“此五者”构成动宾关系（这其实是不言而喻的），郝文只是换了个说法而已。此外，“所”由“处所”义而产生“指向”义，也是一种很不可靠的推测。

方有国（2000）的看法是，“所”字结构是“在独用的‘所’后面直接加动词而成”。如《诗经·豳风·出车》“公归无所”，郑玄注：“公西归无所居。”“所”后加动词“居”便形成了“所居”。此说亦不可信。方文用大量针对“所”的“所V”注语来证明“所”字结构是在“所”后直接加动词而成，这恐怕犯了颠倒历史的错误。这些注语出现的时代，“所”字结构已大逞其能，且“所”的名词用法已开始衰退（“处所”义渐由“处”承担），故而注疏家们才用“所V”来注解“所”（“所”：“所居”）。当然不能由此证明“所”字结构便是这样形成的。

周法高（1959）、俞敏（1987）、林序达（1993）的看法大体相似，都指出“所”字结构是在“无所VP”、“有所VP”这类语境中形成的，我们的考察结果与此基本相符。只是“所”字结构的具体形成过程还有待深入研究，这是本书要重点解决的问题之一。

2.“所”字结构的性质

目前比较一致的看法是，“所”字结构是一个“名词性词组”。这一成说实际上忽视了三类“所”字结构的区分：（A）单独作主语、宾语的“所”字结构；（B）作定语的“所”字结构；（C）判断句谓语中的“所”字结构。

（A）类“所”字结构看作“名词性词组”勉强可以成立（如所见“无非〔全〕牛者”）；但（B）类“所”字结构则不然。如“所居之室”中“所居”若看作名词性成分，那么它的所指是什么呢？若说“所居”指“室”，则“室”作了“室”的定语，这是说不通的。事实上，“所居之室”中“所居”在句法功能上类似形容词性质（作“室”的修饰语），而非指称一个对象的名词性质。黎锦熙（1924）、王力（1940）都曾认为有些“所”字结构是“形容性”的。

至于（C）类“所”字结构，目前未见有相关论著将其从一般的“所”字结构中区分出来。事实上这种区分极有必要。拿现代汉语判断句谓语中的“的”字结构来看，如“天空是蓝的”，“蓝的”是用来描写“天空”的，用黎锦熙、王力的话说，它应当是“形容性”的，因此这个“蓝的”绝不同于一般的“的”字结构。“蓝的是天空”中“蓝的”还可勉强看作相当于一个名词，它表示的是一个对象；“天空是蓝的”中“蓝的”却不可以如此看待，它并非表示一个对象（不是“蓝的天空”或“蓝的东西”之类的省略，“天空是蓝的”在句法上和语义上都不同于“天空是蓝的天空”）。同样，“这句话是高尔基说的”这个判断句中“高尔基说的”这个“的”字结构也不是一个“名词性词组”，而是一个修饰性成分（修饰“这句话”）。对应到古汉语，“此乃高尔基所说”，“高尔基所说”这个用来修饰主语“此”的“所”字结构，便也不是一个“名词性词组”。

3.“所”字结构中“所”的性质

这一直是学界争论不休的问题，至今仍无一致的意见。《马氏文通》问世之前，“所”被笼统地称为“语助词”、“虚字”、“助字”、“语词”等，这些还算不上正式的语法概念。《马氏文通》及其后的语法论著对“所”的定性大致有代词说、助词说、关系代词说三种。

（1）代词说

杨树达（1930）称为“指示代名词”，裴学海（1932）称为“指事之词”，高名凯（1948）称为“无定代词”。王力（1958）认为“所”是一个“特别的指示代词”，其“特别”之处在于它不能单独使用，必须用在动词、介词或偏正词组的前面，组成“所”字词组，才能体现其指代意义。吕叔湘（1956a、1959）认为“所”的作用在于指示，而有时兼有称代的作用。“猫所捕之鼠”中，“所”的作用就是指示端语“鼠”；当“鼠”不出现而只说“猫所捕”时，“所”便兼有代词的作用，指代“鼠”。

（2）助词说

陈承泽（1922）提出“所”是“助字之含有指示作用者”，周法高（1959）也认为“所”是“代词性助词”。这种说法实际上是游移于代词和助词之间，并不算彻底的“助词说”。王克仲（1980）、杨伯峻（1981）、朱德熙（1982）、何乐士（1989、2006）、柳士镇（1992）、郝维平（1996）都明确地将“所”归入“助词”。朱德熙（1983）称“所”为“名词化标记”，也属“助词说”。杨树达（1930）还认为“所”有表被动的助动词用法。此外还有一种意见把“所”看作类似于主谓结构之间的“之”，如朱峻之（1987）即认为“所”作为结构助词有取消句子独立性的作用，如《史记·刺客列传》“秦王谓轲取舞阳所持地图”，“舞阳持地图”是一个完整的句子，但插入“所”变成“舞阳所持地图”，就取消了这个句子的独立性，从而变成一个短语性质。

（3）关系代词说

关系代词说肇始于《马氏文通》的“接读代字”，王力（1944、1989）将“接读代字”译为“relative pronoun”，即“关系代词”。黎锦熙（1924）、周迟明（1948）称为“联接代名词”，刘复（1932）称为“关接代词”[①]，都属于“关系代词”说。尤其是刘复，直接将“所”、“者”与英文的关系代词which、whom等进行对照，明确指出“所”、“者”的关系代词性质。魏培泉（2004：322）也认为“‘所’在上古汉语中可作关系代词用，其所代换的是句子中的宾语、次宾语成分”。

代词说遭遇了不少困难，我们支持助词说（详见第三章第一节）。至于说被动式中“所”是“表被动的助词”，我们不能赞同（第四章将对被动句中“所”的性质和功能展开讨论）。“取消句子独立性”之说实质上是取消句子中述语的陈述性，这是虚词“所”的基本功能（本书称“所”为“非陈述性标记”，详见第三章第二节）。关系代词说的不妥，王力（1944）已有详细论述。

朱德熙（1983）认为“所”是“名词化标记”，其语法功能是“提取宾语”（如“所见”提取的是“见”的宾语成分）。“提宾”说在本质上其实与“代词”说无异，“代词”说本来就认为“所”“必居宾次”、“作为动词的宾语”（即“所见”中“所”是“见”的宾语）[②]，“所”“提取宾语”的说法跟“所”直接充任宾语的说法没有本质上的差别。因此“提宾”说遭遇的困难跟“代词”说基本相同。

（三）被动句中的“所”

1.“所”进入被动句的过程

周法高（1959）、吴金华（1985）、柳士镇（1985）等认为“为N所V”

①刘复（1932：101）：“‘关接代词’云者，言其不但能代，而且能使所处文句与别一文句相关相接。”

②《马氏文通》（第60页）说“所”“必居宾次”；王力（2005：73）说“所·动”结构中“‘所’字是一种特殊代词，它放在动词前面，作为动词的宾语”。

式被动句是由同形式的“为N所V”式判断句演变而来，这个看法颇具影响。但本书认为其说证据不足，实不可信（见第四章第一节）。

王力（2005：278）认为“被动式‘为’字句在被动词前面插入一个‘所’字不是偶然的，而是一种类化的结果”。洪诚（1957）也认为：“王先生说‘为……所’式的形成是类化的结果，极其正确。”但王力所说的“类化”究竟是怎样发生的，迄今为止没有学者做过详细的讨论，本书将对此试做探究。

2. 被动句中“所”的性质和功能

目前学界比较一致的看法是，被动句中的“所”是一个表示被动的助词。吴金华（1981）、唐钰明（1987）认为“所”等于表被动的助词“见”。董秀芳（1998a）认为，先秦的“所”主要用法是朱德熙指出的“名词化标记”，汉代以后，除了这个用法，“所”又产生了一个新的功能，即表示被动。董文运用“重新分析”的语法理论，探讨了“所”产生“被动标记”这一功能的过程。我们不赞同“所”是“被动标记”或“被动助词”的观点（见第四章第二节）。

（四）关于“所”的衰退

魏培泉（2004）从“所”的省略、“所”转入被动式、“指量词＋所V”用法的产生、结果连词“所以”的形成、“所”表领属用法的出现五个方面说明了“所”作为“关系代词”在中古时期逐渐衰微的趋势。他所说的“关系代词”用法的衰微，也就是“所”字结构用法的衰微。“所”的衰退确实是在中古时期开始的，“所”在汉代转入被动句，实际上正是其开始衰退的征兆。

吕叔湘（1943b）探讨了“者”替代“之”最后又被“底”替代的演变过程，但未涉及“所”。该文所举“在‘之’字的位置上用‘者’字”（即“者”替代“之”）的例句，其中一部分实际上属于“者”兼并“所”的情况。本书将指出，认为“者”曾入侵“之”的使用范围的观点不能成立（见第五章第一节）。

袁毓林（1997）曾谈及“者”对“所”的兼并：“在从古代汉语向近代汉语演进的过程中，‘者’逐步兼并了‘所’的语法功能，‘底’在继承并发展‘者’的语法功能的同时，又接管了‘之’的语法功能。”这一结论大体可信。不过袁文只注意到了“者”对“所”的兼并，却未注意到“之”对“所”的兼并。此外，“者”兼并“所”的具体过程也还有待深入考察和重新解释。

第二节　研究范围和研究方法

“所”字结构是虚词“所”最为常见的表现形式，自然是本书的重点研究对象。由于“所”字结构是在名词“所”的基础上发展而来，因此为了溯源，名词“所”是本书研究的起点。名词“所”曾演变出表量用法，下面对此略作阐述，由于它与虚词“所”关系不大，在本书的正文中将不再涉及。

“所”的表量用法最初用于表示跟处所相关的量，“多少所”即“多少处”：

（1）则刺其足心各三所，案之无出血，病旋已。（《史记·扁鹊仓公列传》）

（2）文帝元年四月，齐楚地山二十九所同日俱大发水，溃出。（《汉书·五行志下之上》）

“三所”即“三处”，“二十九所”即“二十九处”。这种“所”实际上仍可以看作名词。“所”由地点、位置的计量扩展到建筑物的计量，这跟“处所”义仍然有关，但作为量词的性质更为明显：

（3）有太一、仙人祠九所，及明堂，武帝所起。（《汉书·地理志》）

（4）离宫别馆，三十六所。（《后汉书·班固传·西都赋》）

当“所”又扩展到其他事物的计量，便是纯粹的量词了：

（5）岸上并有庙祠，祠前有石碑三所。（《水经注·河水四》）

（6）弟埋我，死将甘别，我卧处床西头函子中，有子书七卷、弹琴玉爪一枚、紫檀如意杖一所，与弟为信。（《敦煌变文集新书·搜神记》）

此外，以往所认为的“所”的假设连词（或谓“誓辞”）用法[①]，我们认为是“所”字结构的一种，本书正文中不再另作讨论。例如：

（7）所不此报，无能涉河。（《左传·宣公十七年》）

（8）所不与舅氏同心者，有如白水！（《左传·僖公二十四年》）

（9）己所能见夫人者，有如河！（《左传·昭公三十一年》）

例（7）“不此报”若单独来说，是陈述性质；现在和“所”构成“所”字结构，便变为指称性质，指称“不此报”这一假设的情况。这实际上是在“所”的帮助下转指条件。[②] 拿现代汉语的例子对照：“我明天去北

①《论语·雍也》：“子见南子，子路不说。夫子矢之，曰：‘予所否者，天厌之！天厌之！’”朱熹《论语集注》云：“矢，誓也。所，誓辞也，如云‘所不与崔、庆者’之类。”阎若璩《四书释地三续》“予所否者”条云：“《集注》：‘所，誓辞也。’……因思《僖二十三年》‘所不与舅氏同心者，有如白水’，《文十三年》‘所不归尔帑者，有如河’，《宣十七年》‘所不此报，无能涉河’……皆有所字，足征其确。但何以用所字，未解。曰：所，指物之辞，余欲易此注曰：所，指物之辞，凡誓辞皆有。”王引之《经传释词》卷九：“所，犹若也，或也。”杨树达（1984：344）将“所不与舅氏同心者”之类的“所”列入“假设连词”。周法高（1959：399—403）亦举“‘所’用于誓辞”之例，并且认为“在誓词中‘所’的作用和表假设的‘而’有相似之处”。

②许嘉璐（1988：197）也认为“所不此报”之类是“条件句”。

京”是陈述性的，“我明天去北京的话，就去拜访一下王老师”则是在“的话”的帮助下，“我明天去北京”这个主谓短语变为一个条件性质的指称性成分。例（8）、例（9）是“所”、“者”共同帮助VP转指条件，“所”、“者”合起来相当于一个“的话”。①

除了向“所”字结构演变之外，名词“所”还经历过另一条演变途径。当表示“处所”的“所”用在名词、代词之后，有时候“处所”义会发生虚化：

（10）若逐之，必出于南门，而适君所。（《左传·哀公二十五年》）

“适君所”即“到君的处所”，也就是“到君那儿”。在这种情况下，“所”已可看作有些虚化的方位词（参见董秀芳，1998b）。

（11）苟我寡君之命达于君所，虽陨于深渊，则天命也，非君与涉人之过也。（《左传·哀公十五年》）

（12）卫有士十人于吾所。吾乃且伐之，十人者其言不义也；而我伐

①王政白（1986：419）“所”下列“连词”一项，谓“表假设，犹‘若’，相当于‘如果’”，举例句二条，《礼记·哀公问》：“君所不为，百姓何从？”《韩非子·难一》：“所问高大，而对以卑狭，则明主弗受也。”表面上看，这两例中“所”确像假设连词：“国君如果不做，百姓跟从什么呢”；“如果问高大却用卑狭来作答”。实则不然。《礼记》一例补出上文是：“君之所为，百姓之所从也；君所不为，百姓何从？”显而易见，“君所不为”是与“君之所为”相对而言的，“君（之）所不为”是“君之所为”的否定形式，两者都是普通的“所”字结构。造成误解的关键大概在于对“百姓何从”的理解。实际上“何V”有两种结构方式，一种是宾语前置结构，一种是状中结构。如《论语·宪问》，“曰：‘夫子何为？’对曰：‘夫子欲寡其过而未能也。’”“何为”是“做什么”，“何”是前置宾语；《论语·为政》，“哀公问曰：‘何为则民服？’孔子对曰：‘举直错诸枉，则民服；举枉错诸直，则民不服。’”“何为”指“怎么做”，“何”是状语而非宾语。“君所不为，百姓何从”中“何”也是状语，“国君不做的（事），百姓怎么跟从呢”。再看《韩非子》之例，原文是：“雍季之对，不当文公之问。凡对问者，有因问小大缓急而对也。所问高大，而对以卑狭，则明主弗受也。”这里说的是雍季“答非所问”，文公问的是“高大”，而雍季以“卑狭”相对。“所问高大”实际上是个判断句式，等于“所问（者）为高大”或“所问（者），高大（也）”，“所问”仍是“所”字结构。

之，是我为不义也。（《吕氏春秋·期贤》）

（13）楚庄王之弟春申君有爱妾曰余，春申君之正妻子曰甲，余欲君之弃其妻也，因自伤其身以视君而泣，曰：“……与其死夫人所者，不若赐死君前。妾以赐死，若复幸于左右，愿君必察之，无为人笑。”（《韩非子·奸劫弑臣》）

以上三例中“君所”、“吾所”、“夫人所”之“所”的方位词特征更为明显（“寡君之命到达君那儿”；“卫国有十个士人在我这里”；“与其死在夫人面前”）。例（13）中“死夫人所”与“死君前”对举，颇能说明问题。

（14）士于君所言，大夫没矣，则称谥若字，名士。与大夫言，名士，字大夫。（《礼记·玉藻》）

（15）出则乘我以车，入则足我以养，众人广朝，而必加礼于吾所，是国士畜我也。（《吕氏春秋·不侵》）

以上两例中“所”则完全失去了处所义，亦无方位义。例（14）“于君所言”并非“在国君的处所说话”或“在国君那儿说话”，而是指“跟国君面对面说话”，即“对国君说话”。“于君所言”即“与君言”，可与例中“与大夫言”相对照。例（15）“加礼于吾所”即“加礼于吾”，“对我以礼相待”。梁晓虹（1994）、江蓝生（1999）、曹广顺（1999）、魏培泉（2004）等均指出“所”在中古时期曾有领格标记用法，如吴支谦译《撰集百缘经》：“谁能救济我所寿命，我当终身善好奉事。”西晋竺法护译《生经》：“此果我所，汝等勿取。”江蓝生（1999）认为“所”的领格标记用法即是经上述虚化途径演变而来。[①]“所”的这种虚化，跟“所”字结构这条主线没有多大关系，本书正文中将不再讨论。

①这些论著所举“所”表方位的例子最早都是西汉时期用例，似乎认为“所”的这一虚化是从汉代开始的；由我们所举例句来看，先秦时期已经出现虚化的迹象。

跟虚词"所"关系密切的其他虚词，最主要的有"者"和"之"，它们也是本书除"所"之外的重要研究对象。

上古末期，"所"进入被动句，形成"为N所V"被动句式。"所"转入被动句是虚词"所"由盛而衰的先兆；"所"活跃于被动句的时期也是虚词"所"退出历史舞台之前的一个重要阶段。因此"为N所V"式被动句是本书的一项重点研究内容，本书将以单独一章来展开讨论。

在研究方法上，本书注重这样几个方面：其一，从共时材料中甄别出历时层次，并尝试由共时材料来展开历时的研究；其二，以谨慎的态度对待异文等对比材料，坚持"对比的结果只作旁证"的原则；其三，区分清楚语法的三个平面，譬如句法层面的"词性"和语义、语用层面的"功能"不混为一谈。

（一）明确历时观念

中国传统的虚词研究，包括《马氏文通》这样真正的语法著作，在探讨古汉语虚词时，一个重大的缺陷是缺乏历时观念。1965年商务印书馆重印《词诠》，于文祖在重印说明中指出："自《助字辨略》以来，讲虚词的书，都把一个虚词的各种用法平排并列，对于某种用法最初出现和消亡的时代，以及某些虚词用法的地区特点，都毫无说明。"80年代末，张之强《文言虚词研究中的若干问题》认为"直到今天，这个问题基本上没有多大的改进"。目前的句法研究已很注重历时的考察，但在虚词研究中，历时考察的重要性和必要性似乎仍未得到足够的重视。

在很多情况下，共时平面的语言材料中有历时层积的现象。换言之，同一个历史时期的语言材料中，一部分是语言发展到该时期所产生的，另一部分则可能是语言发展过程中遗留下来的痕迹。它们虽然共现，本质上却并非同一个历史层面的东西。词义演变中就存在这一现象。某个词在某个时期甲、乙两个义项并行，甲、乙之间似乎是"兄弟"关系，而实际上它们是"父子"关系，即义项乙是从义项甲引申出来的。因此在本质上甲、乙两个义项是两个历史时期的产物，甲、乙并行是词义历时引申的共时呈现。在语法方面也存在同样的情况。无标记被动句是汉语最初的被动形式，后来发展出一系列有标记的被动式，但无标记的被动形式自始至终都占据着重要的地位，以“祖先”的身份跟先后出现的“子孙”们共现于各个历史时期。许多“子孙”或夭折或寿终正寝，这位“老祖宗”至今仍康健如昔。本书分析“所”字结构时即注重在共时材料中理出历时的层次。比如同一部《左传》中的材料，“文王之所辟风雨”的“所”指具体的空间场所、地方，“所辟风雨”便不是所谓的“所”字结构；“民所弃也”之“所”不再具有名词的词义，“所弃”便是“所”字结构。

对这种共时呈现的历时材料的处理，我们认为还有一点需要着重提出来。研究语言的发展演变自然要以语言材料所展示的语言事实为基本依据，比如词义演变中，我们说乙是甲的引申义，那么在理论上甲必定比乙早出现，如果有足够的历史文献，必定能在更早的文献中发现甲、在较晚的文献中发现乙。但我们也应该认识到，历史上留存下来的文献是有限的、不完整的、脱节的，尤其当我们的研究对象是早期汉语时，可利用的文献更是捉襟见肘。在缺乏历时材料支持的情况下，语言的演变研究就应该略做变通——可以就共时平面的材料来分析其历时演变。俞理明（2005）说：“语言有承袭性，某一语言成分在共时平面上的不同表现，是它以往发展变化的遗存。共时平面是历时变化造成的，蕴含着历时的因素，我们有可能通过共时的材料展开历时的探讨。”拿上面所举的甲、乙两个义项的例子来说，如果缺乏文献先后的证据，我们认为仍然可以尝试从理据上去分析两者之间的引申关系。倘若呆板地认为因文献不足之故而“不能征之”，那么许多词义演变关系就无法厘清——由于历史材料的有限，许多语言现象的源头在现存文献中已无迹可寻。比如“我”字的本义是一种兵器，但在现存文献中没有例证，这个本义是从“我”字的字形中推断出来的，这样的推断同样得到了认可。再比如“吾”字（石鼓文作“遌”），其本义是“驾驶马车行于道中”（同“御”字本义，“吾”、“御”是一对同源字），这在现存文献中也找不到例证，也是根据字形分析的结果（徐江胜，2006）。本书论述名词“所”向“所”字结构的演变时，将尝试“通过共时的材料展开历时的探讨”这一研究方法。

（二）比较研究为辅

不少学者在谈到研究古代汉语的方法时，常常批评把现代汉语的情况往古代汉语上“生搬硬套”的做法。这种批评自然有其道理。但我们认为，在批评一些具体做法的同时也应该注意到，汉语史的研究决不能仅仅局限于历史的领域而割裂了历史与现状（古代汉语与现代汉语）的联系。一方面，现代汉语由古代汉语发展而来，其根和本是延承不变的；另一方面，研究汉语史的一个重要目的正是为了更好地研究和了解现代汉语，现代汉语中许多语言现象只有通过历史的考察才能得到合理的解释。因此在汉语史研究过程中，时常注意与现代汉语的联系、参照和比较，是行之有效的研究方法，同时也是很有必要的研究工作。

现代汉语“的”字结构就是从古汉语“所”字结构、“者”字结构演变而来。朱德熙（1983）指出，“的”字结构中“的”的功能，在先秦汉语里是由“者”和“所”分担的，“大体说来，‘VP者’和‘所VP’的指称范围合起来与‘VP的’相当”。将古汉语“所”、“者”结构与现代汉语“的”字结构进行比较研究，才能发现两者之间的演变关系、两者用法的异同以及两者差异产生的原因，并由此追溯古汉语“所”、“者”结构的演变过程，以及更深入地认识现代汉语“的”字结构。

比较研究当然不只是古代汉语与现代汉语的比较，还可以是古代汉语与英语等其他语言的比较。我们认为至少有两条理由支持这种比较方法。第一，汉语（包括古汉语和现代汉语）的语法研究中使用的语法体系本就是借用了西方语法框架，这是毋庸讳言的。第二，跨语言的比较研究之所以能够进行，这种研究方法之所以有其价值，是因为人类的思维是相通的，进而表达思维的人类语言也是相通的，这也正是语言类型学得以建立的前提和基础。

当然，比较研究的方法，不论是古汉语与现代汉语的比较，还是古汉语与英语等其他语言的比较，都只宜作为辅助性的手段来使用。因为不同语言之间的差异是客观存在的，而且是极为显著的。语言类型学所得出的一些规律差不多都只是“倾向性规律”，几乎没有哪一条能放诸四海而皆准、能涵盖人类的一切语言。因此研究汉语史、研究古汉语，归根结底还是必须从古汉语自身出发，从语言内部去探寻其规律和各种制约因素。本书在运用比较研究方法时，始终贯彻“只作旁证”的原则。

异文、互文的比较同样只能作为旁证，而不能作为本证。同形式的结构可能表达不同的语法意义，反之，不同形式的结构也可能表达近似的语法意义。这个事实使得异文、互文不足以成为判断结构关系的依据。有些学者旗帜鲜明地提出，“同古汉语的训诂一样，古汉语的语法分析（实际是以训诂为基础的）同样可以采用‘互文见义’的论证方法”（刘百顺，1981）。这个观点在我们看来，正是古汉语语法研究深受传统训诂学负面影响的体现。用“互文见义”作为本证来判断结构关系，也是本书坚决摒弃的研究方法。譬如《韩非子·说难》“厚者为戮，薄者见疑”，由于“为戮”、“见疑”处在对文的位置上，不少语法论著便引用此例，以证明“为”、“见”都是被动助词。倘若这种做法可取，那么根据《韩非子·说林上》“乐羊以有功见疑，秦西巴以有罪益信”，我们难道也能得出结论说“益”和“见”一样，也是被动助词？

（三）区分三个平面

句法、语义、语用这三个平面，一方面要互相结合，一方面又要划清界限。尤其对于后者，我们在研究“所”的过程中有比较深刻的体会。用训诂代替语法分析，用异文、互文的比较作为语法分析的根本“论证方法”，这样的错误做法其实都是混淆了语法的三个平面。

比如以往曾认为“所”有“可”的用法，《晏子春秋·杂下十》“圣人非所与熙也”（“熙”通“戏”），张纯一校注引王引之《经传释词》

云:“言圣人不可与戏也。”实际上“所与熙”是普通的“所”字结构，是在结构助词“所”和介词“与”的帮助下,“熙”转指对象(“圣人非所与熙”:“圣人不是开玩笑的对象”)。将“所”解作“可”，在语义上说得通，但语义上的“通”并不等于句法上的“确”。

再如《左传·庄公十年》:“(曹刿)乃入见，问:‘何以战?’”《国语·鲁语》:“曹刿问所以战于庄公。”裴学海《古书虚字集释》卷九“所”字条据此认为“‘所’犹‘何’也”。这显然是把语用和句法相混淆了。“何以战”是对话中一方向另一方发问的疑问句(“凭什么战”),“问所以战于庄公”则是第三方(《国语》撰者)转述的陈述句(向庄公询问赖以发动战争的资本)。这一个疑问句、一个陈述句对事件的记载，效果无异，即语用相当，但语用相当并不等于句法相同。在句法上,“何以战”等于“以何战”,“所以战”却不等于“以所战”;“何以战”是独立成句的,“所以战”却只是一个指称性短语(作“问”的宾语)。

又如《韩诗外传》卷三:“《诗》曰:‘太山岩岩，鲁邦所瞻。’”《说苑·杂言》:“《诗》曰:‘太山岩岩，鲁侯是瞻。’”裴学海《古书虚字集释》卷九“所”字条据此又谓:“‘所’犹‘是’也。”实际上这两个互为异文的句子，尽管语用相当，句法却不同。“太山岩岩，鲁邦所瞻”是判断句(“岩岩之太山，是鲁邦之人仰望的”，正如“鱼，我所欲也”是“鱼，是我想要的”①);“太山岩岩，鲁侯是瞻”则是叙事句(代词“是”为前置宾语,“岩岩之太山，鲁侯瞻之”)。换言之,“太山岩岩，鲁邦所瞻”是描写性的(“鲁邦所瞻”是对“太山”进行说明);“太山岩岩，鲁侯是瞻”是陈述性的(“鲁侯是瞻”是接着“太山岩岩”的描写而陈述)。二者在语义层面上属于不同的句子类别，因此“所”和“是”并无对应关系。古人缺乏明确的语法观念，凡看到这种异文便断定“某犹某也”;在语法理论已普及的今天，这种错误做法自然应予以摒弃。

①上古汉语判断句句末往往有一个语气词“也”，但诗歌有音节上的限制，因此“鲁邦所瞻”这个判断句未加句末语气词“也”。

以上所谈的三个方面是互相关联的。比如说，我们并不反对用异文的比较来帮助说明某些问题，这种比较很多时候确实直观且有效，本书论述中也不对此刻意回避。但若忽视了三个平面的区分，仅以异文比较的结果作为判断的根本依据，便可能犯错。换句话说，异文的比较必须以三个平面的明确区分为前提。上面提到的“问所以战”、“问何以战”以及“鲁邦所瞻”、“鲁侯是瞻”的例子，即是在未注意区分句法、语义和语用平面的情况下轻率地运用了异文的比较。

异文的比较还必须建立在明确的历时观念的基础上。同一历史时期的异文或许能说明一些“同”的成分；不同历史时期的异文很多时候却只能说明语言的发展所造成的“异”，而不能证明二者之“同”。比如贾谊的《新书》和陆贾的《新语》是同时期的文献，《新书·过秦上》中有“身死人手，为天下笑”，《新语·怀虑》中有“身死于凡人之手，为天下所笑”，如果确定后者中“为天下所笑”是被动句式，那么通过它来帮助说明前者中“为天下笑”也应视作被动句式（而非指称式，“成为天下人的笑料”），这便是较为合理的。但若用《新语》的“为天下所笑”来证明《庄子·盗跖》“卒为天下笑”也必定是被动句式，那就危险得很。

第二章　兴起——从名词“所”到“所”字结构

提到“所”，我们自然会想到诸如“所见”、“所闻”之类的“所”字结构。关于“所”字结构中“所”的性质和功能，语法界一直争论不休，也是本书试图要解决的一个问题。解决这个问题的关键，我们认为并不是对众多例句进行归纳、总结从而得出一些“说得通”却往往“说不服”的结论，而是必须要先去追溯“所”字结构的来源。来源清楚了，其性质也就有迹可寻；形成过程明晰了，在这个过程中孕育而成的功能自然水落石出。因此本书首先要进行的是溯源的工作。

第一节　“所”字结构的源头 —— 名词“所”

“所”字结构来源于名词“所”，这差不多已是学界的共识。俞敏（1987：164）曾说，“‘所’是实词，就是地方”，“无所不知”本来的意思就是“没地方不懂”。名词“所”语法化变成虚词，“无所不知”中“所不知”便成为“所”字结构。“所”字结构的形成过程也就是名词“所”语法化的过程。

一、“所”的本义：天子之堂

东汉许慎《说文解字・斤部》：“所，伐木声也。从斤，户声。《诗》曰：伐木所所。”清段玉裁《说文解字注》：“‘伐木声’乃此字本义，用为‘处所’者，假借为‘处’字也。”“所”字为形声字，“伐木声”是其本义，“处所”是其假借义，这是到目前为止最具影响力的一说。不过已有一些学者对此持有异议，我们也认为此说不甚可信。

首先，许慎所说的“伐木声”仅有《诗经》“伐木所所”一个孤证，而且今本《诗经・小雅・伐木》中此处作“伐木许许”，并非“伐木所所”。[①]“许”、“所”二字古音相近（“许”上古属晓母鱼部，“所”属山母鱼部），常通用（如“许”、“所”都可表处所[②]，都可表约数[③]，都可作领格标记[④]，等等），因此我们怀疑许慎所见到的《诗》本中“伐木所所”之“所”是“许”字的假借。换言之，“所”是临时替“许”记音的[⑤]（实际上“伐木许许”之“许”也只是临时记音，“许”字本义也不可能是表示某种声音。特地造一个字来象声的可能性不大，需要象声时，一般都只需在已有的字中找一个音同或音近的来充当记音符号[⑥]）。

---

①“许许”又作“浒浒”。《颜氏家训·书证篇》“《诗》云：‘伐木浒浒。’”《后汉书·朱穆传论》“《诗》载‘燕朋’之谣”，唐李贤注：“《诗·小雅·伐木序》云：‘燕朋友故旧也。’其诗曰：‘伐木浒浒，酾酒有藇。’”

②《墨子・非乐上》：“吾将恶许用之？”“恶许”即“何许”、“何所”，“什么地方”。孙诒让《墨子间诂》：“毕云：‘恶许，犹言何许。’王引之云：‘言吾将何所用之也。’”

③《后汉书·冯鲂传》：“帝尝幸其府，留饮十许日。”《世说新语·规箴》：“自后宾客绝百所日。”

④吴支谦译《撰集百缘经》：“谁能救济我所寿命，我当终身善好奉事。”“我所寿命”，“我的寿命”。隋阇那掘多译《佛本行集经》：“若无因缘，自许眷属犹不亲近，况复他人！”“自许眷属”，“自己的眷属”。（例见江蓝生，1999。）

⑤“许许”作象声词除《诗经》“伐木许许”之外，再如宋代袁褧《枫窗小牍》卷上：“炊汁许许，代脂供饮。”清人林嗣环《口技》：“又夹百千求救声，曳屋许许声。”清魏源《天台纪游・龙湫水帘》诗：“但觉寒飕飕，竟忘轰许许。”

⑥需要记音时，也可以在已有的字中找一个音同或音近的作为声符，另加一个诸如“口”之类的形符，构成一个专门用于记音的形声字，如“嗒”、“呱”、“唧”之类。但这些象声词一般不会演变出实词用法。

其次，假借大都是由实而虚（如“我”字由记录一种兵器而假借来记录人称代词，“而”字由记录“胡须”而假借来记录连词，等等），而不大可能由虚到实。如果说“所”字最初记录的是意义较虚的象声词，后来假借来记录意义很实在的名词，这是很难想象的。若不说是文字上的假借，而说是语言层面上词义的引申，即“所”由一个象声词引申出“处所”义，那更是无法想象。

最后，说“所”假借为“处”，即“所”字代替“处”字来记录“处所”义，这在时代上存在疑难。倘若此说成立，则“处”必在“所”之前已有“处所”义。换言之，必然是“处所”这个意义先由“处”字记录，后改用“所”字记录。事实却与此相反。

众所周知，“处”的“处所”义由其动词义“居住”、“处于”引申而来；但这一引申却是较晚的事情。《尚书》、《周礼》未见“处”，《易经》、《诗经》、《仪礼》①、《论语》、《左传》、《老子》、《国语》等早期文献中“处”皆为动词，无一为“处所”义，各举一例如下：

（1）上九，既雨既处，尚德载。（《周易·小畜》）

（2）此邦之人，不可与处。言旋言归，复我诸父。（《诗经·小雅·黄鸟》）

（3）孝子某，孝显相，夙兴夜处，小心畏忌，不惰其身，不宁。（《仪礼·士虞礼》）

（4）不仁者，不可以久处约，不可以长处乐。（《论语·里仁》）

（5）楚公子元归自伐郑，而处王宫。（《左传·庄公三十年》）

（6）是以圣人处无为之事，行不言之教。（《老子》第二章）

（7）王处于郑三年。（《国语·周语上》）

①高小方（2005：70）：“此书的材料，来源甚古。对于此书的成书时代，学界的看法尚不一致。这里我们采用洪诚先生的看法，认为此书不会晚于春秋时代。”

春秋晚期及战国早期铭文中所见“处”也皆为动词义，例如：

（8）处墉之土。（《叔夷钟》，《殷周金文集成》01.285）

（9）不敢宁处。（《姧盗壶》，《殷周金文集成》15.9734）

“处”的“处所”义，《汉语大词典》首举《墨子》之例（《兼爱中》“注五湖之处”），我们考察的结果与此相符。

而“所”的“居所”、“处所”、“地方”、“位置”义早在《尚书》、《诗经》、《仪礼》、《论语》、《左传》、《老子》、《国语》等文献中就已使用，例如：

（10）其作大邑，其自时配皇天。……王敬作所，不可不敬德。……知今我初服，宅新邑，肆惟王其疾敬德。（《尚书·周书·召诰》）

（11）逝将去女，适彼乐土。乐土乐土，爰得我所。《诗经·魏风·硕鼠》

（12）宾与大夫坐，反奠于其所，兴。（《仪礼·乡射礼》）

（13）为政以德，譬如北辰，居其所而众星共之。（《论语·为政》）

（14）其友曰：“盍死之？”瞫曰：“吾未获死所。”（《左传·文公二年》）

（15）不失其所者久，死而不亡者寿。（《老子》第三十三章）

（16）午之少也，婉以从令，游有乡，处有所，好学而不戏。（《国语·晋语七》）

例（10）“作所”即例句中“作大邑”、“宅新邑”，“所”指“邑”，是居住之处。例（15）“失其所”，朱谦之《老子校释》云：“夫物各有所，‘飞龙乘云，腾蛇游雾，云罢雾霁，而龙蛇与螾蚁同矣’（《韩非子·

难势》引《慎子》），此言失其所也。”其他各例中“所”的“居所”、“处所”、“地方”、“位置”义更是显然。例（16）“处有所”正好说明“处”、“所”的分工情况。

在“处”自身的“处所”义尚未产生的时候，说“所”字假借了“处”的“处所”义，即“所”字代替“处”字来记录“处所”义，这显然不能成立。因此段玉裁之说恐非。那么“所”的“处所”义是如何而来的呢？有些观点认为“所”的本义即和“处所”有关，但对“所”字中“户”和“斤”的分析都不甚确当。①

“所”字甲骨文中未见，最早、最可靠的“所”字见于西周晚期铭文《敔簋》（见后文例（17）），若说“所”是西周所造之字，应无不妥。

从字形上看，“所”字从“户”从“斤”。“斤”为斧类。《说文》认为“斤，斫木斧也”，把“斤”当作斫木工具，因而将从“斤”的“所”字解作“伐木声”。其实“斤”最初并非工匠所用的普通工具，而是兵器。“兵”字从“廾”从“斤”，即会“双手持斤”之意。“斤”作为兵器，与“斧”略有不同，“斧之用为直劈，斤之用则为横断也”（周纬，1981：107）。“斤”转为工匠使用的工具，应是较晚的事情，根据《汉语大词典》，最早的较为可靠的例子见于《左传》（《左传·哀公二十五年》“皆执利兵，无者执斤”，杜预注“斤，工匠所执”），这已是春秋时代了，而“所”字的创造不会晚于西周晚期，造字时“斤”还不是用于“斫木”之类用途的工具，所以许慎的说法不甚可信。

由于作为斧类之一种的“斤”本是一种兵器，于是有些学者便认为“所”字中“斤”、“户”所会之意是“持斤护卫门户”。这个看法亦有不当。“斤”这种斧在商代是兵器，到春秋时期成了“斫木”之类用途的工匠

①黄岳洲（2005）：“‘所’字……笔者以为是从‘斤’从‘户’‘户’亦声，会意兼形声……语义是‘户’旁以‘斧伐木’。在‘住户’的旁边用斧头砍伐树木就有定所。”这是改“伐木声”为“伐木工人之家”了，殊为不当。欧阳超（1988）：“‘所’字本义，在古代是表示‘持斤护卫门户’，即‘拿起武器护卫首领或酋长居留的柴扉木房’义。”湛玉书（2004）也认为“所”字中“斤”取“持斤守卫”之义，“所”字本义指“有侍卫严加守护的所在”。“持斤守卫”说亦未明“所”字中“斤”的真正含义。

用具，但在这中间，即创造“所”字的西周时期，还有一种特殊的用途——“用作仪仗及斩杀有罪之器，所谓斧戉之诛是也”（周纬，1981：105）。“斤”用于仪仗和刑杀，是因为原为兵器的“斤”是一种“凶器”，到西周时期，虽已不再用于作战，[①]却仍有极强的示威作用。《尚书·周书·顾命》：“狄设黼扆缀衣。”孔传：“扆，屏风，画为斧文，置户牖间。”《仪礼·觐礼》：“天子设斧依于户牖之间，左右几。天子衮冕负斧依。”“斧依”同“黼扆”，绘有斧文的屏风。郑玄注曰：“有绣斧文，所以示威也。”《仪礼·觐礼》中所述是诸侯在天子之堂觐见天子的场景。古代“堂”后是“室”，堂、室有户牖相通，户偏东，牖偏西（参照下图所示格局）；天子之堂在北墙户牖之间的位置张设“斧依”，斧依上绘斧文以示威武（“所以示威也”），天子朝见诸侯时，背对斧依南向而立。

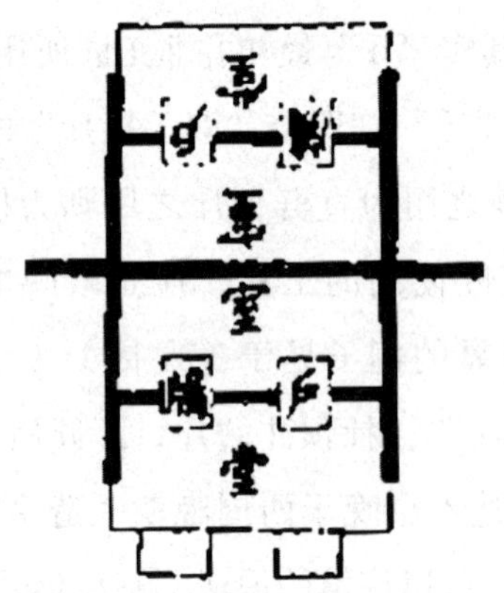

周代士大夫住宅图（据清人张惠言《仪礼图》，引自刘敦桢，1984：37）

我们推测，“所”字本义即是指设有“斧依”的天子之堂——“所”字中“户”即“设斧依于户牖之间”的“户”，“斤”则代表“户”旁“斧依”上的斧文。“所”字从“斤”从“户”，“户”亦声，是一个会意兼形声字。

“所”字在早期文献中多见于天子、帝王、公伯之“所”（例后表格

①周纬（1981：105）：“周武士之用斧，已不如商人之盛，迨至双锋剑出，与刀并用，用斧之风益衰。”

是几部早期文献中的频次数据），这也表明以"斤"示威的"所"最初非指一般处所。例如：

（17）啚于焚[荣]白[伯]之所。（《敔簋》,《殷周金文集成》08.4323）

（18）归献于灵公之所。（《庚壶》,《殷周金文集成》15.9733）

（19）献之于戴公之所。（《庚壶》,《殷周金文集成》15.9733）

（20）是辟于齐医[侯]之所。（《叔夷钟》,《殷周金文集成》01.285）

（21）又[有]敢[严]才[在]帝所。（《叔夷钟》,《殷周金文集成》01.285）

（22）又[有]共[恭]于公所。（《叔夷钟》,《殷周金文集成》01.285）

（23）又[有]共[恭]于箮武灵公之所。（《叔夷钟》,《殷周金文集成》01.276）

（24）王敬作所，不可不敬德。（《尚书·周书·召诰》）

（25）袒裼暴虎，献于公所。（《诗经·郑风·大叔于田》）

（26）公归无所，于女信处。（《诗经·豳风·九罭》）

（27）自天子所，谓我来矣！（《诗经·小雅·出车》）

（28）漆沮之从，天子之所。（《诗经·小雅·吉日》）

（29）各帅其属，而以时御叙于王所。（《周礼·天官冢宰·九嫔》）

（30）毋或若女不宁侯，不属于王所，故抗而射女。（《周礼·冬官考工记》）

（31）天子赐舍曰："伯父，女顺命于王所，赐伯父舍！"（《仪礼·觐礼》）

（32）公朝于王所。（《春秋经·僖公二十八年》）

（33）壬申，公朝于王所。（《春秋经·僖公二十八年》）

（34）郑公子忽在王所，故陈侯请妻之。（《左传·隐公七年》）

几部早期文献中名词“所”的频次表

频次　　文献 类别	殷周金文[①]	易经	尚书	诗经	周礼	春秋
名词“所”	12	0	1	9	2	2
其中用于天子、帝王、公伯之“所”	11	0	1	4	2	2

天子之“所”自然在京师，例（34）“郑公子忽在王所”，杨伯峻（1981：449）注云：“时公子忽为质于周，则在京师也。”例（32）所述是“春秋五霸”之一的晋文公在城濮之战中大败楚军之后，在郑国的践土大会诸侯，并召周襄王赴会，“公朝于王所”指晋文公在践土觐见周襄王。《谷梁传》解释“公朝于王所”说：“言所者，非其所也。”“非其所”意为“非正当之所”，[②]指践土并非京师，不是周王正常之“所”（不是周王正常朝见诸侯的地方），本不该称“王所”。此处称“王所”乃是“春秋笔法”，以讽晋文公以臣召君之事。

以上根据“所”字的字形，以及“所”字产生的时代（西周），分析出“所”字本义应为“天子之堂”。由此推测，“所”这个词的本义应该也是“天子之堂”（文字和语言是两回事，但文字是用来记录语言的，通过对字形的分析，可以推测这个字所记录的词的本义）。所谓“登堂入室”，“所”由“堂”而表“居室”、“居所”，这是很自然的引申（“所”字中“户”正是由堂入室之处）；由“居所”而表一般场所、处所，也是易于理解的词义扩展——“所”的“处所”义便是由此而来。

①殷商西周金文中名词“所”仅1见，即例（17）“荣伯之所”；其余11例均见于春秋战国金文。

②王力（2005：65-66）指出，指示代词“其”“具有特定的意义，古人用它来表示它后面的名词所代表的人物是‘适当’的”。王说甚是，“其”确实常用来表示“正当的”、“正常的”、“本分的”、“本该如此的”，如《论语·为政》：“非其鬼而祭之，谄也。”“非其鬼”意为“不是那（适当的）鬼”，也就是“不是他该祭的鬼”。

二、“所”的抽象引申义：地方、方面；职位、地位；处境、状况、情况、形势；立场、态度

表示空间场所的意义很容易引申出抽象的“地方、方面”义。如现代汉语中“地方”一词本指具体的空间场所，在此基础上引申出抽象的“方面”义，如“这就是你聪明的地方”。古汉语的“所”也有这样的引申，如：

（35）民夺之则怒，予之则喜，民情固然。先王知其然，故见予之所，不见夺之理。（《管子·国蓄》）

“见予之所”：“展现出给予的一面（方面）。”意思是说先王深明老百姓“夺之则怒、予之则喜”的心理，便总是把给予的方面表现出来让老百姓看到，而把夺取的本质掩藏起来不让他们看到（“不见夺之理”）。

西方有些语言学家曾认为古汉语的“所”不能表示抽象的“地方”，周法高（1959：370）指出这是因为他们“不精中文，只根据汉英字典等，所以发生误会了”。

“所”由“地方、位置”义引申出抽象的“职位”、“地位”义，例如：

（36）为人子者，患不孝，不患无所。（《左传·襄公二十三年》）

（37）吏以昭侯为明察，皆悚惧其所而不敢为非。（《韩非子·内储说上》）

（38）孺子秩固其所也。若羁立，则季氏信有力于臧氏矣。（《左传·襄公二十三年》）

（39）在位数世，世守其业，而忘其所，侨焉得耻之？（《左传·昭公十六年》）

例（36）中“患不孝，不患无所”，指作为人子，应该忧心的是不孝，而不是没有官位。例（37）“悚惧其所而不敢为非”指官吏们在其

职位上都惶恐谨慎，不敢为非作歹。例（38）“孺子秩固其所”指孺子秩这个人本来就具有继承人的地位。例（39）“忘其所”指忘了他自己所处的地位。

“所”由“场所”义又虚化而表示抽象的“处境、状况、情况、形势”：

（40）为国君，难将及身，不恤其所。（《左传·昭公五年》）

（41）此事克则为卿，不克则烹，固其所也，何害？（《左传·哀公十六年》）

例（40）“不恤其所”指“不忧虑其危难的处境、状况”。[①] 例（41）中“所”亦指“情况、形势”，意思是：“这件事成功了就能做卿，不成功就要被烹杀，形势本就如此，又有何妨呢？”这种虚化同“处境”一词相仿，“处境”本指所处的空间场所，但虚化后指所处的境况、状况。

“所”由具体的“场所”、“位置”义又引申出抽象的“立场、态度”义，这也是很容易理解的由实而虚的词义演变：

（42）人谓子产：“就直助强！”子产曰：“岂为我徒？国之祸难，谁知所敝？或主强直，难乃不生。姑成吾所。”（《左传·襄公三十年》）

（43）戴仁而行，抱义而处，虽有暴政，不更其所。其自立有如此者。（《礼记·儒行》）

（44）彼正身之士，舍贵而为贱，舍富而为贫，舍佚而为劳，颜色黎黑而不失其所。（《荀子·尧问》）

①杨伯峻（1981：1266）云：“不以其地位可危为忧。”杨注以“地位”释“所”，略得其义，但仍未精到。此例是晋国大夫女叔齐批评鲁侯不懂真正的“礼”——真正的“礼”是用来“守其国”的，而非一些细小的仪式，而鲁侯作为一国之君，“难将及身，不恤其所”（危难都要到达自己的身上了，还不知道忧虑这危险的形势），却“屑屑焉习仪以亟”。国君该忧虑的不应是自己的地位，而是整个邦国的形势，因此例中“其”不宜看作表领格的人称代词，而是指示代词（“其所”不是指“他的地位”，而是指“这样的形势”）。

例（42）“姑成吾所”指“姑且成全（保持）我原来的立场（态度）”，是说子产不愿改变立场而去“就直助强”。例（43）“不更其所”也是指“不改变其坚守仁义的立场”。例（44）“不失其所”亦指“虽然劳苦到面色黎黑，仍不放弃他‘正身’的立场、态度”。

“所”由较实的“地方、位置”义向较虚的“职位、地位”、“处境、状况、情况、形势”、“立场、态度”等意义的引申，是很正常的词义演变方向，英语中place和position两词的引申情况与此类似。

place可以表示实在的“地方”或“居所”，并且也引申出抽象的“职位”、“地位”等意义：

（45）It's the place we visited last year.
这是我们去年到过的地方。

（46）Come round to my place this evening.
今晚请到我住的地方来。

（47）She found a place as a cashier.
她得到一个出纳员的职位。

（48）He has a high place in the history of American literature.
他在美国文学史上占有重要地位。

英语中position一词本来也是表示具体的空间位置，在此基础上引申出抽象的“职位”、“地位”等意义，而且和古汉语“所”一样，还引申出了“处境、状况、情况、形势”、“立场、态度”等意义：

（49）The bed used to be in this position.
床原来是放在这个位置的。

（50）He's got a good position.
他得到一个很好的职位。

（51）He is a man of position.

他是一个有地位（身份）的人。

（52）What’s your position on this problem?

你对这个问题持什么立场（态度）？

（53）The position is very critical.

形势（状况、情况）相当危急。

通过跨语言的比较，我们可以更为清晰地认识和理解名词“所”这一系列由实而虚的词义引申方向。

三、传统训诂和《汉语大词典》对“所”的随文释义

“所”由具体的“场所、位置”等义引申出的这一系列抽象意义，其引申的途径都有理可据。然而在传统的训诂中，由于缺乏科学的词义演变观念，常常随文发挥，对一个词所做的解释往往是随意“引申”，只看它翻译起来是否通顺，而不顾词义是否有其可溯的来源。

如前文例（43）的“不更其所”，孔颖达正义谓“不改其志操”。将“所”释为“志操”，可勉强认为是一种意译。但若据此而认为“所”具有“志操”义，甚至在辞书中将其立为义项，那便殊不可取了。传统训诂中类似“志操”这样的随文释义俯拾皆是，下面举几个例子以揭示之。

（54）惠帝怪相国不治事，以为“岂少朕与”？乃谓窋曰：“女归，试私从容问乃父，曰：‘高帝新弃群臣，帝富于春秋，君为相国，日饮，无所请事，何以忧天下？’然无言吾告女也。”窋既洗沐归，间侍，自从其所谏参。（《汉书·曹参传》）

此例中“自从其所”，唐代颜师古注曰“犹言自出其意也”。将“所”解作“意”，虽能通顺，却无根据。例中“窋”指曹窋，是相国曹

参的儿子。曹相国不大过问政事，汉惠帝便指使曹窋私下里去向他父亲进谏，并教给他所谏之言，最后叮嘱曹窋说，“不要让你父亲知道这些话是我说的”，曹窋便找了个机会“自从其所谏参”。“自从其所谏参”是指曹窋从自己的立场、角度出发，来向其父曹参谏言（换个立场来表达汉惠帝的话，以使其父看不出这些话是惠帝所说）。可见“自从其所”并非如颜师古所说的“自出其意”，“所”不可能引申出“意”这个意思来，此处“所”是“立场、角度”的意思，如前所述，“所”的“立场、角度”义是由“场所、位置”义引申出来的。

杨树达《古书疑义举例续补》卷二也立有“‘所’作‘意’用例”一条，杨氏曰：“凡云‘从其所’者，皆谓‘由其意’也。‘从’者，‘由’也。‘所’者，‘意’也。”杨氏所举例子如《汉书·疏广传》：“广子孙窃谓其昆弟老人广所爱信者曰：‘……宜从丈人所，劝说君买田宅。’”这里“从丈人所”也非“由丈人之意”，而是从丈人的立场、角度出发，去劝说对方购买田宅。

（55）今之君子，好实无厌，淫德不倦，荒怠傲慢，固民是尽，午其众以伐有道，求得当欲，不以其所。（《礼记·哀公问》）

此例中“不以其所”，郑玄注曰：“所，犹道也。”将“所”解为“道”，显然是受了《论语》“不以其道”的影响，《论语·里仁》云：“富与贵，是人之所欲也，不以其道，得之不处也。”其实《礼记》中的“不以其所”和《论语》中的“不以其道”根本不是一回事，“所”对应成“道”，没有意义来源。《礼记》中这个“不以其所”之“所”指的是“情况”、“形势”，是与例中“求得当欲”之“欲”相对而言的，“欲”指主观愿望，“所”指客观形势，“当欲”指称心，“不以其所”指不顾客观形势。例中意思是说“今之君子”的所作所为只求自己称心，而不考虑国家和人民的实际状况、客观形势是否允许。

（56）不庶几，不要幸，先其难乎而后幸，得之时其所也，失之非其罪也，可谓保其身矣。（《晏子春秋·问下》）

此例中“得之时其所”（“时”通“是”），张纯一《晏子春秋校注》云：“所，犹宜也。”不论从哪条途径来追溯，“所”都不可能引申出“适宜”的意义来。其实这个“所”仍是指“情况”、“状况”，“得之时其所”意思是“得到它，那是正常情况”。

再如《国语·晋语四》：“（重耳）成而隽才，离违而得所，久约而无衅。”仅从文意上解释，“得所”自然也可以说成“得宜、得体”（公子重耳虽然离国逃亡却举止得体没有过错）。但从词义演变来看，“所”是无法演变出“宜”义的。此处“所”仍与其固有的“位置”、“地位”以及“状况”义有关，“得所”实际上是指公子重耳不失其应处的位置，保持其正常的状况，即举止行为符合其身份地位。又如《论语·子罕》：“吾自卫反鲁，然后乐正，雅、颂各得其所。”“各得其所”即“各得其位”，指各自回复到其本来的地方、位置，也就是各自恢复其原来的状态、状况。

“得所”、“失所”、“得其所”、“失其所”是古汉语中常见的说法，其中的“所”原本都不是“宜”的意思，而是和“所”固有的“位置”等义有关。

（57）其欲蚤处家者，有所二十年处家；其欲晚处家者，有所四十年处家。（《墨子·节用上》）

此例中“有所”，王念孙《读书杂志·墨子二》云：“所，犹时也。”将“有所”解作“有时”，翻译起来似乎通顺，但通顺不等于正确，因为“所”并没有“时”这个义项。此处“所”仍是其固有的“情况”义，“有所”是指“有些情况”。再如《左传·昭公七年》：“从政有所反之，以取媚也。”若将“有所反之”解作“有时候反其道而行之”，也能通顺，但也非其原意，“有所”的原意是指“在有些情况下”。

《汉语大词典》的许多义项源自传统的训诂资料。传统训诂缺乏科学的词义演变观念，更没有语法意识，很多释义都是随文发挥，只求语意上的通顺，而不顾这个意思对于这个词来说是否有其可溯的来源，更谈不上考虑是否符合古人的语法。传统训诂中这些不当的随文释义被《汉语大词典》所承袭，导致《汉语大词典》的不少义项都很不当。下面以“所”为例略作说明。

《汉语大词典》“所”下立有义项“道理；方法”，所举例证仅两条。其一即前文例（55）“求得当欲，不以其所”，引用郑玄的注解为证。这个例子前文已有分析，郑玄说“所”犹“道”，这个“道”是“有道”、“无道”之“道”，并非“道理”，更非“方法”。因此，即便郑玄的注解不算错，这条例证也不当。第二条例证是唐代韩愈的《元和圣德诗》：“生知法式，动得理所。”作为唐代古文运动的领袖，韩愈极好仿古，“非三代两汉之文不敢观”（《答李翊书》），为文“师古圣贤人”（《答刘正夫书》）。韩愈虽好仿古，但正如许嘉璐（1998）所说，“精于古之文，未精于古之语言规律”，所以在其文字中常常出现不符合正统文言的“不通”之处。“动得理所”之“所”使用得有些莫名其妙。即便认可韩愈在这里将“所”当作“道理”来使用，《汉语大词典》为“所”所立的义项“道理；方法”也只有这一条不甚可靠的孤证。

《汉语大词典》“所”下又立有“宜；适宜”义项，所举例证第一条即前文例（56）已分析过的“得之时其所”，引张纯一《晏子春秋校注》为证：“所，犹宜也。”此外还有“得其所”、“失所”、“过所”各一例。前文已说过，“得所、失所、得其所、失其所”之“所”都跟“所”的“位置”义有关，“得所”是处在应在的位置上，“失所”是偏离了应在的位置。《汉语大词典》所举《晋书·谢玄传》中的例子“处分失所”，是指对事情的处置偏离了一定的位置，也就是失去了尺度；《后汉书·光武帝纪》中的例子“疲费过所”，是指铺张浪费超过了常人所能认可的衡量线。

《汉语大词典》“所”下又立有义项“时”，所举例证有二。其一即前文例（57）的“有所”，引王念孙《读书杂志·墨子二》为证：“所，犹时也。”其二是《聊斋志异·连琐》：“方危急所，遥见一人，腰矢野射。”认为“危急所”即“危急时”，显然是据文意而臆断，是典型的随文释义。前文已说过，“所”并无“时”义，“危急所”其实是指“危急的处境、形势、情况”，“处境、形势、情况”是“所”固有的义项。

《汉语大词典》“所”下又立有义项“意”，“谓流露的情态”，举有二例。其一是《汉书·董贤传》：“上有酒所，从容视贤笑，曰：‘吾欲法尧禅舜，何如？’”引清末学者王先谦的注解为证：“酒所，犹酒意。”将“酒所”解为“酒意”，显然是随文而臆测出来的一个意思，根本不顾“所”为何能表示“意态”，不考虑其引申的途径如何、理据何在。唐代颜师古注云：“言酒在体中。”这是将“所”当作普通的“处所”义理解的，较为可取。第二条例子是《汉书·周亚夫传》：“顷之，上居禁中，召亚夫赐食。独置大胾，无切肉，又不置箸。亚夫心不平，顾谓尚席取箸。上视而笑曰：‘此非不足君所乎？’”引杨树达注解为证：“所者，意也；不足君所者，于君意有不足者也。”此处“所”也非“意”义，而是指“席位”。汉景帝认为周亚夫有不臣之心，故设宴以试之，在周亚夫的席位上放了一大块未切过的肉，却不给他准备筷子，周亚夫心里不痛快，找主席者要筷子，景帝说：“已经给了你这么大一块肉，你席位上的东西难道还不够吗？”言外之意是：“你如今所得到的一切难道还不够多吗？”

再举一处涉及语法的情况。《汉语大词典》“所”下立有义项“可，可以”，这个义项不能成立。《汉语大词典》所举例句有三，都有问题。其一是《晏子春秋·杂下十》：“圣人非所与熙也。”引王引之《经传释词》为证：“言圣人不可与戏也。”用王引之注解中的“可”来对应原文中的“所”，显然是错误的做法，因为原文中的“非”并不等于王引之注解中的“不”，否定副词“非”和“不”的用法有很大差异：“非”后面通常跟名词性成分，“不”后面通常跟谓词性成分。王引之的注解其实是意译，而非直译。这句话中的“所”是和“与熙”构成普通的“所”字结构，“所与熙”转指“与之相戏的人”。其二是《文子·道德》：“老子曰：民有道，所同行；有法，所同守。”这两个“所”同样是与后面的“同行”、“同守”结合为“所”字结构，意思是：民有道，（此道为）同行之道；

民有法，（此法为）共守之法。其三是《史记·淮阴侯列传》：“必欲争天下，非信无所与计事者。”“所与计事者”显然是一个“所VP者”短语，转指“与之谋事的人”，例中意思是：除了韩信，没有与之谋事之人。“无所与计事者”（没有与之谋事之人）和“无可与计事者”（没有可与之谋事之人）虽然在意义上相通，句法上却差异很大，“所”绝不等于“可”。

通过以上的例子可以看到，《汉语大词典》采用了很多古人的注解，并直接将这些注解立为词的义项。而实际上古人的很多注解都是随文释义，或者说望文生义。王力（1984：184）曾说：“什么叫作‘望文生义’？就是看到一句话，其中的某个字用这个意思解释它，好像讲得通，以为就对了。其实这个意思并不是那个字所固有的意思……‘通’不等于‘对’，不等于‘正确’。”《汉语大词典》中不少义项都“不是那个字所固有的意思”，都是古人的随文注解中出现的意思，都属于“通”而不“对”的情况。

传统训诂中的释义必须置于科学的词义演变链条中加以验证，如果某一释义找不到清晰可靠的引申途径和意义来源，那这样的释义很可能就有问题。这样的释义，某些时候是可以将它当作翻译中的意译来看待的，但决不可在辞书中将它作为一个义项来对待。我们理出“所”的这一系列引申义，目的除了溯源之外，也在于用现代词汇学的观念来澄清和纠正传统训诂方法中不科学的成分。同时，也想借此提醒古汉语领域的研究者们，在观念上必须彻底摆脱传统训诂学的负面影响。

第二节 “所”的语法化——“所”字结构的形成

关于“所”的语法化，周法高和俞敏曾有简略的讨论。俞敏（1987：164）认为：“‘所’是实词，就是地方。它开始虚化是因为人们给句子分段的理解有差错。”他用一个例子作了简略的说明：

第一阶段：无 所 不知 ＝没 地方 不懂

第二阶段：无 所不知 ＝没 不懂的地方

“第二个阶段分段法改了，造成一个后果：‘所’字的修饰语在后头，像原始汉语柔软的桑树叫‘桑柔’，又像藏文中好人叫mi（民）bzan（臧）po。没不懂的地方引申成没不懂的事情，‘所’就虚化成虚位代词了。”周法高（1959：371）叙述“‘所’字怎样由‘处所’之类的名词变成代词性助词的用法”时，也提到“有所VP”、“无所VP”这一语境。他说：

> 在某些例子中，“所”字具有两种解释皆可通的较含混的含义。如：
> 此有所避逃之者也，相儆戒犹若此其厚。况无所避逃之者，相儆戒岂不愈厚然后可哉？（《墨子·天志上》）
> 罪无所归，将加而师。（《左传·宣十三》）参《宣十二》：“今罪无所，而民皆尽忠，以死君命。”
> 坏宫室以为污池，民无所安息。（《孟子·滕文公下》）
> 以上为“所”在“有”“无”后可训“处所”之例……但是同时也都可作代词性助词看待。我们由这些两可的例子可以看出“所”由“处所”转为代词性助词的痕迹了。

尽管俞敏和周法高的论述都颇为简略，却极具启发性：第一，“所”字结构很可能就是在“有所VP”、“无所VP”这样的语境中孕育而成的。第二，“所”字结构形成之前的过渡阶段，“所VP”当是一个前正后偏的偏正结构（“所VP”表示“VP之所”），其中“所”是一个实词；“所”字结构形成之后，其中的“所”才成为虚词。

周法高所说的“两种解释皆可通”的“两可的例子”，就是语法化中所谓的“过渡期”现象。语法化的“过渡期”是历时演变的共时呈现，这种共时呈现有时候是长期的、持续的。换言之，语法化完成之前的语法形式作为“痕迹”，在语法化完成之后仍有可能长期存在下去。这个认识是下文我们讨论“所”的语法化过程的一个基础——由较晚文献中存留的“痕迹”可以推测语法化之前的语法形式，也就是俞理明（2005）所说的“通过共时的材料展开历时的探讨”。

一、准“所”字结构："无所逃命"之"所逃命"

“所”字结构在《尚书》、《易经》、《诗经》等文献中已见使用。如本书绪论部分所说，在传世文献中，“所”字结构与名词“所”看起来差不多是同时出现的。这就使得想要探索名词“所”向“所”字结构演变的路径，只能根据共时材料来推测。在《易经》、《诗经》及之后的文献中，“有所VP”、“无所VP”是频繁出现的格式，我们可以尝试从中推测“所”字结构的形成过程。①

（1）无所往，其来复吉。（《周易·解》）

（2）胡转予于恤？靡所止居。（《诗经·小雅·祈父》）

（3）自西徂东，靡所定处。（《诗经·大雅·桑柔》）

（4）朋友死，无所归。（《论语·乡党》）

（5）刑罚不中，则民无所错手足。（《论语·子路》）

（6）君若不还，无所逃命。（《左传·僖公十五年》）

（7）晏平仲端委立于虎门之外，四族召之，无所往。（《左传·昭公十年》）

（8）故利之所在，虽千仞之山，无所不上。（《管子·禁藏》）

① “有所VP”、“无所VP”的结构方式相同，如《荀子·子道》：“吾以夫子为无所不知，夫子徒有所不知。”为了讨论方便，我们只举“无所VP”的例子。

在这些“无所VP”例句中，“所”都是“场所、地方”义的名词。“无所往”是“没地方（可）去”，“靡所止居”是“没地方居住”，[①]“无所逃命”是“没地方逃命”。

这种“无所VP”属于古汉语常见的“无NP＋VP”结构（NP由名词“所”充当）：

（9）惟德动天，无远弗届。（《尚书·虞书·大禹谟》）

（10）无草不死，无木不萎。（《诗经·小雅·谷风》）

（11）今纵无法以遗后嗣，而又收其良以死，难以在上矣。（《左传·文公六年》）

（12）故苟得其养，无物不长；苟失其养，无物不消。（《孟子·告子上》）

（13）无宅容身，身死田夺。（《韩非子·诡使》）

“无所逃命”在形式上和“无宅容身”完全一致，名词“所”（表“处所”）的句法地位和名词“宅”的句法地位相当。

这种“无NP＋VP”结构，在句法层面可以看作连动式。但在语义层面，VP则是用来对NP进行补充说明的。“无宅容身”这个连动式中，后项“容身”对前项中的宾语“宅”从用途上予以说明（“无宅容身”意义等于“无容身之宅”）。“无所逃命”中，后项“逃命”对前项中的“所”予以说明（“无所逃命”意义等于“无逃命之所”）。正如现代汉语连动式“没机会出国”，“出国”也是用来补充说明“机会”的（“没机会出国”意义上等于“没出国的机会”）。

由于连动式“无所逃命”具有这样一种语义特点（后项在意义上是对前项中的一个成分进行补充说明，具有修饰语性质），便使得句法上的重新分析可能发生（语义层面的因素往往会引起句法层面的变化）。所谓重

① 《诗经》中“无所VP”皆作“靡所VP”，“靡”用同“无”。

新分析，即是人们对一个语言结构的重新理解。“无所逃命”本来是“无所/逃命”，它可能被重新理解为“无/所逃命”。“所”本来是和“无”结合的（作“无”的宾语），重新分析后，“所”和“逃命”结合了（“所逃命”即“逃命之所”）。重新分析的机制是：“逃命”本来就是针对名词“所”进行说明的，即在语义层面上，“所”本来就和“逃命”关系密切；语义上的密切要求得到句法上的体现，即将语义上的联系实现为句法上的结合。重新分析前，句法关系和语义关系不一致（句法上“所”结合的是“无”，语义上“所”结合的是“逃命”）；重新分析后，句法关系和语义关系一致了（句法上和语义上“所”都是和“逃命”结合）。[①]

“无所/逃命”本来是连动结构，重新分析后，“无/所逃命”中“所逃命”成为一个前正后偏的偏正短语，即“逃命”成为“所”的后置定语。

英语中There's no NP to VP这一表达形式与此类似，可以提供参照：

（14）There's　no　place　to　go.
　　　无　　　　所　　（以）往。

其中there's no place（相当于“无所”）是句子的主干成分，to go是附加成分，to go在英语语法中叫作“宾语补足语”，其实正是后置定语的性质。介词to相当于例（11）“无法以遗后嗣”中的介词“以”。[②]英语中这个to是必需的，古汉语这一结构中的“以”则可有可无（“无宅容身”等于“无宅以容身”，“无所逃命”等于“无所以逃命”，“无所往”等于“无所

①之所以重新分析会发生在“无所逃命”中，而不大可能发生在“无宅容身”这类“无NP＋VP”中，是因为相较于“宅”等名词，表示处所的“所”词义上不够实在。反映到语音形式上，“宅”的语音是正常的轻重，“所”则有语音轻化的可能。就是说，在“无/所逃命”中，“所”应当是个轻音（现代汉语中表处所的“地方”一词，在语流中也常常是语音轻化的，如“这是我过去工作过的地方”，其中“地方”这两个音节差不多都成了轻音）。

②“以”不是所谓的“目的连词”，而是介词，是将定语“遗后嗣”介绍给名词“法”。借用王力（1999：461）对“之”的说法：“介词‘之’字的用法是放在定语和名词之间，把定语介绍给名词。”

以往”）。①

这种名词“所”加后置定语VP而构成的“所·VP”（“所逃命”），我们称为准“所”字结构：

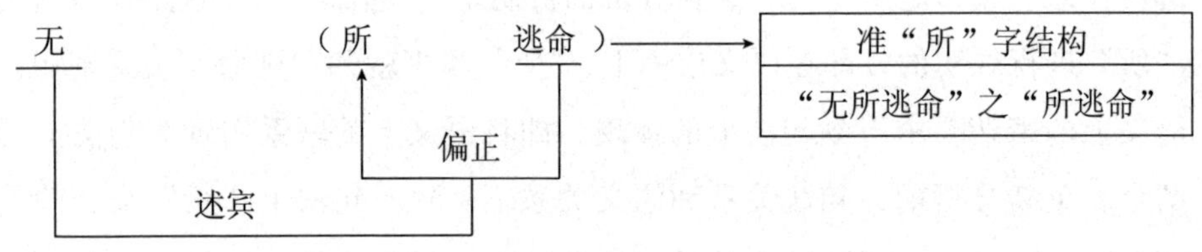

“无所VP”中的准“所”字结构

当准“所”字结构“所·VP”（名词＋修饰语）逐渐成为一种固定形式，便可以脱离原来的“有”、“无”句语境而单独使用。例如：

（15）蔽芾甘棠，勿剪勿败，召伯所憩。（《诗经·召南·甘棠》）

（16）予室翘翘，风雨所漂摇。（《诗经·豳风·鸱鸮》）

（17）夙兴夜寐，毋忝尔所生。（《诗经·小雅·小宛》）

（18）其北陵，文王之所辟风雨也。（《左传·僖公三十二年》）

（19）郑不堪命，故以纪、鲁及齐与宋、卫、燕战。不书所战，后也。（《左传·襄公十四年》）

（20）赐我南鄙之田，狐狸所居，豺狼所嗥。（《左传·襄公十四年》）

（21）晋人使司马斥山泽之险，虽所不至，必旆而疏陈之。（《左传·襄公十八年》）

（22）冀之北土，马之所生，无兴国焉。（《左传·昭公四年》）

① 《墨子·天志上》：“况无所避逃之者，相儆戒岂不愈厚然后可哉？”《墨子·天志下》：“得罪于天，将无所以避逃之者矣。”“无所避逃之”中，述宾短语“避逃之”是名词“所”的定语；“无所以避逃之”中，介词短语“以避逃之”仍是名词“所”的定语。

（23）郑人相惊以伯有，曰：“伯有至矣！”则皆走，不知所往。（《左传·昭公七年》）

（24）寡君越在草莽，未获所伏，下臣何敢即安？（《左传·定公四年》）

这些例句中“所”也都是名词，表示“地方、场所”。“所憩”即“休息的地方”，“所战”指“战争的地点”……“所伏”指“安身之处”，它们都是准“所”字结构，而非成熟的“所”字结构。

准“所”字结构“所·VP”中修饰语VP在名词“所”后；相应的，也有修饰语VP在名词“所”之前的“VP所”的例子，如：

（25）会所，信之始也。（《左传·成公十二年》）

（26）曹太子其有忧乎！非叹所也。（《左传·桓公九年》）

（27）吾未获死所。（《左传·文公二年》）

“会所”（会盟的地点）、“叹所”、“死所”都是定中短语。若用准“所”字结构来表示，便是“所会”、“所叹”、“所死”。

例（17）的“所生”曾引起不少争论。在以往的看法中，“所V”一般指V的对象（受事），如“所见”指见到的东西。但此例“所生”却并非指“生”的对象，而是指“生母”。于是有些学者便据此认为“所V”可以指施事；有些学者则认为这个“所生”省略了介词，相当于“所从生”。其实这些争论毫无意义，因为这个“所生”不是真正的“所”字结构，而是我们所定义的准“所”字结构。“所生”即“生所”，指“出生之处”，人的出生之处是母体，这便自然可以指代生母了。①

①认为“所生”指施事，这是将“生”当作及物动词“生育”了。“生”本可作不及物动词用，表“出生”，如《孟子·离娄下》：“舜生于诸冯，迁于负夏，卒于鸣条。”后文将谈到，及物动词和不及物动词界线的模糊常常导致准“所”字结构和“所”字结构的混淆。

例（22）“马之所生”同样是“马出生之处”（即产马的地方）。有些学者也误以为是省略了介词，“可理解为‘马之所于生’”（王克仲，1980）。“省略介词”说颠倒了语言发展的历史。王力（1999：369）曾指出，“所+不及物动词或动宾词组”“也是上古汉语‘所’字的基本用法”，“后来介词的运用日益普遍，出现了‘所从……’‘所以……’‘所为……’‘所与……’等等”。就是说，“所于生”的形式比“所生”的形式要晚出，因此早期的“所生”这样的形式不可看作“所于生”省略了介词“于”。

在以往的研究中，一般认为“标准”的“所”字结构是“所+及物动词”，且该及物动词不带宾语，[①]而“所”字结构的所指即是这个“潜宾语”。[②]碰到“马之所生”这样的“所+不及物动词”以及“文王之所辟风雨”这样的“所+动宾词组”，往往就有些不知所措。于是出现了补介词的做法，按照研究者的主观意愿把它们“纠正”成“标准”的“所”字结构，以便于解释。[③]殊不知这些恰是“所”字结构在其发展过程中所经历的准“所”字结构阶段的实例。补介词的做法实质上是把“所+动”形式一律看作了同一共时平面、同一性质的结构。通过以上论述可以看到，这种缺乏历史发展观念的研究方法是行不通的。共时材料如果不理清其中的历时层积，必然会引发这样那样的问题和争议。

①王力（1944/1984：191）：“‘所’字以附加于及物动词为常。甚至普通的不及物动词，加上了‘所’字，也就有了及物的性质，如‘所败’，‘所去’等。”王力（2004：490）：“先秦的‘所’字……它所接触的一般是外动词，外动词后面往往不再带宾语。”

②朱德熙（1978）提出“潜宾语”概念：“在‘我写的文章’里，间接成分‘写’和‘文章’之间蕴藏着述语和宾语的关系（写文章），我们说‘文章’是‘写’的潜宾语。”朱德熙（1983）指出“所”的语法功能是“提取宾语”，即提取“所”后及物动词的潜宾语。许嘉璐（1992：196）说，“‘所’指代的事物是相应的述宾结构的宾语所标志的事物”，如“所言←言此事”，“‘所’正是指代‘此事’的”。

③补上介词，“潜宾语”便变成介词的潜宾语。如“文王之所辟风雨”补成“文王之所以辟风雨”，按照“代词说”，“所”就是介词“以”的宾语；按照“提宾说”，“所”提取的就是介词“以”的宾语。一补上介词，便都能自圆其说了。却未考虑若从语言发展的历史事实出发，这个介词究竟是不是“省略”，究竟能不能补。事实上在古汉语语法研究中，凡涉及“省略”，都应当谨慎对待，后文还会谈到这个问题。

对于“召伯所憩”、“马之所生”这样的“所＋不及物动词”，王力（1944/1984：191）曾说：“我疑心这种‘所’字原是从名词‘所’字变来的；如果我所猜想的不错，那么，这种用途却是最初的用途。”王力这段话实际上肯定了两点：第一，“名词‘所’＋动词”的语法形式确实存在过，这也就是我们所说的准“所”字结构；第二，准“所”字结构是“最初的用途”，“所”字结构是从准“所”字结构“变来的”。

一些“所＋形容词”的用例也能有助于证明准“所”字结构阶段的存在，例如：

（28）以差观之，因其所大而大之，则万物莫不大；因其所小而小之，则万物莫不小。（《庄子·秋水》）

（29）夫尺有所短，寸有所长。（《楚辞·卜居》）

（30）人有所优，固有所劣；人有所工，固有所拙。非劣也，志意不为也，非拙也，精诚不加也。（《论衡·书解》）

例（28）“因其所大而大之，则万物莫不大”是说，万物都有相对于别物显得“大”的地方、方面（“所大”）。如前一节所述，抽象的“地方、方面”义正是名词“所”固有的义项。例（29）“所短”、“所长”指“短处”、“长处”（即“短”的方面、“长”的方面）。例（30）“所优”、“所劣”指“优点”、“缺点”（即“优”的方面、“缺”的方面）。这些“所·X”之“所”都是名词性质，X都是名词“所”的后置修饰语，“所·X”是前正后偏的偏正结构，也就是我们所说的准“所”字结构。

二、从准“所”字结构到“所”字结构——“无所稽首”：“没有稽首的地方”→“没有稽首的对象”

世间万物莫不在努力扩展自身的生存范围，语言中的词作为一种客观存在，同样要追求表义范围的扩张。理论上来说，一个词总是会追求无限的词义引申，总是要朝着词义扩大的方向去演变。有时候出现词义缩小的情况，那是某个词在同他词的局部竞争中败下阵来，丧失了部分领地。名词“所”自“处所”义开始的一系列词义引申，即是其不断扩张的过程。当这种扩张愈演愈烈，名词“所”的触角就会探向虚词领域——准“所”字结构就会演变为“所”字结构。

“所”本来是一个相对独立的表示处所的名词，进入准“所”字结构（“所·VP”）之后，“所”仍然是名词性质，大多表示VP这个动作行为发生的地方（如“所战”指战争的地点）。跟VP相关的，当然不只是VP发生的地点，还有发生的时间、发生的条件、发生的原因，还有VP这一动作行为的实施者、实施的对象以及参与者、当事者，还有实施VP时的凭借以及使用的工具，等等。“所”既与VP挂上钩，在追求表义范围扩张的驱动下，自然会试图将这些跟VP相关的各个方面都纳入它的表义范围。但是，一方面，“所”以名词的身份无法在它的词义引申之树上直接生出这些枝桠，即无法在原有的“处所”、“地位”、“立场”、“情况”等义项的基础上靠引申的办法直接演变出“原因”、“受事”、“当事”、“工具”等意义；另一方面，这些意义都源自VP，而非源自“所”，即本质上是VP表达出来的意义，而非“所”的意义。因此，当“所VP”表达这些意义时，VP是主角，“所”只能当个配角。作为配角的“所”性质上就成为一个虚词（不承担实义，只辅助VP表义），由虚词“所”构成的“所VP”也就成为真正意义上的“所”字结构（“所＋VP”：“附加成分＋核心成分”）。①

因追求表义范围的扩张而导致语法化，是语法化的一条典型途径。比如结构助词“个”就是这样形成的。“个”本是专用于计竹的量词；后来扩展至其他各种实物的计量；再后来又进一步扩展领地，从实物扩展至抽象

①VP自身也有扩张表义范围的要求，即VP也会试图将表义范围从动作行为本身扩展到动作行为的施事、受事、工具、原因等，比如动词“领导”就曾扩展到施事，动词“锁”就曾扩展到工具。但是对于这种扩张，语言系统不会听之任之而不给予任何限制，表义范围的过度扩张会导致使用上的混淆不清。在这种情况下，动词要表达与之相关的受事、工具等意义，大多时候要在另一个词的协助下来实现。这实际上正是“所”字结构形成的重要原因。

事物，如“天凉好个秋”、“好个中秋时节”。抽象事物的量实际上是不好计的，但“个”为了追求表义范围的扩张，却强行为之，这时它便不得不在其他方面作出妥协——像“所”一样，降低身份以“委曲求全”。“好个中秋时节”中，“好”是定语，“中秋时节”是中心语；“个”由于要强行给“中秋时节”计量而不肯退出，便等于强行占据了定语标记的位置，于是“个”由实词性质的量词变为虚词性质的结构助词。

“所”从名词领域扩展到虚词领域的过程，也就是准“所”字结构向“所”字结构嬗变的过程，下例可约略显示这一嬗变的痕迹：

（31）非天子，寡君无所稽首。（《左传·哀公十七年》）

“所稽首”指“稽首的对象”，是“稽首”这一动作行为的当事。这个表示当事的“所”字结构隐含了一个潜在的转换过程：

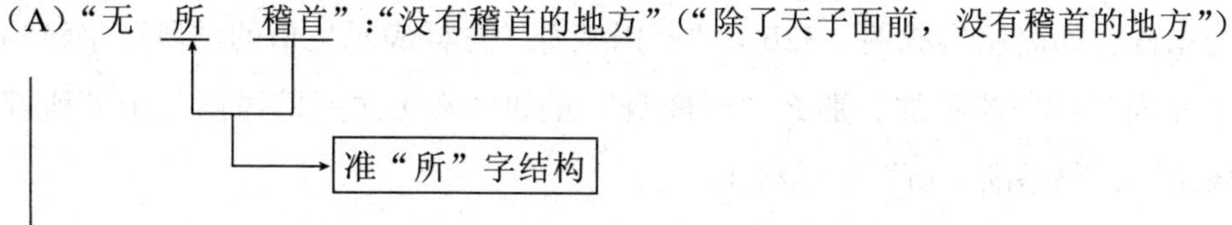

（B）“无　所稽首”：“没有稽首的对象”（“除了天子，没有稽首的对象”）

“所”字结构

“无所稽首”：准“所”字结构到“所”字结构的嬗变

在（A）中，“所”是名词，表示“地方”，“所稽首”是准“所”字结构（“稽首的地方”）。无论在什么地方稽首，总要有个稽首的对象（“稽首的地方”也就是稽首对象所在的地方），换言之，“没有稽首的地方”即意味着“没有稽首的对象”。但“对象”这个意义并非“所”的固有词义，也不能看作从“所”的固有词义中引申出来的义项（因为它脱离了引申轨道，即与“所”原有的任何一个义项都无法关联），因此已不能将这个“所”看作词义为“对象”的名词；它在性质上已经变成了一个语法成分，“对象”这个意义是语法成分“所”和“稽首”共同承担的（实际上“稽首”承担了绝大部分）。由语法成分“所”构成的“所稽首”就成为真正意义上的“所”字结构，即上页图中（B）的语法形式。再如《论语·八佾》：“获罪于天，无所祷也。”“无所祷”与“无所稽首”相仿，同样隐含了从“没有祷告的地方”向“没有祷告的对象”的潜在转换，“所”也暗中经历了从名词到语法词的嬗变。再看下例：

（32）a.大官、大邑，身之所庇也。（《左传·襄公三十一年》）

b.大官、大邑，所以庇身也。（《左传·襄公三十一年》）

“大官、大邑”是处所（“官”指房舍，如《论语·子张》“不见宗庙之美，百官之富”），例（32a）“身之所庇”即“身之庇所”、“庇身之所”，这是准“所”字结构；“庇身之所”也就是“用来庇身、藉以庇身”的东西，如此便形成例（32b）“所以庇身”这样表示凭借的“所”字结构（介词“以”若不加，那么“所庇身”正如“文王之所辟风雨”中“所辟风雨”，仍是准“所”字结构）。

（33）a.驾彼四牡，四牡骙骙；君子所依，小人所腓。（《诗经·小雅·采薇》）

b.政在家门，民无所依。（《左传·昭公三年》）

“依”可以用作不及物动词，如《诗经·小雅·鱼藻》“鱼在在藻，依于其蒲”；也可以用作及物动词，如《诗经·小雅·车辖》“依彼平林，有集维鷮”。把“依”看作不及物动词，则例（33a）“所依”可看作“寄身的地方”，这是准“所”字结构；把“依”看作及物动词，则例（33a）“所依”是“依靠的对象”，这是“所”字结构。[①] 例（33a）“所依”是过渡期的两可情况；例（33b）“所依”则不再指“寄身的地方”，而是扩展成虚指“依靠的对象”，这样扩展之后，由于“对象”的意义并非“所”能够以名词的身份来承担的，“所依”便是成熟的“所”字结构（虚词“所”协助“依”来表示“对象”这样的意义）。

以上所举例句中，准“所”字结构向“所”字结构的过渡发生在“所”的“处所”义上。名词“所”在处所义的基础上曾扩展出一系列抽象意义，这些抽象意义也能用在准“所”字结构中，前文所举“所+形容词”的例子（如“尺有所短，寸有所长”），即是表抽象意义的名词“所”构成的准“所”字结构。再如：

（34）大哉孔子！博学而无所成名。（《论语·子罕》）
（35）礼成而不反，无所归咎，恶于诸侯。（《左传·桓公十八年》）
（36）是故君子无所不用其极。（《礼记·大学》）
（37）子之所慎：斋、战、疾。（《论语·述而》）
（38）怨之所聚，乱之本也。（《左传·成公十七年》）
（39）今鲁方百里者五，子以为有王者作，则鲁在所损乎？在所益乎？（《孟子·告子下》）

例（34—36）是“无所VP”中的准“所”字结构，例（37—39）是脱

①事实上古汉语中“及物动词”和“不及物动词”的界线常常是模糊的。“依彼平林”之“依”一般认为是及物动词，“依于其蒲”中“依”和“其蒲”之间加了介词，按一般说法“依”就是不及物动词。再如上古汉语的“败”以往大多认为是不及物动词，但实际上“败”带宾语的用法俯拾皆是，《左传》中表示“战败”的“败”共277见，其中不带宾语的153见，带宾语的124见，所带宾语有普通名词（“败宋师”、“败犬戎”、“败华氏”），也有代词（“败之”、“败我”）。既然“败”常常直接带宾语，又怎么能说它是不及物动词呢？所谓及物、不及物，划分的标准不正是看它的常见用法中是否直接带宾语吗？及物动词、不及物动词界线上的模糊往往导致“所”字结构和准“所”字结构界线上的不明。如前文提到《诗经》中的“毋忝尔所生”，“生”往往被看作及物动词（“生育”），于是“所生”被误解成“所”字结构从而引起不必要的争论，实际上这个“生”可以看作不及物动词（“出生”），“所生”是准“所”字结构。

离了“无所VP”语境的准“所”字结构，其中名词“所”表示的都是抽象意义。“无所成名”指没有赖以成名的“方面”，“无所归咎”指没有归咎罪责的“地方”（这个“地方”自然不是指具体的空间场所），“无所不用其极”指没有不用其极的“情况”。“所慎”指谨慎的“方面”，“所聚”指“（怨恨）聚集之处”，“所损”、“所益”指“减少之列”、“增加之列”[①]。

由具体到抽象的引申，是一种词义虚化。词义虚化往往是语法化的先兆，[②] 因为词义虚化意味着该词在扩张表义范围的道路上已经走得很远，再踏出一步，便可能跨出原先的实词领域，而进入虚词的范围。从这个角度来看，“所”在抽象义位上发生语法化，比在处所义上更有可能。[③] 也就是说，当准“所”字结构中“所”表示的是抽象意义时，这个准“所”字结构更容易演变成“所”字结构。俞敏（1987：164）谈到“无所不知”中“所”的虚化时说：“没不懂的地方引申成没不懂的事情，‘所’就虚化成虚位代词了。”“没不懂的地方”是指关于某件事没有不懂的方面（“方面”已是虚化的意义）；如果再前进一步（即俞敏所说的“引申”，实际上是语法化），从某件事扩展到任何事情，“无所不知”便表示“没不懂的事情”，由于“事情”不是“所”作为名词能承担的意义，“所”无法继续以名词身份存在，便变成了一个虚词，同时“所不知”便也由准“所”字结构演变为“所”字结构。再看以下各例：

（40）殷因于夏礼，所损益，可知也；周因于殷礼，所损益，可知也；其或继周者，虽百世可知也。（《论语·为政》）

---

①杨伯峻（1960：291）译作：“鲁国的土地是在减少之列呢，还是在被增加之列呢？”杨伯峻以“列”译“所”甚为精准。“列”即“位列”、“位置”，这一抽象词义是由“所”的空间位置义引申而来的。此外，杨伯峻用“减少之列”、“增加之列”来对译“所损”、“所益”，这是将“所”看作名词，将“损”“益”看作“所”的修饰语，本书准“所”字结构的定义与此吻合。

②刘坚等（1995）指出：“词义的演变、虚化，也会引起词的功能的改变，使之用于新的语法位置、结构关系上，从而产生一个新的虚词。”

③刘坚等（1995）指出，实词的语法化大多发生在抽象义位上。

（41）他日，子夏、子张、子游以有若似圣人，欲以所事孔子事之，强曾子。（《孟子·滕文公上》）

（42）伯夷死名于首阳之下，盗跖死利于东陵之上。二人者，所死不同，其于残生伤性均也，奚必伯夷之是而盗跖之非乎！（《庄子·骈拇》）

（43）凡生于天地之间，其必有死，所不免也。（《吕氏春秋·节丧》）

（44）天生民而令有别。有别，人之义也，所异于禽兽麋鹿也。（《吕氏春秋·先识》）

例（40）"所损益"本指"（礼仪制度中）删减和添加的地方、方面"（比如"丧礼方面"），这时它是一个准"所"字结构（"方面"是名词"所"的固有义项）。若理解为"删减和添加的内容"（比如"丧礼"中删减的一条、增加的一条），由于"内容"这个意义并不是"所"的固有词义，因此不能说这个意义是名词"所"承担的，"所损益"也就不再是"中心语＋修饰语"的准"所"字结构。丧失了"方面"义的"所"便成为一个更加虚化的语法成分，它的作用由承担"方面"义转为帮助"损益"转指"损益的内容"。前文例（37）的准"所"字结构"所慎"（"慎重的方面"），如果理解成"慎重的事情"，那么"所"也成为一个语法成分，"所慎"便也是"所"字结构了。

例（41）"所事孔子"指"事奉孔子的方式"，转指"方式"也是"所"字结构的一个基本用法。此例同样隐含了一个转换过程："所事孔子"本来是指"事奉孔子的态度"（名词"所"的"态度"义见本章第一节），这时"所事孔子"是准"所"字结构；事奉孔子的"态度"即体现在相应的"方式"上，当"方式"义凸显出来，"所"的"态度"义便被隐去，丧失了"态度"这个原有的意义，"所"便进一步虚化为一个语法词，协助"事"来表达"事奉的方式"这一语义。

例（42）中说“伯夷死名”、“盗跖死利”，即伯夷死在名上面、盗跖死在利上面，“所死”本可以看作一个准“所”字结构（“死在……方面”）；“死在……方面”也就是指“死的原因”，“原因”凸显出来，“所死”也就变成了“所”字结构。

例（43）中隐含的潜在转换跟“所”的“情况”义有关：“所不免”可看作“免不了的情况”，这是准“所”字结构；“免不了的情况”也就是“难免之事”，但虚指的“事”并非“所”的义项，于是“所”便不能再看作名词，“所不免”也就成为由语法词“所”构成的“所”字结构。

例（44）的意思是，“义”是用来把人和禽兽区别开来的东西，“所异”表示“异”所凭借的依据。这实际上也隐含了从“人区别于禽兽的方面”到“用来区别人和禽兽的依据”的潜在转换，后者“所异”是“所”字结构，前者“所异”是准“所”字结构。

通过以上例句的分析，应能看出从准“所”字结构到“所”字结构（也就是从名词“所”到虚词“所”）演变的机制。

准“所”字结构演变成“所”字结构之后，发生了以下变化：

其一，在句法层面上，准“所”字结构“所·VP”中，“所”是名词，是核心成分（定中结构的中心语），VP是附加成分（修饰语）；“所”字结构“所VP”中，“所”是虚词，是附加成分，VP是核心成分。

其二，在语义层面上，准“所”字结构“所·VP”表示的“处所”、“地方”、“方面”、“态度”、“情况”等意义是名词“所”承担的；“所”字结构“所VP”表示的受事、当事、凭借、依据、工具、方式、原因等方面的意义是“所”和VP共同承担的（本质上是VP承担的，虚词“所”给予一定协助）。

其三，从VP这部分的构成情况看，准“所”字结构中的VP大多是不及物动词、动宾词组、形容词；“所”字结构中VP更多的是光杆及物动词（这时“所V”大多表示V的受事，如“所见”、“所闻”），也有一部分是不及物动词、动宾词组、形容词（这时“所VP”一般不表示受事，大多指当事、方式、凭借、原因等）。

最后顺带谈一下“所”字结构的前任“攸”字结构。由于“所”出现较晚，“所”字结构在汉语早期文献中并不多见；在此之前，由“攸”字结构承担类似功能（参阅周法高，1959：404—408；郝维平，1996；方有国，2000；方有国，2002）。例如：

（45）无或敢伏小人之攸箴！（《尚书·商书·盘庚上》）

（46）违上所命，从厥攸好。（《尚书·周书·君陈》）

（47）无所往，其来复吉；有攸往，夙吉。（《周易·解》）

《尔雅·释言》云“攸，所也”，以上各例中“攸”的作用即与“所”相当。“伏小人之攸箴”意为“伏匿小民所箴规（之言）”；“从厥攸好”正如《论语·述而》“如不可求，从吾所好”；“有攸往”即“有所往”。

“攸”在早期记作“逌”，《汉书·地理志》：“漆、沮既从，酆水逌同。”颜师古注曰：“逌，古攸字也。攸，所也。”相当于“所”字结构的“逌”字结构最早见于西周中期金文（方有国，2002）：

（48）隹[唯]苟[敬]德，亡逌[攸]违。（《班簋》，《殷周金文集成》08.4341）

《诗经》中时代较早的《周颂》[①]里“攸”（逌）、“所”皆未见；《周易》古经（卦、爻辞）中“攸”字结构31见（“所”字结构3见）；《尚书》中“攸”字结构30见（“所”字结构7见）。可见在上古早期，相较于“所”字结构，“攸”字结构的优势是显而易见的。《易》、《书》、《诗》之后，“攸”字结构不再使用，被发展成熟的“所”字结构所取代。

①高小方（2005：63）：“《诗经》中的305篇诗，就其创作时间而言，早至西周初期，晚到春秋中叶（公元前11世纪到公元前6世纪），时间跨度达500来年……其实《周颂》31篇，都可以认为属于西周早期诗歌。”

相较于“所”，由于“攸”的时代更早，可据以考察的文献更为有限，我们不是十分清楚它是如何形成“攸”字结构的。从可以见到的一些材料来看，我们猜测它经历了与“所”相类似的演变过程。《易经》中常见的“无攸往”之“攸”应是“地方”义的名词，[①]“无攸往”即“没有地方可去”，等于“没有可去的地方”。例（48）中“攸（逌）违”实际上也还不是成熟的“攸”字结构，“亡攸违”即“没有违背的地方”、“没有违背的情况”（和“所”一样，虚指的“地方”、“情况”应是名词“攸”的引申义）。这些“攸VP”同样可称作准“攸”字结构。正如“无所VP”是“所”发生语法化的语境，“亡攸违”、“无攸往”之类的“无攸VP”大概也是孕育“攸”字结构的语法环境；和“所VP”一样，“攸VP”逐渐脱离“无攸VP”语境，便也最终形成了“攸”字结构。

①《诗经·大雅·韩奕》：“为韩姞相攸，莫如韩乐。”“攸”即是“地方”义的名词，朱熹《诗集传》：“相攸，择可嫁之所也。”据方有国（2002）考察，“攸”在甲骨卜辞中一般用作地名、方国名，这大概是其“处所、地方”义的来源。

第三章　鼎盛——“所”字结构中的“所”

前一章我们论述了名词“所”向“所”字结构的演变。“所”字结构是虚词“所”最主要的表现形式,“所”活跃于“所”字结构的上古时期，无疑是虚词“所”在汉语史上生命力最为旺盛的鼎盛期。

关于“所”字结构，有些问题目前已讨论得比较清楚。比如从句法层面看,“所”后可以跟动词、形容词、名词、动宾短语、介动短语等；“所”字结构在句子中能充当主语、宾语、定语，能在判断句中充当谓语。① 从语义层面看,“所”字结构能指受事、当事、与事、凭借、依据、工具、方式、原因等。② 这些已不必详举例句再作描写。

本章要集中讨论的主要有两个问题。第一个问题是“所”字结构形成之后,“所”在其中扮演了什么样的功能角色，即“所”究竟是一个什么性质的虚词。另一个问题是“所”字结构究竟是一个什么性质的结构。第一个问题，目前学界争论颇多；第二个问题，学界似有定论，一般都认为“所”字结构是一个“名词性词组”。本章将对这两个问题重新展开讨论。

---

①“所”字结构在先秦不能充当状语。根据何亚南（2001：35）考察，“所”字结构作状语首见于《史记》，如《游侠列传》:“籍少公已出解，解转入太原，所过辄告主人家。”

②指处所的“所VP”我们视为准“所”字结构（即“VP的地方”），因为其中的“所”承担了实词意义，而非语法词。此外“所”字结构能否指施事还有争议，对此本书会略作讨论。

第一节 “所”字结构中“所”的词性

“所”的词性之争由来已久，争论的焦点在于它是代词还是助词。“代词”说自《马氏文通》（“接读代字”）开始，经黎锦熙（1924，“联接代名词”）、何容（1949，“代字”）、王力（1958，“指示代词”；1964，“特别的指示代词”；1989，“特殊代词”）、郭锡良（1999，“辅助性代词”）、向熹（1993，“特殊代词”）等阐发，产生了广泛深远的影响。其中王力可以说是“代词”说的奠定者。不过“代词”说的缺陷也是显而易见的，因此又有“代词性助词”（陈承泽，1922；王力，1927；周法高，1959）、“助词”（张志公，1953；朱德熙，1982）乃至更具体的“结构助词”（孙德宣，1960；王克仲，1980；杨伯峻，1992；何乐士，1985；柳士镇，1992）之说。“代词性助词”是一种较为含糊的称呼，它的提出是因为看到“所”跟一般的代词确实有所不同（王力说“所”是“特别的指示代词”、“特殊代词”也是这个原因）。“助词”的范围较为宽泛，且无法体现“所”的结构作用。我们认为“结构助词”的说法最为妥当。

一、“代词”说的历史渊源

准“所”字结构演变为“所”字结构之后，“所VP”可以表示VP的受事、当事、凭借、依据、工具、方式、原因等。但是如前章所述，“受事”、“当事”等已不是“所”作为一个名词能够引申出来的意义，也就是说，这样的“所”已不再是一个承担实义的实词，而是已成为一个较虚的词，其词性也需要重新定位。

由于“所”字结构的所指是不固定的（有时指受事、有时指凭借等，有时指物、有时指人等），中国第一部语法著作《马氏文通》便将“所”归入代词，因为在欧洲传统文法的八大词类中，唯有代词可以指代不固定的对象（实际上马氏的认识发生了错位：指称对象的不固定性其实是“所”字结构这个整体的特征，而非其中“所”的特征；换言之，与代词有些相当的实际上是“所”字结构，而非其中的“所”。后文对此将展开讨论）。

《马氏文通》借用了欧洲文法的八大词类（名词、代词、动词、形容词、副词、介词、连词、叹词），但“他发现汉语里的‘焉、哉、乎、也’是不能归入欧洲传统词类的任何一种的，于是立‘助字’一类，这是助词第一次作为语法术语即词类名称之一被提出来……在所有《文通》以后出版的语法著作里，这‘华文所独’的一个词类一直被保持下来”（吕叔湘，1956b）。《马氏文通》所立“助字”，其范围“限制于位置在句子（或句子的一部分）的末了而作用是表达语气的那些词”（吕叔湘，1956b）。也就是说，《马氏文通》考虑“助字”这一词类时，主要是为了解决汉语语气词的归类问题。“所VP”的“所”显然跟语气词挂不上钩，自然不会归入“助字”。由此可见，“所”最初被归入代词而未归入助词，是有其历史原因的。

《马氏文通》之后，关于“所”究竟是代词还是助词的争论，仍牵涉到“助词”的范围问题。根据吕叔湘（1956b）、孙德宣（1960）的归纳，当时在助词的范围这个问题上可以分作三派：第一派“守着《文通》的传统”，把助词的范围限制于语气词；第二派“把助词的范围放大”，不但包括语气词，还包括“了、着、的、得、所”等；第三派的助词范围也比第一派大，在语气词上加入了“难道、可、也、又”等。

王力属于“守着《文通》的传统”的第一派，所以他并没有像第二派那样把“所”归入助词。但是他当时也不承认“所”是代词——在他当时看来，“了、着、的、得、所”等是一种“附加成分”。在《中国现代语法》和《中国语法理论》中，他将汉语词类分为九类：名词、数词、形容词、动词、副词、代词、系词、联结词、语气词（语气词即《马氏文通》的“助字”），其中前四类是“理解成分”（即实词），后五类是“语法成分"(即虚词)。在"语法成分"中，于九大词类之外又另立"记号"(即"附加成分"①)，"记号"不属于任何词类。"所"便是"记号"的一种，称为"动词的前附号"，没有词类上的归属。

王力定义的"记号"实际上包含两种情况：一种"记号"确实没有词的地位，只是词的一部分(相当于不自由语素)，"仅表示这词的性质，例如'栗子'，'子'字表示'栗子'是一个名词"。另一种"记号"则是一种虚词，"在仂语里，有时候也有一个虚词是表示仂语的性质的，例如'最好的书'，'的'字表示'最好'是一个修饰品"。这后一种"记号"，它"本身就算一个词"。② 如此便存在一个矛盾：对于后一种"记号"，既然"算一个词"，那么便应当给予词类归属，而不当排除在九大词类之外。孙德宣(1960)也说："既然把它们当作记号，不列入词类，又认为是单词，不免有些矛盾。"

对于这个矛盾，吕叔湘在《助词说略》中解释说："他所以把它们归总为'记号'一类，是看重它们的共同特点：(1)附着性，(2)除作为某种语法范畴的标记外，没有其他意义。"吕叔湘提出一种解决办法："不让附加成分和词类互相排斥，说是词类之中有这么一个特殊的类，用一个现成的名称就叫'助词'，一个助词有时候可以附着于另一个词，作为那个词的一部分。这在字面上是一个矛盾，但是如果不容忍这个字面上的矛盾，就不能解决实际上的矛盾……杨伯峻先生就是这么处理的，他嫌王先生'记号'之名'小看了它'，所以在词类里'试立小品词一类，来归纳这些词'。"杨伯峻在《文言语法》、《文言文法》中立"小品词"，"所"被归入其中；后来在《古汉语语法及其发展》中取消了"小品词"，按吕叔湘所提的解决办法那样立"助词"一类，"所"被归入其中的"结构助词"。

---

①王力(1943/1985：139)："记号是一种附加成分，用来表示词或仂语的性质的。"

②见王力(1943/1985：139—140)。王力(1944/1984：187)也说："像'的'、'所'一类的字，我们仍认为单词，不把它们认为和实词合成一体，因为它们所粘附的不一定是单词，有时候却是句子形式或仂语，如'我买的书'和'我所不欲'等。"

不过王力并没有采用吕叔湘提出的办法。在后来的《汉语史稿》、《古代汉语》里，他取消了“记号”，但仍未立“助词”这一词类。他的解决办法是将原来“记号”中的“儿、子、么、老、阿、第、头、们、了、着、过、的、得”等直接看作词头、词尾（没有词的地位，所以不需要词类归属），而将原来“记号”中的“所”转入代词。王力从《中国文法学初探》开始，一直不肯立“助词”一类，原因恐怕正是不能“容忍”吕叔湘所说的“字面上的矛盾”：如果说某个成分“可以附着于另一个词，作为那个词的一部分”，那这个成分就没有词的地位，也就不能称作“助词”。因此王力对“助词”这个词类一直持排斥的态度。王力（1981）说：“‘的’字的性质很不一样，它是一个尾巴，是词尾或语尾……‘了’、‘着’、‘过’是很清楚地表示时态的语尾，不是独立的词，也就不必叫做词。所以，把‘的’叫语尾，比叫做什么助词要好得多。”1956年《暂拟汉语教学语法系统》的词类中立有“助词”，分为结构助词、时态助词、语气助词，王力（1981）认为“这是不合适的”，“所谓结构助词、时态助词都应该取消”。①

但是放弃“记号”之后，又不立“助词”，“所”就不好处理。它不像“老、阿、第”等可以看作词头，因为“所”不仅粘附于单词，还常常粘附于短语；也不像“了、着、过、的、得”等可以处理成词尾或语尾，因为“所”是前附成分，当它前附于一个短语时，似乎不好叫作“语头”。因此“‘所’字很不好搞”（王力，1981）。取消“记号”之后，似乎没有什么合适的处理办法，于是只好沿用《马氏文通》的做法，重又将“所”归入了代词。王力（1981）解释说：“我在《中国语法理论》里把‘所’字特别定作一类，叫做记号。这是我从语言学的书里引用的（英文marker，翻译作记号）。其实，那是滑头的办法，说明不了什么问题。直到1961年我主编《古代汉语》时，下决心回到《马氏文通》的老路上来，

①王力没有批评“语气助词”，是因为语气助词即他的“语气词”，也即《马氏文通》的“助字”。

把‘所’字叫做代词。我认为《马氏文通》是有道理的。”① 不过说“所”是代词终究有些勉强，因此在《古代汉语》和《汉语语法史》里，王力又在“代词”前冠以“特别”、“特殊”等字样予以“修正”。

王力因为反对“助词”这个词类才勉强将“所”归入代词，对于这个事实，我们还可以参照他对结构助词“之”的处理。在《中国语法理论》里，他将“之”称作“联结词”；在《汉语史稿》、《古代汉语》、《汉语语法史》里，他将“之”归入介词。称“之”为介词的原因，同称“所”为代词的原因如出一辙：一方面因为他不肯认可“助词”这一词类；另一方面同样是因为《马氏文通》已有成说（《马氏文通》称“之”为“介字”）。王力（1981）谈到“之”的问题时曾说：“去年我们到各省去征求意见，别的意见不多，就是有的同志说，我们中学里‘之’字就是助词，你怎么把它叫介词？我说，大学嘛，可以各人有各人的看法。把‘之’称作介词也不是我造出来的，从《马氏文通》、黎锦熙起就叫作介词。杨树达叫连词。听说有的大学课本还叫连词。我倾向于维持叫作介词。如果叫作连词我也勉强可以同意，但是我不赞成把它叫作助词。”“之”作为结构助词现在已是学界一致的意见，王力由于不立“助词”，没有合适的办法处理它，于是像“所”一样，也勉强沿用了《马氏文通》的归类。②

王力是“代词”说的奠定者，而以上所述大致就是他称“所”为“代词”的前因后果。从中我们可以看出，王力的做法似乎是一种无奈之举，隐约有点“不得已而为之”的意思。

①所谓“我认为《马氏文通》是有道理的”，在我们看来，似乎有点借《马氏文通》而自辩的意思（“所”实在“很不好搞”，而《马氏文通》已有现成的处理办法，也只好认为它“是有道理的”了）。不论是在《汉语史稿》还是在《古代汉语》、《汉语语法史》中，王力始终没有论述这个“道理”何在，都只是直接给出了“代词”的结论。相反，在《中国语法理论》里批驳《马氏文通》的“接读代字”时，王力作出了详细的论述（190—191页）。

②向熹（1993：110）虽然沿用马建忠和王力的做法，把“所”归入代词；但他毕竟还是承认“之”为结构助词的。

二、“代词”说的缺陷

“代词”说最为人所诟病的主要有两点。

其一，一般的代词都能独立充当句子的主干成分（主语、宾语等），而“所”的独立性却极差，它总是附着于别的成分。这使得把“所”归入代词的做法显得极为牵强。王力说它是“特殊代词”，其“特殊”之处正在于此。王力早期的著作中把它看作“动词的前附号”，也是这个原因。

其二，当“所”字结构作定语时，“代词”说更遇到了困难。

（1）a.退而颁之于其乡吏，使各以教其所治。（《周礼·地官司徒·乡大夫》）

b.乃施教法于邦国都鄙，使之各以教其所治民。（《周礼·地官司徒·大司徒》）

（2）a.无狎其所居，无厌其所生。（《老子》第七十二章）

b.仲子所居之室，伯夷之所筑与？（《孟子·滕文公下》）

例（1a）中作宾语的“所治”之“所”勉强可以说指代“治”的对象“民”；但例（1b）中“民”已经出现，那么“所治”之“所”又指代什么呢？例（2b）中作定语的“所居”之“所”显然也不是指代“室”或“处所”之类的对象。

“代词”说还有一个被以往的研究所忽视的问题。王力（2005：73）说：“‘所’字是一种特殊代词，它放在动词前面，作为动词的宾语，它和动词结合后，成为名词性词组。”这段话有两个结论：（A）“所”字结构“所·动”中“所”是动词的前宾语，动词和“所”构成动宾结构；[①]

①《马氏文通》说“所”“必居宾次”大抵也是这个意思。王力（2005：73）又说：“由于介词来自动词，所以‘所’字也可以用作介词的宾语，如‘所以’、‘所为’、‘所与’、‘所自’、‘所由’等。”中国社会科学院语言研究所古代汉语研究室编《古代汉语虚词词典》（第564页）“所以”条说：“本是介宾结构，由介词‘以’和代词‘所’构成。”“所·动”、“所·介”中“所”是代词宾语，这似乎是“代词”说的必然结论。

（B）"所"字结构是名词性词组。（A）和（B）构成了矛盾："所·动"若是"宾·动"结构，又怎么会是"名词性词组"？试看：

（3）a.鱼，我所欲。　→　b.鱼，我欲之。①

（4）a.所欲有甚于生者。　→　b.*欲之有甚于生者。

如果说"所欲"是动宾结构，那么它相当于"欲之"的倒装，二者便可以互换。但实际上可以看到，例（3a）转换成例（3b）后，判断句变成了叙事句，句法和句意都发生了变化；例（4a）转换成例（4b）后，则根本不知所云，成了一个病句。可见"所欲"绝不等于"欲之"，"欲"和"所"绝非动宾关系。

有些学者没有采用王力的说法，不说"所"是动词的宾语，而称"所"为"被饰代词"，即代词"所"与后面的动词是中心语和修饰语的关系（"所欲"中"所"受"欲"修饰）。② 这样处理能解决"动宾结构"与"名词性词组"的矛盾，较为稳妥一些。但对于作定语的"所"字结构（"所居之室"），"被饰代词"说仍有困难：若"居"为"所"的修饰语，那么"居"与"室"之间又是什么关系呢？③

"代词"说的缺陷实际上不待多言，即便持"代词"说的学者对此也都有清楚的认识。"特别的指示代词"、"特殊代词"、"辅助性代词"、"被饰代词"等各式各样的"修正"说法，都是"代词"说"底气不足"的体现。

①这种句式的实例如《论语·卫灵公》："俎豆之事，则尝闻之矣；军旅之事，未之学也。"《左传·僖公二十八年》："险阻艰难，备尝之矣；民之情伪，尽知之矣。"

②王力《汉语史稿》、《汉语语法史》称"者"为"被饰代词"（"者"放在动词之后，"动词＋者"构成偏正结构，"者"是中心语），但他没有说过"所"是"被饰代词"（因为"所"位置在动词之前），只是说过"'者'和'所'是同一性质的代词，那是可以肯定的……它们都是指示代词之一种"（王力，2004：343）。高小方（2009：156）把"者"、"所"都归入"被饰代词"，许嘉璐（1988：262）也说："'所'与动词或动词性词组组合时，'所'字总是位于动词或动词性词组的最前面，'所'字是'所'字词组的中心词。"

③"被饰代词"说认为"所·X"中"所"是被X修饰的中心词，即"所·X"是前正后偏的偏正结构，这其实揭示的是准"所"字结构的情况（"马之所生"、"文王之所辟风雨"、"尺有所短，寸有所长"），不过准"所"字结构中"所"是"被饰名词"，也不是"被饰代词"。

三、“所”字结构中“所”的词性：结构助词

由前文所述可以看到，王力最初并未将“所”视作代词，只是因为取消“记号”之后没有另立一个合适的词类（比如“助词”），才“下决心回到《马氏文通》的老路上来”，把“所”归入了代词。

在当时，汉语词类问题还处在初步探索阶段，词类划分的标准和方法都还没有一致的意见，有些学者甚至干脆认为汉语没有词类的分别。在这样的情况下，“助词”这个词类立还是不立、立了又应当怎样定义、该容纳哪些词，自然也不会有一致的看法。

吕叔湘所说“助词”的“字面上的矛盾”，是说有些“字”是粘附于一个词、作为词的一部分而出现的（如“老、阿、第、子、儿”），因此它们自身就没有了词的地位，把它们称作“助词”就不大合适（这些“字”现在一般称作“不自由语素”）。《暂拟汉语教学语法系统》实际上已经解决了这个矛盾，其处理办法是把这些不自由语素排斥在“助词”之外，而把“的、得、所；着、了、过；呢、吗”等参与构造短语或参与造句的“字”纳入“助词”的范围（分别为“结构助词”、“时态助词”、“语气助词”）。这样划分“助词”是较为合理的。后来的语法著作很多都采用了这种划分。

王力一开始不肯采用吕叔湘（1956b）提出的办法（“把王先生的‘记号’改个名字叫‘助词’，在词类里给它一席之地”），那是因为“记号”里的“老、阿、第”等实在不能称作词，这个“字面上的矛盾”确实无法“容忍”；后来他又反对《暂拟汉语教学语法系统》的“助词”划分办法，是因为他改变了原先所认为的“的、得、着、了、过”等是“单词”的看法，转而认为它们是词尾或语尾，而“不是独立的词”（只有一个“所”确实不是词头又不好称作“语头”，因此“寄人篱下”归入了代词）。其实所谓“语尾”，所谓“的、得、着、了、过”等“是一个尾巴”，语气词又何尝不是“一个尾巴”？王力承认“你走吧”的“吧”是“独立的词”（语气词），却不承认“他走了”的“了”是“独立的词”，这似乎不大说得过去。在我们看来，它们都是“尾巴”成分，应同

等对待。因此我们赞同大多数学者的看法，认为《暂拟汉语教学语法系统》所立“助词”这个词类及其归词范围是合理的。有了助词这个词类，“所”也就不必由于“无家可归”而“寄人篱下”了。

那么什么是“助词”呢？《暂拟汉语教学语法系统》的定义是：“助词永远不独立，总要附着在别的词上，或者附着在词组上，或者附着在句子上，表示一定的语法意义。”孙德宣《助词和叹词》对此作了进一步的解释：“助词是一种特殊的虚词，只有语法意义（即语法关系的意义），没有词汇意义（即现实界事物和现象的概括反映），它只能附着于词、词组、正句或者偏句，表示某些附加的意义。”①

下面我们结合“代词”和“助词”的定义，再来看“所”字结构中的“所”为什么不是代词而是助词。

如前文所述，准“所”字结构演变成“所”字结构之后，其中的“所”丧失了原来的名词意义。“代词”说认为它虽然没有具体的名词意义，但它能“指代行为所及的对象”（向熹，1993：68）。其实这是对代词的“指代”作用发生了误解，对这个误解我们可以分三步予以澄清。

第一，代词的指代作用是指代已有的对象，而“所”字结构是提出一个新的对象，并非指代已有的对象。

（5）a.寡人所好者，音也。（《韩非子·十过》）→ b.音，寡人好之。

“寡人好之”的“之”是真正的代词，因为它指代、替换了已有的对象，即“音”；但“寡人所好”是提出一个新的对象，后面的“音”对它进行说明。“所好”的“所”不是指代、替换“音”，这是显而易见的。可见“所”字结构中“所”不具有代词的“指代已有对象”这个功能。

第二，如果说“所”泛指“东西”，“寡人所好”即“寡人爱好的

①柳士镇（1992：44）：“助词是附着在词、词组或句子上起辅助作用的词。助词只能表示语法意义，通常不能充任句中成分。”胡裕树（1995：329）：“助词的共同特点是附着在词或词组上边，表示一定的附加意义。”这基本上都是沿用了《暂拟汉语教学语法系统》的定义。胡裕树没有说助词附着于句子形式，那是因为他把语气词从助词中独立出来了。

东西”，那么“东西”就成了“所”的一个义项（若不承认“东西”是“所”这个词的一个义项，那便没有任何理由说“所”可以指“东西”、“事物”），这显然也不能成立。若果如此，“所杀”的“所”可以指“人”，“所死”的“所”可以指“原因”，“所事孔子”的“所”指“方式”，那么“人”、“原因”、“方式”也都成了“所”这个词的义项。我们在论述“所”字结构的形成过程时指出过，这些意义都已脱离了“所”词义引申的轨道，已不可看作“所”自身所具有的词义。即使退一步说，“东西”、“人”、“原因”、“方式”等都是“所”的义项，那么“所”也就不再是“代词”，而是一个意义极为宽泛的名词了。

第三，如果说因为“所”是代词，所以它能临时指代各种意义，“东西”即是“所”的临时指代义（非固定词义），那么这种看法更是模糊了“指代”的内涵。所谓“指代”，并不是说代词能临时表示各种意义，而是说它在使用时能替换另一个词，通过替换另一个词而临时获得该词的词义。换言之，代词的指代作用发生在言语的层面，而非语言的层面；即发生在使用的时候，而非成词的时候。代词作为一个词，未运用到句子中的时候，它本身没有任何意义（并不能表示“东西”之类的概念），它是一个“空架子”、一个“空容器”，[①] 它每次在使用的时候临时从另一个词那里借来该词的意义以“充实”自身，每次“借贷”的对象不同，就获得不同的意义。举个简单的例子来说，“张三今天没来，他生病了”，代词“他”通过替换“张三”而暂时获得“张三”代表的意义（叫“张三”的那个人）；“李四今天没来，他生病了”，代词“他”通过替换“李四”又临时获得“李四”代表的意义（叫“李四”的那个人）。不说“张三今天没来”、“李四今天没来”，只说“他生病了”，没有了“张三”、“李四”，则“皮之不存，毛将焉附”，“他”失去了依附的对象便什么也不是，重又打回“空架子”的原形——“他生病了”之“他”便不知所谓。说“所”是“代词”，并且说“所”这个“代词”有时指“东西”、有时

①王力（1944/1984：261）说：“在这一点上，‘代词’比‘副词’甚至‘语气词’还更虚，因为副词和语气词都能有一定的意义（如‘又’表示重复，‘吗’表示疑问），而代词则因其作用在于替代，以致本身不能有一定的意义。”

指“人”等，这等于说代词不需要通过替换另一个词就可以“自力更生”、“无中生有”地获得各种临时的意义，这显然是对“代词”这个词类的语法性质产生了严重的曲解。

综上所述，再结合前文所罗列的“代词”说的缺陷，我们可以毫不犹豫地说，“所”字结构中的“所”绝不是一个代词。

“所”字结构形成之后，“所”不仅丧失了原来的名词意义，也不具有所谓的指代意义（即像代词那样临时借来的意义）。所谓“东西”、“人”、“方式”、“原因”等各种意义，是“所”字结构这个整体来承担的，而非单独一个“所”的意义。拿例（5）的“寡人所好”来说，它是以“寡人”和“好”作为“主材料”、以“所”作为“黏合剂”构建而成的一个结构，这个结构一形成便新生出类似“东西”这样的一个语义对象。同样，“所”、“事”、“孔子”结合成一个整体结构便新生出“方式”这样一个语义对象（“事奉孔子的方式”）。

在“寡人所好”、“所事孔子”等“所”字结构中，作为“黏合剂”的“所”不能独立使用，只起辅助作用，它没有任何词汇意义；但它具有词的地位，因为它不是一个词的一部分，而是一个词组的组成成分。如前文所述，这样的一个成分理当有其词类归属。它不是代词，不是副词，也不是语气词，更不是名词，只有一个词类最适合它，那就是“助词”——“助”者，辅助也；“所”的作用正是辅助它所粘附的实词成分来表义。在“寡人所好”中，“所”辅助“寡人”和“好”来表达“寡人喜爱的东西”；在“所事孔子”中，“所”辅助“事”和“孔子”来表达“事奉孔子的方式”。由于在“所”的辅助下构成了一个结构（“寡人好”本身不能构成一个指称性结构，在“所”的辅助下，“寡人所好”才构成一个指称性结构；“所事孔子”亦是如此），因此具体点说，“所”是一个结构助词。所谓“结构助词”，正是“助成结构的语法工具”。[①]

①实际上王力并非从来没有使用过“助词”这个称呼，也不是自始至终都反对《暂拟汉语教学语法系统》的“结构助词”。在他早年的《中国古文法》中就曾称“所”为“特别助词”（见《王力文集》第三卷第71页）；在1957年的《词类》中也提到“结构助词”，并给它下了定义：“结构助词是助成结构的语法工具”（见《王力文集》第三卷第349页）。

第二节 “所”字结构中“所”的功能

一、“所”不是名词化标记——“所”字结构不是“名词性词组”

以往一般将“所”字结构看作“名词性词组”。朱德熙（1983）更明确指出“所”是“名词化标记”，认为“所VP”之VP在“所”的介入下发生了名词化。

（1）魃不得复上，所居不雨。（《山海经·大荒北经》）

（2）巡狩者，巡所守也。（《孟子·梁惠王下》）

例（1）“所居”指居住的地方，作主语；例（2）“所守”指守卫的疆土，作宾语。这种作主语、宾语的“所”字结构看作“名词性词组”勉强可以说得通，因为它们都是表示一个对象。

但以往的研究大都忽视了作定语的“所”字结构和作主语、宾语的“所”字结构之间的差异。朱德熙（1983）所举例句都是作主语、宾语的“所”字结构，没有分析作定语的情况。

（3）有能得若捕告者，以其所守邑小大封之。（《墨子·号令》）

（4）仲子所居之室，伯夷之所筑与？（《孟子·滕文公下》）

不同于例（2）作宾语的“所守”，例（3）作定语的“所守”并非表示一个对象，即它不是指“守卫的城邑”，而是对“邑”进行修饰。例（4）作定语的“所居”也不同于例（1）作主语的“所居”，“所居不雨”之“所居”是指称一个对象，而“所居之室”之“所居”则是用来修饰一个对象。

修饰性成分在词类上一般对应形容词（欧洲文法中尤其如此），因此有些学者曾经将“所守邑”、“所居之室”这类作定语的“所”字结构（“所守”、“所居”）看作形容性词组。王力在《中国文法学初探》里解释例（4）说：“第一个‘所’，其所助的动词下有目的格；‘所居’二字（即一词）可视同形容词。介词‘之’字可视为表示形容词与名词的关系，换句话说，动词‘居’字已带形容性用以限制名词‘室’字。”（见《龙虫并雕斋文集》，第211—212页）倘若仿照“名词化标记”的提法，对于“所居之室”这类“所”，那似乎就应该称作“形容词化标记”了。

“名词性”和“形容性”的提法，实际上都是强调了词类和句法功能之间的对应关系。比如名词对应主语、宾语，动词对应谓语，形容词对应定语，副词对应状语，等等。但事实上众所周知，在汉语里这种对应关系并不绝对。“风驰电掣”中“风”、“电”是名词充任了状语；“学无止境”中“学”是动词充任了主语，“止”是动词充任了定语；“赏善罚恶”中“善”、“恶”是形容词充任了宾语。再如：

（5）a.上好礼，则民莫敢不敬。（《论语·子路》）

b.九月，入杞，讨不敬也。（《左传·桓公二年》）

c.其心曰“是何足与言仁义也”云尔，则不敬莫大乎是。（《孟子·公孙丑下》）

d.臣之兄犯暴不敬之名。（《吕氏春秋·至忠》）

例（5a）“不敬”是常规用法，即动词性成分作谓语；其余几例则不然，例（5b）“不敬”作宾语，例（5c）“不敬”作主语，例（5d）“不敬”作定语。同一个“状·中”结构的词组，表现了不同的句法功能。

这个情况曾经引发无数的争论，比如“词无定类”、“词类活用”、“名物化”、“名词化”等。王力（1944/1984：19）曾提出“词品”说，将词的固有词性与造句时实际实现的词性区分开来。词的固有词性表现为

“词类”，它是“可以在字典中标明的，是就词的本身可以辨认，不必等它进了句子里才能决定的”；而“根据词在句中的职务而分的，我们叫做词品，不叫词类”。郭锐（2000）也提出区分“词汇层面的词性”和“句法层面的词性”，类似于王力的“词类”和“词品”（词汇层面的词性就是词语固有的词性，需在词库中标明；句法层面的词性是词语在使用中产生的，需由句法规则控制）。这种“二线制”的办法似无助于问题的解决。“词品”或“句法层面的词性”只是对句法成分（主语、宾语、谓语、定语等）使用了另一种称呼而已，在句法分析上用处不大。

我们认为解决这个问题的关键是把词性和词临时所表现出来的功能“割裂”开来。既然词的功能和词性不具有绝对的对应关系，就不能将二者进行硬性的“捆绑”。“割裂”之后，词性归词性，功能归功能。词性是固定的，即王力说的“可以在字典中标明”、郭锐说的“需在词库中标明”；功能则是相对稳定而临时有变化的。所谓“相对稳定”，即某类词通常对应某种功能，如下表所示。

词性、句法功能、表述功能相对稳定的对应关系表

功能 词性	句法功能 （句法平面）	表述功能① （语义、语用平面）
名词	主语、宾语	指称
动词	谓语	陈述
形容词	定语	修饰（修饰指称性成分）
副词	状语	修饰（修饰陈述性成分）

①根据郭锐（1997），“表述功能”指“词语在使用中体现出来的表达模式”，是语义、语用平面的概念。表述功能可分为三种基本类型：陈述（表示断言）；指称（表示对象）；修饰（对陈述和指称的修饰，分为区别性修饰和描述性修饰，前者是限制性的；后者是非限制性的）。关于“陈述”、“指称”和“修饰”，请参阅朱德熙（1982）、朱德熙（1983）、马庆株（1995）、朱景松（1997）、郭锐（1997）、郭锐（2000）、郭锐（2002）、陆丙甫（2003）、陆俭明（2004）。

由于这种对应关系只是相对稳定的关系，在对待某个词的具体使用时，便不可只根据其表现出来的功能而定其“词性”。比如“学习”是一个动词，它的基本表述功能是陈述，基本句法功能是作谓语，如“我们要好好学习”；当我们说“我们要热爱学习”时，“学习”作了宾语，临时实现了指称的表述功能，这时就不应该按图索骥而认为“学习”变成了名词。在词性上，它仍然是一个动词，只不过这个动词的句法功能和表述功能临时出现了挪用。① 例（5）的4个“不敬”，在性质上看都是“副词+动词”，只不过（5a）是常规用法（句法功能：谓语；表述功能：陈述），（5b）（句法功能：主语；表述功能：指称）、（5c）（句法功能：宾语；表述功能：指称）、（5d）（句法功能：定语；表述功能：修饰）是临时挪用。

此外我们要提出的一个意见是，在“性质”和“功能”的对应上，词与词组不可同等看待。“学无止境”的“学”这样的单词如果用“词类活用”、“名词化”之类的说法加以解释，说它已变为一个名词，或许在“语感”上还能让人勉强“接受”；但“不敬”这样由“副词+动词”构成的词组，若说它也发生了“词类活用”，在“讨不敬”、“不敬莫大乎是”中成了“名词性”，在“不敬之名”中成了“形容性”，在我们看来，这很难理解——若说其中动词“敬”变成了名词、形容词，那么变了词性之后的“敬”跟副词“不”之间又是什么样的结构关系？

因此我们的看法是，一个词组，不论它充任的是什么句法成分，其性质是不变的。状中词组就是状中词组，动宾词组就是动宾词组，主谓词组就是主谓词组，无论在哪个句法位置上，都不会改变。

①我们所说的“割裂”和“挪用”，当然不包括“一词多性”的情况。比如“锁”既可作名词又可作动词，说“锁钥”时，不是动词“锁”挪用于指称；说“锁门”时，也不是名词“锁”挪用于陈述。再比如古汉语中“事”可以表示“事情”，这是名词；可以表示“从事”，这是动词。“事情”和“从事”都是“事”固有的词义，相应的，名词和动词都是“事”这个词固有的词性。《论语·颜渊》：“回虽不敏，请事斯语矣。”这里当然不是名词“事”临时用于陈述；《论语·学而》“敏于事而慎于言”也显然不是动词“事”临时用于指称。

（6）a.初，北戎病齐，诸侯救之，郑公子忽有功焉。（《左传·桓公十年》）

b.王亲受而劳之，所以惩不敬、劝有功也。（《左传·成公二年》）

例（6a）“有功”作谓语，例（6b）“有功”作宾语，但不论在例（6a）还是例（6b）中，“有功”作为动宾词组的性质是一样的。只是在例（6a）中“有功”是陈述性的，在例（6b）中“有功”是指称性的，两者表述功能不同而已。

（7）a.民望之若大旱之望云霓也。（《孟子·梁惠王下》）

b.民之望之若大旱之望雨也。（《孟子·滕文公下》）

例（7a）和（7b）“民望之”、“民之望之”都作主语，后者是在前者的基础上加了个“之”。这个“之”很像定中标记，于是很多人认为“民之望之”是个定中关系的“名词性词组”。其实不论加不加“之”，它们都是由“民”和“望之”构成的主谓词组，并且在表述功能上都是指称性的；“之”的作用只是使“民望之”这个主谓词组的指称性更为明显而已。张世禄（1959）、柳士镇（1992：45）都不赞成“名词化”的说法，而认为“民之望之”这种“主·之·谓”形式是“偏正化的主谓结构”、“偏正化主谓词组”，虽然“偏正化”的说法我们亦不赞同（所谓“偏正化”其实是指称化），但我们对于“主谓结构”、“主谓词组”的说法深以为然。宋绍年（1998）的说法更为明确：“N之VP是自指化的主谓结构，因而它不是名词性成分，而是谓词性成分。”

其实说到底，词有“词性”，而词组则并没有什么“词性”的附加属性。换句话说，词需要在“词性”上归类，词组却不需要这种归类。分析一个词组时，我们只需要分析它是什么结构关系的词组就可以了；当一个词组充任了某个句法成分，我们也只需要知道它的结构关系，并不需要戴上一顶“词性”的帽子。事实上也戴不上，因为这帽子太小。“词性”这顶帽子是为词定制的，它的大小只适合词，硬要顶到词组的头上，便显得不伦不类。词组和词是两个不同级别的语言单位，级别不同，需要关注的属性便不同。对于词来说，“词性”是需要我们关注的属性；对于词组来说，“结构关系”才是需要我们关注的属性。针对词组来谈“词性”，显然是混淆了两个不同级别语言单位的身份；这样做，又还有什么理由念念不忘地去谈论“词”和“词组”的区分？因此，我们认为，对于词组，只需要说它是“某某结构”的词组即可，不需要再说它是“某某词性”的。

再回到“所”字结构的问题上来。如前文所述，“所”字结构有“名词性”和“形容词性”两种观点，这两种观点其实都是硬给词组戴上了本是为词制作的帽子（“词性”），并且将这“词性”与其临时所实现的功能进行了“捆绑”（主语、宾语一般对应名词，于是单独作主语、宾语的“所”字结构被看作是“名词性”的；定语一般对应形容词，于是作定语的“所”字结构被看作是“形容词性”的）。“捆绑”的结果便是同一个“所”字结构出现了不同的所谓“词性”。

“所”字结构和“主·之·谓”结构有些类似，其中“所”、“之”都是结构助词，都是附加成分，附加成分的介入，其实并没有改变原来结构的性质。“仲子居”是主谓结构的词组，“仲子所居”仍然是主谓结构的词组，正如“民望之”是主谓结构、“民之望之”也是主谓结构。只是相对于“仲子居”这个主谓词组来说，“仲子所居”这个主谓词组转变了表述功能（由陈述变为修饰），但其作为主谓词组的性质不会改变。①

综上所述，我们认为“所”字结构并非什么“名词性词组”，

①王力（2004：344）说：“‘所’字经常放在外动词（及物动词）的前面，它的语法作用是使这个动词、整个谓语形式或整个句子形式都变为定语的性质。”这一表述显然比他在《中国文法学初探》里所说的“可视同形容词”更能让人接受一些——只说其充任的句法成分，不再说它是“形容词性”还是“名词性”的。

相应的，“所”并非“名词化标记”。“所”介入前是什么性质，加上“所”之后便还是什么性质（“仲子居”、“仲子所居”都是主谓词组[①]）。性质不变，功能有变，仅此而已。说到底，如前文所述，作为比词更高级别的词组，“所”字结构本身并没有“词性”这个属性，也不需要“词性”这个属性，所谓“名词性词组”或“形容性词组”都是就其句法功能而言的。但句法功能本是体现在句法成分上的（如作主语、宾语或定语），再给它贴上一个“名词性”或“形容性”的“词类”标签，除了引发混乱之外，没有任何积极作用。郭锐（1997）指出：“表述功能和句法成分、词类是三个不同层面上的概念，应加以区分。”对于词，有这三个层面；对于词组，我们认为只有表述功能和句法成分两个层面。因此对于“所”字结构，我们只需谈它充任了什么样的句法成分，实现了什么样的表述功能，而无须去谈它并不存在的那个“词性”。

二、“所”的基本功能：非陈述性标记

谈“所”字结构的功能，实际上就是要谈其中“所”的功能，因为“所”字结构的功能是在结构助词“所”的帮助下实现的。试看以下几例：

①以往有种观点认为“S所V”中S是“所V”的定语。这个观点源自两个方面的误解。其一，以往认为“所V”是“名词性词组”，因此S只能看作这个名词性词组的定语才能自圆其说。其二，以往所谓的“所”字结构只包括“所V”部分，其实完整的“所”字结构是“S所V”（参见姚振武，1998a），也就是说，“所”结合的对象其实是整个主谓短语（S·V），而非单独的谓词。“仲子所居”是以结构助词“所”为黏合剂、以“仲子”（S）和“居”（V）为主材料构建而成的一个整体结构，“仲子”、“所”、“居”三者不可分割，“仲子”并不能以定语身份独立。李佐丰《上古汉语的“者”、“所”、“之”、“其”》（载李佐丰《上古汉语语法研究》）谈到这个问题时说：“在所字短语之前，还可以有体词性词语。一般把所字短语之前的这个体词性词语分析为定语，但从语义关系看，这个名词性词语，相当于‘所’之后那个谓词性词语的主语。”不难看出，李文实质上也等于承认了“仲子所居”中“仲子”是“居”的主语，因为“主语”本来就是句法层面的概念，并不需要“从语义关系看”（语义关系是语义层面的概念，若“从语义关系看”，“仲子”不叫“主语”，叫“施事”）。

（8）三年之后，未尝见全牛也。（《庄子·养生主》）

（9）始臣之解牛之时，所见无非〔全〕牛者。（《庄子·养生主》）

（10）目无所见，耳无所闻，心无所知。（《庄子·在宥》）

（11）然吾王所见剑士，皆蓬头、突鬓、垂冠。（《庄子·说剑》）

例（8）中动词“见”是陈述性的，这是动词的常规用法；例（9）、例（10）中“见”是指称性的（指称“见”的对象），分别作主语、宾语；例（11）中“见”是修饰性的，作“剑士”的定语（“见到的剑士”）。

例（9—11）这些超越常规用法的动词“见”前都有一个助词“所”。在“所”的帮助下，动词“见”由原来的陈述性变为非陈述性，即变为指称性或修饰性。“所”如同一个标记，标明其后动词“不是陈述性的”。因此可以说，“所”字结构中“所”的基本功能是取消谓词的陈述性，让谓词的表述功能由陈述向指称或修饰转化。这种取消谓词陈述性的“所”，我们称为“非陈述性标记”（“标记”是就其语义、语用层面的功能而言；“所”的“结构助词”身份是就其句法层面的性质而言）。

本书第二章第二节曾指出，准“所”字结构“所VP”是一个前正后偏的向心结构，名词“所”是中心成分，VP是修饰成分。可见在“所”字结构形成之前，准“所”字结构中的VP就已经不是陈述性的了。换言之，当“所”还是一个名词的时候，实际上就已经借助句法结构的制约，潜在地具有了取消VP陈述性的功能。“所”字结构形成之后，当“所”从一个名词变为一个语法词，这一潜在功能即实现为显性功能。

词语的表述功能有陈述（predication）、指称（reference）、修饰（modification）三种基本类型，谓词（VP）的基本表述功能是陈述。“所”字结构“所VP”中，在“所”的帮助下，VP取消了陈述性，其表述功能向另外两种类型转化，即指称化（referentialization）或修饰化（modificationalization）。例（8）中用于陈述的“见”表现的是动词的基本表述功能；例（9）、例（10）中“见”在“所”的帮助下指称一个对象，属于指称化；例（11）中“见”在“所”的帮助下作名词“剑士”的修饰语，属于修饰化。

（一）取消VP的陈述性，帮助VP指称化

由前文例（5—7）可以看到，指称化的发生并非总是需要助词的帮助。“不敬”、“有功”、“民望之”是“零形式”指称化或者说“无标记”指称化；“民之望之”以及例（9）、例（10）的“所见”则是有标记的指称化，“之”、“所”是标记词。有标记的指称化是显性的、强化式的。再如：

（12）a.疆埸之事，慎守其一，而备其不虞。姑尽所备焉。（《左传·桓公十七年》）

b.弦子恃之而不事楚，又不设备，故亡。（《左传·僖公五年》）

（13）a.陈相见许行而大悦，尽弃其学而学焉。（《孟子·滕文公上》）

b.姑舍女所学而从我。（《孟子·梁惠王下》）

例（12a）“姑尽所备”之“备”是有标记的指称化；例（12b）“设备”之“备”是无标记指称化。同样，例（13a）“尽弃其学”之“学”是无标记指称化；例（13b）“舍女所学”之“学”则是有标记的指称化。

尽管“设备”之“备”和“姑尽所备”之“备”都是指称性的，二者在语义上却有显著的不同。这个不同即是所谓的“自指”和“转指”的区别。自指和转指是指称化的两种类型。简单地说，自指时VP的语义内容没有发生变化，转指时VP的语义内容相较指称化前发生了转变。“设备”的“备”是自指，它是指“备”这一行为自身；“姑尽所备”的“备”是转指，它不再指“备”这一行为，而是指这一行为所涉及的内容。

非陈述性标记“所”参与的指称化，绝大多数是转指（自指的情况极为罕见，例见后文）。“所”可以帮助VP转指受事、当事、凭借、依据、方式、原因、条件、时间等，尤以转指受事最为常见。前人对此已有详述。[①]需要略作讨论的是“所”能否帮助VP转指施事。本书第二章第二节论述“所”的语法化时曾提到，“所VP”演变成“所”字结构之后，跟VP相关的各个方面的意义都被纳入其表义范围，施事自然也是跟VP相关的一个方面（动作行为的发出者），因此理论上说，“所VP”应该也可以指施事。王克仲（1980）即认为“可以表示施事”，[②]不过王氏所举例句并非真正指施事的例子，真正指施事的，我们发现以下几例：

（14）二年，春，诸侯城楚丘而封卫焉。不书所会，后也。（《左传·僖公二年》）

（15）公后至，故不书所会。凡会诸侯，不书所会，后也。后至不书其国，辟不敏也。（《左传·文公七年》）

（16）令匠作机弩，有所穿近，辄射之。（《水经注·渭水下》）

（17）一夫当关，万夫莫开。所守或匪亲，化为狼与豺。（李白《蜀道难》）

例（14）、例（15）“所会”不是指“会所”（不同于《左传·桓

①马汉麟（1962）：“‘所’字用在动词或动宾词组之前，指代的对象是相当广泛的，可以说除了动词行为的施事以外，凡是与动词行为有关的方面大约都可以指代。”马文所谓“所”字“指代的对象”，即是我们所说的“所”帮助VP转指的对象。“所VP”转指条件的，即是以往所谓“所”的假设连词（或谓“誓辞”）用法（本书绪论部分已述及）。“所VP”转指时间的少见，马文举出一例，《公羊传·成公十七年》：“九月非所用郊也。”意思是九月不是“用郊”的合适时间。我们又检查出二例，《左传·哀公六年》“齐陈乞伪事高、国者，每朝，必骖乘焉。所从，必言诸大夫，曰：‘彼皆偃蹇，将弃子之命……’”“所从”指陈乞每次随从高氏、国氏上朝的时候。《水经注·汾水》：“并言子推所逃，隐于是山。”“子推所逃”指“介之推逃亡的时候”。

②王克仲（1980）：“‘所’字结构的含义能否表示施事，在语法论著中几乎没有看到肯定的回答；相反，在有的论著中却明确地说不能表示施事。出现这种情况，可能跟马建忠的‘隶外动’、‘必居宾次’等说法有关。本书认为可以表示施事，也仅仅是作为一个问题提出来向同志们请教。是否正确，还有待于进一步探索。”

公十三年》“不书所战，后也”之“所战”，“所战”指“战所”，战争发生的地点)，而是指参加会盟的诸侯国，即例(15)中“不书其国”的“国”，“所会”指称的是“会”的施事。例(16)“所穿近”等于“穿近者”，也是指施事。例(17)“所守”等于“守者”，并非指“守”的对象，而是指“守”这一行为的实施者。[①]

“所VP”指施事的用例极为罕见，原因在于转指施事这一职责交给了另一个非陈述性标记“者”。“所”、“者”在转指受事、施事上的分工使得古汉语在这一点上比现代汉语更显精准。本书第五章将谈到，古汉语的“所”、“者”到了现代汉语中合并为一个“的”，不再有此分工，因而导致了一些歧义，如“反对的”既可能指反对者也可能指反对的对象。合并是为了经济，但语言的经济性和表达上的精确性这二者往往不可得兼。可以说在一定程度上，语言的发展演变正是在这二者之间寻求平衡的过程。

需要强调的是，“所VP”转指受事时，其所指是宽泛的、非具体的。《史记·项羽本纪》“举所佩玉玦以示之者三”不说成“举所佩以示之者三”，就是因为“所佩”不是确指的。我们强调这一点的原因是：尽管对此“人人皆知”，但论者们具体论述时却往往忽视了它。比如“提宾”说实际上就存在这个问题。“提宾”说认为“所骑”可以看成提取了“骑马(驴、牛……)”的宾语成分，即“所骑”=“马”(“驴”、“牛”……)，这等于说“所骑”是确指的。但事实上“所骑”是一个集合，“马”、“驴”、“牛”等都只是“所骑”这个集合的元素之一(“所骑”={“马”、“驴”、“牛”……})，其中任何一个元素都不等于集合本身(有时候在具体语境中，似乎可以将“所骑”和“马”画上等号，但这其实是通过上下文的额外帮助而落实下来的，并非“所骑”本身能落实到“马”上)。对照“人情欲生而恶死”(《吕氏春秋·论威》)和“所欲有甚于生者，

①例(17)是唐代的用例，此时结构助词“所”在口语中有可能已经消亡，若如此，则此例应该算“不规范”的仿古(“所守”改为“守者”更符合上古文言习惯)。

所恶有甚于死者”（《孟子·告子上》）也可以看到，“生”只是“所欲”之一，即“生”∈“所欲”（“∈”读作“属于”，是数学中集合符号，“∈”后是集合，“∈”前是集合的元素）。因此“所欲”并非从“欲生”中“提取宾语”而成（也不是从任何其他“欲X”中提取X而成）。“所欲”只是在“所”的协助下“欲”转指了其受事；而要确定这个受事具体是什么，“所”也无能为力。

（二）取消VP的陈述性，帮助VP修饰化

所谓“修饰化”，是指本来用于陈述的VP转而用于修饰（如动词充当定语）。前文例（5d）“臣之兄犯暴不敬之名”中“不敬”即发生了修饰化，它不再是对“不敬”这一行为进行陈述（不是在叙述“臣之兄不敬”），而是用这一行为来修饰“名”。再如：

（18）凡飨共其食米。（《周礼·地官司徒·舂人》）

（19）昔成季友，桓之季也，文姜之爱子也。（《左传·昭公三十二年》）

（20）父之于子也，令有必行者，必不行者。曰“去贵妻，卖爱妾”，此令必行者也。（《战国策·秦策三》）

（21）君子将营宫室：宗庙为先，厩库为次，居室为后。（《礼记·曲礼下》）

以上例句中，例（18）动词“食”修饰化作“米”的定语，例（19）、例（20）动词“爱”修饰化作“子”、“妾”的定语，例（21）动词“居”修饰化作“室”的定语。

不过应该注意到，在这些例句中，修饰语V和被修饰语N在逻辑上都具有潜在的动宾关系。“食”和“米”可以构成动宾词组“食米”，“爱”、“子”可以构成动宾词组“爱子”，等等。这种情况使得“V·N”成为歧

义形式，即在结构关系上，“V·N”可能是定中也可能是动宾，两者形式上并无不同，例如：

（22）a.足下以爱之故与，则何不与爱子与诸舅、叔父、负床之孙？（《战国策·赵策四》）

b.人主之爱子也，不如布衣之甚也。非徒不爱子也，又不爱丈夫子独甚。（《战国策·燕策二》）

（23）a.此幸臣之所以得欺主成私者也。（《韩非子·奸劫弑臣》）

b.苟已王之疾，臣与臣之母以死争之于王，王必幸臣与臣之母，愿先生之勿患也。（《吕氏春秋·至忠》）

例（22a）“爱子”是定中结构；例（22b）“爱子”则是动宾结构，但形式上两者完全相同。例（23）的“幸臣”也是同样的情况。

这就是说，当V和N之间存在逻辑上的动宾关系时，“V·N”中V可能是修饰性的，也可能是陈述性的。如果要确认V是修饰性的而非陈述性的，一般就需要非陈述性标记“所”的介入，变无标记修饰化为有标记修饰化：

（24）荆王所爱妾有郑袖者。（《韩非子·内储说下》）

（25）景公使圉人养所爱马，暴死。（《晏子春秋·内篇谏上》）

（26）王有所幸臣九人之属，欲伤安平君。（《战国策·齐策六》）

这些例子中由于有了非陈述性标记“所”的介入，“爱”、“幸”被明确标记为“非陈述性的”，“爱妾”、“爱马”、“幸臣”也就不再可能是动宾关系了。由此可以看出动词的修饰化中“所”起到的作用。

“所”帮助VP实现指称化和修饰化时，有一个问题需要注意，即“所VP”作定语时，“所”不一定都是帮助VP修饰化：

（27）a.奔兄弟之丧，先之墓而后之家，为位而哭。所知之丧，则哭于宫而后之墓。（《礼记·丧服小记》）

b.梁乃召故所知豪吏，谕以所为起大事，遂举吴中兵。（《史记·项羽本纪》）

（28）a.夫听所信之言，而子父为人僇，此不参之患也。（《韩非子·内储说上》）

b.则法术之士欲干上者，非有所信爱之亲、习故之泽也。（《韩非子·孤愤》）

c.宣王使许允、陈泰解语爽，蒋济亦与书达宣王之旨，又使爽所信殿中校尉尹大目谓爽，唯免官而已，以洛水为誓。（《三国志·魏书·曹爽传》，裴注引干宝《晋书》）

例（27a）“所知之丧”不同于例（27b）“所知豪吏”。“所知豪吏”是“认识的豪吏”；“所知之丧”却不是“知道的丧事”，而是“知道的人（即相识之人）的丧事”。换言之，在“所知豪吏”中，“所”帮助“知”实现修饰化；而在“所知之丧”中，“所”却并非帮助“知”实现修饰化，而是帮助“知”实现指称化（“所知”转指“知”的对象，即“所知之人”）。例（28a）“所信之言”也不同于例（28b）“所信爱之亲”、例（28c）“所信殿中校尉尹大目”。“所信之言”并非“相信的话”，而是“信任之人的话”，“所”也是帮助“信”实现指称化（“所信”转指“信任之人”）。

三、“所VP之NP”中“之”的性质

“所”参与的修饰化，VP和NP之间可以加个“之”，也可不加。加“之”的如：

（29）季武子以所得于齐之兵作林钟而铭鲁功焉。（《左传·襄公

十九年》)

(30)夫管子，天下之才也，所在之国，则必得志于天下。(《国语·齐语》)

(31)仲子所居之室，伯夷之所筑与？抑亦盗跖之所筑与？所食之粟，伯夷之所树与？抑亦盗跖之所树与？(《孟子·滕文公下》)

(32)(盗跖)所过之邑，大国守城，小国入保，万民苦之。(《庄子·盗跖》)

(33)敌者，所伐之国也，后虽无复，何伤哉？(《韩非子·难一》)

(34)公以二人者为贤人也，所入之国，因用之乎？(《战国策·韩策三》)

(35)既去，顷之，襄子当出，豫让伏于所当过之桥下。(《史记·刺客列传》)

(36)为所不欲得之事，献所不欲闻之语。(《论衡·逢遇》)

(37)子集惊怖，张弓射之，应弦而倒，即变为桃人，所骑之马亦变为茅马，从者数人尽化为蒲人。(《洛阳伽蓝记》卷四《开善寺》)

不加“之”的如：

(38)底商之罪，告于皇天后土、所过名山大川。(《尚书·周书·武成》)

(39)余，而所嫁妇人之父也。(《左传·宣公十五年》)

(40)有能得若捕告者，以其所守邑小大封之。(《墨子·号令》)

(41)取武阳所持图。(《战国策·燕策三》)

(42)范增数目项王，举所佩玉玦以示之者三，项王默然不应。(《史记·项羽本纪》)

(43)所产子死、所怀子凶者，字乳亟数，气薄不能成也。(《论衡·气寿》)

（44）后贼追至，王欲舍所携人。（《世说新语·德行》）

加“之”与不加“之”在语义上究竟有没有差别呢？这就需要考察这种“之”的性质。

吕叔湘（1956a：81）认为作定语的“所”字结构中“所”的作用“在于指示”。对于“猫所捕之鼠”，吕先生认为“这个‘所’字的作用就是指示这个词组的端语‘鼠’”。吕叔湘（1959：14）又说：“‘所’字的作用在指示，……‘所’字的指示作用，和‘彼、此’等指示词不同，限于特殊的场所。”可以看出，所谓“指示这个词组的端语‘鼠’”，就是说“猫所捕之鼠”对应成现代汉语不是简单的“猫捉的老鼠”，而是“猫捉的那只老鼠”，“所”对“鼠”有指示作用。应当承认，吕先生的分析是十分细致而深入的。

不过根据我们的观察，“猫所捕之鼠”中对“鼠”的指示（“那只”）似乎不是“所”的职能，而是由“之”承担的。我们认为，“猫所捕之鼠”这类结构中的“之”，一方面有结构作用（帮助构成定中结构）；一方面又有指示作用（“之鼠”：那只老鼠）。

首先，在汉语里，指示词一般都由代词兼任。也就是说，它们既能用来修饰名词（指示作用），又能单独充当句子的主干成分（代词作用），如“是、此、斯、兹、彼、夫、这、那”等都是如此。[①]“所”不是代词，因此它不大可能有指示词的用法。“之”是代词，而且它自甲骨文开始就有指示词用法，如甲骨文中“之日”、“之月”、“之夕”，《诗经》中“之人”、“之子”，《庄子》中“之二虫”等都是其例（见周法高，1959：99-100）。因此说“猫所捕之鼠”中起指示作用的不是“所”而是“之”，更为可信。

其次，现代汉语中指示词能兼起结构作用。如“说话那人是我朋

① “夫”也能作代词充当主语，如《左传·襄公二十六年》：“对曰：‘晋卿不如楚，其大夫则贤……’子木曰：‘夫独无族姻？’”“夫独无族姻”之“夫”是代词，指代晋国，杜预注：“夫，谓晋。”

友”，“那”既有指示作用，又联系修饰语（“说话”）和被修饰语（“人”），构成定中结构，这种“那”可以看作定中标记性质的结构助词。这能帮助说明，倘若认为“猫所捕之鼠”中定中标记“之”同时具有指示词性质，在理论上是可以成立的。

实际上，一部分定中结构里的结构助词“之”应该就是从指示词发展而来的。王力（2004：389）曾说，“‘麟之趾’的原始意义是‘麟它趾’，”这是就领属关系而言；对于非领属关系的修饰语和被修饰语，如“渐渐之石”，其“原始意义”也应该是“渐渐那石”。随着“之”的结构作用逐渐凸显出来，其指示意义渐趋淡化，最终成为一个结构助词。不过几乎所有的语法化都会有残留的遗迹，即语法化后或多或少还保留一点语法化之前的某种特征。结构助词“之”在很多时候就具有明显的指示语义，如《孟子·尽心上》：“鸡鸣而起，孳孳为善者，舜之徒也。鸡鸣而起，孳孳为利者，跖之徒也。”“舜之徒”、“跖之徒”的“之”既是标记定中关系的结构助词，又保留了指示语义（“舜这类人”、“跖这类人”）。再如《墨子·公输》：“公输盘为楚造云梯之械。”“云梯之械”即“云梯这种器械”；《列子·汤问》：“以君之力，曾不能损魁父之丘，如太行、王屋何？”“魁父之丘”即“魁父这样的山丘”。

由此我们认为，“所VP之NP”中的指示语义应该是由结构助词“之”承担的。“所VP之NP”和“所VP·NP”的差别即在于指示语义的有无，有“之”则可能有指示语义。指示的作用在于区别和强调，“猫所捕之鼠”强调了“不是别的老鼠，而是猫捕捉的那只老鼠”。这实际上涉及到修饰语的类别问题。修饰语分为描写性修饰语和区别性修饰语，如“弯弯的月亮”中“弯弯”是描写性修饰，它不含限制作用；“昨夜的月亮”中“昨夜”则是区别性修饰，它有限制作用（不是别个夜晚的月亮，而是昨夜的月亮）。指示词的作用正在于增强区别性，如“我们吃的粮食都是农民辛辛苦苦种出来的”，“吃的”对“粮食”的修饰是描写性的；如果加上指示词，说成“我们吃的这些粮食”，则修饰语变为区别性修饰。这个例子对应到古汉语，即是“所食粟”与“所食之粟”的区别。

当然，正如我们所认为的，这种“之”尽管含有指示作用，但其显性的、外在的语法功能仍是帮助构成定中结构；所以在有些“所VP之NP”的用例中，指示意义不一定明显（甚至完全消失），即修饰语“所VP”的区别性不显著，这时是“之”的结构作用占了主导地位，甚至只起结构作用而无指示作用了。我们以上的讨论，根本的意思是要指出，“所VP之NP”中如果存在指示语义（即区别性语义），那么这个语义只会是“之”承担的，而不是“所”。

四、“所”字结构中的“省略”问题

还有一个相关问题也应该提出来澄清一下，那就是关于“所”字结构中的“省略”问题。这其中又有三种情况：一是“所”后“省略”介词；二是“省略”“所”；三是“省略”“所”后动词。我们认为这三种情况皆非“省略”。

第一种情况本书第二章第二节已谈到过。“马之所生”、“文王之所辟风雨”并非“所”后省略了“于”、“从”、“以”之类的介词，它们不是“所”字结构，而是准“所”字结构，“所生”等于“生所”、“所辟风雨”等于“辟风雨所”，即“出生的地方”、“避风雨的地方”。吕叔湘（1956a：84）说：“比如说‘马生于某地’，倘若拿某地做主体而改成词组，照上面‘所与’、‘所为’、‘所以’、‘所从’等例子，应该是‘马所于生之地’，但是通常不用这个‘于’字。”用介词“于”的，吕叔湘认为“反而是例外”。既然加了介词“反而是例外”，又怎么能说不加介词的是“省略”呢？要知道，省略形式是相对于常规形式而言的。

对于“所事孔子”这样的“所”字结构，朱德熙（1983）认为也是“所以事孔子”省略介词的结果。本书第二章谈到过，这是由于朱先生持

“提宾”说而得出的结论。[①] 事实上“所”并没有“提宾”的功能；“所事孔子”也并非省略了介词“以”，而是“所”帮助本来用于陈述的“事孔子”指称化（转指做这件事的方式）。

至于有些加介词的“所·介·动”形式，一方面是由于表义精准的需要；另一方面是介词普遍运用之后正好可以满足这个需要。试看：

（45）a.不书所战，后也。（《左传·襄公十四年》）

b.长勺之战，曹刿问所以战于庄公。（《国语·鲁语上》）

例（45a）“所战”是准“所”字结构，“所”是名词，“所战”即“战争的地点”。例（45b）“所以战”是“所”字结构，非陈述性标记“所”帮助“战”指称化（转指），介词“以”帮助转指后的语义落实到“战”的“凭借”。若不用介词“以”，语义就不够精准——不知道是指战争的场所还是指战争赖以施行的凭借了。也就是说，在“所以战”这个“所·介·动”式“所”字结构中，虚词“所”和“以”都是用来帮助动词“战”实现转指的：第一步，非陈述性标记“所”取消动词“战”的陈述性，向指称性转化；第二步，介词“以”帮助“战”指称化后在语义上进行落实，即落实到“凭借”这个意义上来。再如：

（46）a.乱之所生六也：主母，后姬，子姓，弟兄，大臣，显贤。（《韩非子·八经》）

b.参疑之势，乱之所由生也，故明主慎之。（《韩非子·内储说下》）

①朱德熙（1983）：“因为‘所’提取的是宾语……双向动词只能带一个宾语（以下把双向动词记为V_2，三向动词记为V_3，把双向动词和三向动词组成的动词结构分别记为V_2P和V_3P），因此在‘所V_2P’里，宾语必须缺位。换句话说，只有‘所V_2’的形式，没有‘*所V_2O’的形式。”针对这段话有个注文：“前引《孟子·滕文公上》：‘他日，子夏、子张、子游以有若似圣人，欲以所事孔子事之。’‘所’字下省略了‘以’字。同书《公孙丑上》‘孟施舍之所养勇也’，似乎不好这样解释，录以存疑。”

例（46a）“所生”由于未加介词，有可能被误解成“主母、后姬”等是“乱”滋生出来的（实际上是说“主母、后姬”等是“乱”的根源）；例（46b）加了介词“由”，便不会有此误解，语义更显精准。由此可以看出“所·动”中加入一个介词而形成“所·介·动”这种“所”字结构的原因。再看下例：

（47）所以谓，名也；所谓，实也。（《墨子·经说上》）

由于不加介词的“所·动”也可以指方式、凭借、工具等（如“所事孔子”），例（47）“所以谓”按理也可不加介词直接说成“所谓”，但这样一来，“所谓，名也；所谓，实也”中“名”和“实”都是“所谓”，无法起到辨别“名”、“实”的作用（这就成了《公羊传》中“《春秋》伐者为客，伐者为主”的情况，阅读《公羊传》的人看到这样的解释，对“客”、“主”的区别仍然一无所知[①]）。

总之，在动词的指称化中，之所以要在“所·动”的基础上再加上一个介词而形成“所·介·动”形式，最主要的目的就是追求表义的精确性。“所”作为非陈述性标记，它能做到的只是帮助动词实现指称化，至于指称化后具体的指称对象是受事、当事、与事、凭借、工具、原因中的哪一种，“所”却无能为力。这时候介词便派上用场了：首先，加上介词，便可以确定这个“所”字结构不指受事；其次，加上介词，可以帮助这个“所”字结构将所指落实到当事、与事、凭借、工具、原因等众多方面中较为具体的一个方面，比如加上介词“为”便将所指落实到当事（如《左传·隐公三年》“卫人所为赋《硕人》也”），加上介词“与”便将所指落实到与事（如《论语·乡党》“揖所与立，左右手”），加上介词“以”、“由”便落实到凭借、工具、原因（如前文例句中“所以战”、“所

①《公羊传》撰者未意识到口语和书面语的不同，写这句话时，心里将一个“伐”长读，一个“伐”短读，却忘了写成书面文字后读者看不到长读、短读的区别。如果“谓”在当时也有“长言”、“短言”之分，则例（47）记作“所谓，名也；所谓，实也”也不是完全没有可能。

以谓”、“所由生”）。

“所·介·动”中介词的作用是对“所·动”所指的不明确性予以改善，因此说到底，加介词是语义层面上的需要，“是古代汉语日益完善和精密化的表现”（马汉麟，1962）；在句法层面上，介词并非这一结构必不可少的成分。因此不出现介词时，绝非“省略”。

第二种所谓的“省略”，是“所”自身的“省略”。比如前文例（13a）“尽弃其学”与例（13b）“舍女所学”相比较，便容易认为前者是“尽弃其所学”的省略。

前文已指出，指称化（不论是自指还是转指）既可以用标记词来协助，也可以由动词自身单独实现。其实从本质上来看，可以说所有的指称化都是动词自身实现的；标记词“所”、“者”、“之”等只是在这些动词指称化后再“锦上添花”地贴上一个“非陈述性”标签，予以“确认”和“明文告示”而已。因此“尽弃其学”并非省略了“所”，而是“学”自身就可以转指“学”的内容。再比如《论语·雍也》“一箪食，一瓢饮”，“饮”即是未借助任何标记就实现了转指的指称化（转指“饮”的东西）。《论语·微子》“殷有三仁焉”，“仁”也是自身完成转指的（转指具有“仁”这一德性的人），并不能说是“仁者”的省略。《论语·述而》有“择其善者而从之”，《左传·襄公三十一年》有“其所善者，吾则行之”，我们并没有理由根据《左传》的“其所善者”而认为《论语》的“其善者”省略了“所”。再如《汉书·司马迁传》有“士为知己用，女为说己容”，《文选》卷四十一《报任少卿书》有“士为知己者用，女为说己者容”，《汉书》中“知己”、“说己”是零形式指称化，《文选》中“知己者”、“说己者”则是有标记指称化，同样不能认为前者是后者的省略形式。在“有”、“无”句中，零形式指称化更是常见：

（48）a.三日不食，耳无闻，目无见也。（《孟子·滕文公下》）

b.三咽，然后耳有闻、目有见。（《孟子·滕文公下》）

c.目无所见，耳无所闻。（《庄子·在宥》）

d.今以近世观之，自以目有所见，耳有所闻，世殊而事异。（《盐铁论》卷五）

（49）a.于是竭池而求之，无得，鱼死焉。（《吕氏春秋·必己》）

b.以一易两，人曰：无丧而有得也。（《荀子·正名》）

c.譬之如张罗者，张于无鸟之所，则终日无所得矣。（《战国策·东周策》）

d.卒不能有所得。（《汉书·杜周传》）

（50）a.于是老弱有养，鳏寡有室。（《晏子春秋·内篇杂上》）

b.矜寡孤独废疾者，皆有所养。（《礼记·礼运》）

（51）a.大包群生，而无好憎。（《淮南子·原道》）

b.无所好憎，平之至也。（《淮南子·原道》）

在我们看来，这些“有/无·VP”和“有/无·所VP”的“异文”并不能证明前者是后者的省略形式，“无闻、无见”等都是动词自身发生了转指类型的指称化。[①] 本书绪论中曾指出，在汉语史研究中，对于异文材料，必须坚持“只作旁证”的原则，不能仅仅根据形式上的对照，就立刻得出“必定如此”的结论。如果没有其他更为有力的证据支撑，这种异文的对照其实说明不了任何问题。

第三种“省略”情况，是所谓的“所”后“省略”VP。如“得所”、“失所”、“得其所”、“失其所”之“所”，有些学者即视为“所得”之省。本书第二章第一节讨论“所”的引申义时已指出过，这些“所”都是名词，并非“所得”之省，这里不再赘述。下面再举两例被认为是“所

①我们当然也没有办法提供“确凿无疑”的证据来证明“无闻、无见”必定不是“无所闻、无所见”的省略形式，但我们认为既然不采用“省略”的观点也能满意地解释它，那就不必、也不应该轻言“省略”。我们坚持这样一个原则：“省略”是句法层面的概念（即省略句法成分），而非语义层面的。“无闻”在句法层面上是一个完整的动宾结构（即不缺少句法成分），那就不存在“省略”；至于其中的宾语成分所指为何，那是语义层面的问题，句法层面和语义层面不能混为一谈，这是本书绪论部分谈到研究方法时曾重点强调的。

VP”省略了VP的“所”：

（52）师之所为，郑必知之，勤而无所，必有悖心。（《左传·僖公三十二年》）

（53）耻门不闭，不可以封。非此，用师则无所矣。（《国语·晋语四》）

例（52）“勤而无所”，王力（1999：24）注：“无所，指无所得。”例（53）“用师则无所”，薛安勤等（1991：426）译作：“即使对外用兵，也不会有什么收获。”这显然都是把“无所”视为“无所得”之省了。事实上这两例“所”都是表“处所”的名词，“无所”都是指“没有地方（用兵）”，即“无用武之地”。杨伯峻（1981：490）解释例（52）说：“所仍是处所之义。此谓郑既知其来袭而有备，则无用武之地。”杨注深得其要。参照下例中“无所用之”，也可窥见例（52）、例（53）中“无所”之义：

（54）师退，次于召陵。……（屈完）对曰：“……君若以力，楚国方城以为城，汉水以为池，虽众，无所用之。”（《左传·僖公四年》）

“虽众，无所用之”指“师虽众而无处用之”，仿照例（52）的说法可以说成“众而无所”，反之，例（52）仿照此例也可以说成“虽勤，无所用之”。

下例中的“所”，王克仲（1980）也认为“所”后省略了动词：

（55）诚以其国为王者之所，亦王；以其国为危殆灭亡之所，亦危殆灭亡。（《荀子·王制》）

王克仲（1980）解释此例说：“例中的‘为王者之所’，犹言‘为王者之所为’。”其实这个“所”也是名词，表示“地方”，“以其国为王者之所”意思是“把自己的国家当作实行王道的地方”。例中“王者”并非“wáng者”，而是“wàng者”（以王道治天下者）。王克仲先生大概未注意到这个“王”需要破读，才有此误会。

综上所述，我们认为“所”字结构中并不存在一些学者所认为的省略介词、省略“所”、省略VP的情况。由此我们也得到一点启发：在语法研究中不可轻言“省略”。谈省略至少应注意四个方面：一要注意必须有未省略的原形（以上谈到的几种情况，这一点还都是符合的）。二要注意“省略”的形式是否是其常态，如果“省略”的形式是常见的情况，那就不应断定为省略（“马之所生”如果加上介词说成“马之所于生”，这“反而是例外”，那就不能说“马之所生”省略了介词；汉语中无标记的指称化是常见情况，因此没有“所”介入的转指也并非省略了“所”）。三要注意句法层面与语义层面的区分，“省略”是句法层面的概念，不能将语义层面缺少的东西当作句法上的“省略”（“所·介·动”中介词只是帮助落实语义，即只在语义层面起作用，因此“所事孔子”并非“所以事孔子”的省略）。四要注意符合语言发展的历史，较晚时期的“未省略”并不能证明较早时期的“省略”，谈“省略”必须在同一个共时层面来谈。这一点是最重要的又是往往被忽视的。“所·介·动”是介词普遍运用以后出现的形式，因此之前的“所·动”并不能说是省略了介词，况且不用“省略”的说法照样能顺利地解释。

五、“所杀蛇”之“所”：不是被动助词

“所VP”作定语时，还有一个由来已久的问题需要澄清。即当VP的施事不出现时，其中的“所”被误解成表被动的助词：

（56）父老乃率子弟共杀沛令，开城门迎刘季，欲以为沛令……祠黄帝，祭蚩尤于沛庭，而衅鼓旗，帜皆赤。由所杀蛇白帝子，杀者赤帝子，故上赤。（《史记·高祖本纪》）

杨树达认为此例中“所杀蛇”即“被杀之蛇”，“所”是“表被动”之词。① 我们首先要指出，这种通过翻译来确定句法成分性质的做法，是万万不可取的。翻译在很多时候并不“忠实”，即往往不自觉地转换了句法结构，转换后的句法成分与原来的成分已经不能一一对应，因此不能按照转换后的形式（即翻译的结果）来对原形式作句法分析，这本是很浅显的道理。

单从语意上看，将“所杀蛇”理解成“被杀之蛇”未尝不通。但“通”不等于“对”，将“所”认作被动标记在其来源的考察上存在困难（徐江胜，2010），而将它看作一贯的非陈述性标记则理顺意通。事实上，“所杀”并非被动式，而是主动式，“所杀”即“（某人）杀掉的”，只是施动者（某人）隐而未现而已。“所杀”仍然是普通的“所”字结构，动词“杀”在非陈述性标记“所”的协助下，由本来的陈述性转为修饰性，修饰中心语“蛇”。试比较下例：

（57）（李）陵军五千人，兵矢既尽，士死者过半，而所杀伤匈奴亦万余人。（《史记·李将军列传》）

此例中“所杀伤匈奴”形式上和“所杀蛇”并无二致，按照“所”表被动的说法，那也是“被杀伤的匈奴”了。但事实上“所杀伤匈奴”显然是“（李陵军）杀伤的匈奴”，是个主动形式，并非被动句。

这个问题从本质上探究，其实是主动与被动陈述立场的不同：主动陈述的出发点是施事者的立场，被动陈述的出发点是受事者的立场。拿现代汉语的例子来说，“稿子审过了”这个句子，从受动者（“稿子”）的立场理解，它就是被动句；从施动者（隐而未现）的立场理解，它就是主动句

①杨树达《马氏文通刊误》（《杨树达文集》之四，第45页）：“所杀蛇者，被杀之蛇也……今文法大明，不知‘所’表被动者，真有愧于王氏矣。”

（可以是“稿子我审过了”的省略；“稿子我审过了”是受事主语句，但受事主语句不一定就是被动句，“稿子我审过了”就是主动句，因为其中的核心动词“审”不是被动态，而是主动态①）。

不难看出，将主动误解成被动的诱因在于施事者的缺席。“稿子审过了”由于施事者缺席，可能被理解为被动句；补上施事者，“稿子我审过了”，便是确定无疑的主动形式。同样，“所杀蛇”若在“所”前补上“杀”的施事者，便不会误解成被动形式。

以上分析应该已能澄清，“所杀蛇”这样的结构没有被动语意。它与一般的“所VP（之）NP”一样，也是在非陈述性标记“所”的帮助下，VP修饰化，作NP的定语。实际上“所VP之NP”之所以不等于“被VP之NP”，最关键的还是因为“所”自身没有表被动的功能。关于这一点，本书第四章论述被动句中“所”的性质和功能时再进一步展开讨论。

六、非陈述性标记“所”、“者”、“之”的关系

吕叔湘《中国文法要略》曾论述“句子和词组的转换”，其中包括“叙事句转成词组”。一个典型的叙事句包含主语、述语、宾语（述、宾合起来是谓语），转换成词组时，主语、宾语或谓语都可以作为词组的中心语②：

蒙古人骑马 →

（A）骑马的蒙古人

---

①“稿子我审过了”其实是一个话题主语句，即主语“稿子”是一种话题性质（谓语“我审过了”是针对主语“稿子”进行谈论）；所谓“受事主语句”，只是在语义层面上对句子的一种归类而已。

②对于这种转换，在现代汉语研究领域，目前不少学者采用“关系化”的说法，如“蒙古人骑马”转换为“骑马的蒙古人”是将主语关系化，转换成“蒙古人骑的马”是将宾语关系化。其中“的”被看作“关系化标记”。从这个角度来看，古汉语中与之对应的“者”、“所”也可以视为关系化标记（当然“关系化标记”不同于“关系代词”，有些关系化标记是由关系代词充任的，有些则不是）。关于“关系化”和“关系化标记”，可参阅方梅（2004）、刘丹青（2005）、唐正大（2007）等。

（B）蒙古人骑的马

这本书出版了 →

（C）这本书的出版（在业界引起了轰动）

这种转换在古汉语里是在“者”、“所”、“之”的帮助下实现的：

圣人忧民 →

（A）圣人（之）忧民者

（B）圣人所忧（之）民

（C）圣人之忧民（《孟子·滕文公上》：“圣人之忧民如此，而暇耕乎？”）

这种由句子形式向词组形式的转换，一个共同之处是谓语动词的陈述性被取消了。“忧民”是陈述，附上一个“者”便变为修饰（“圣人之忧民者”中“忧民者”修饰中心语“圣人”）[1]；“圣人忧”是陈述，附上一个“所”也变为修饰（“圣人所忧之民”中“圣人所忧”修饰中心语“民”）；“圣人忧民”是陈述，附上一个“之”变为指称（自指，“圣人之

①吕叔湘（1956a：79）指出“圣人之忧民者”之类“是一种把加语移在端语之后的手法”，即“NP之VP者”中“VP者”是后置的定语。这是完全正确的。有些学者认为“NP之VP者”中NP是定语、“VP者”是中心语，这个看法委实不当。《韩非子》、《吕氏春秋》、《战国策》中有“千里之马”，韩愈《马说》中有“千里马”、“马之千里者”，“千里”不论前置还是后置，都应是定语身份。再如《新书·解县》“将吏戍者或介胄而睡”，《史记·陈丞相世家》“项王怒，将诛定殷者将吏”，这两例中的“将吏”一个在前、一个在后，没有理由认为“将吏”居后便是中心语而居前则是定语。所谓“定语”，顾名思义，其最典型的功能就是对中心语进行限定。显然，这里的“将吏”不论居后还是居前，都不是限定性成分，而是受“戍”、“定殷”的限定。实际上，将“NP之VP者”中的“VP者”看作中心语的根本原因，还是传统的“名词性词组”的观点在背后作支撑。其实和“所VP”一样，“VP者”并非什么“名词性词组”，它只是在非陈述性标记“者”的协助下，VP发生了指称化或修饰化而已（在“NP之VP者”或“VP者NP”里是修饰化）。

忧民”指“圣人忧民”这一情况)[①]。

因此结构助词“者”、“所”、“之”都可以看作非陈述性标记。同“所”一样，“者”、“之”作为非陈述性标记，可以帮助VP指称化或修饰化。

“者”帮助VP指称化的例子如：

(58)夫仁者，己欲立而立人，己欲达而达人。(《论语·雍也》)

(59)仁者，人也，亲亲为大。(《礼记·中庸》)

(60)攻而必取者，攻其所不守也。(《孙子·虚实》)

例(58)“仁”在非陈述性标记“者”的协助下变为指称性质，转指具有“仁”这一德性的人。例(59)“仁”在“者”的协助下也变为指称性质，指“仁”这一德性自身，属于自指。例(60)“攻而必取”这个动词短语在“者”的协助下丧失了陈述性质，转而指称“攻而必取”的原因(“攻其所不守”是对这个原因予以说明)。

“者”帮助VP修饰化的例子如：

(61)诸侯朝而归者皆有贰心。(《左传·昭公十三年》)

动词短语“朝而归”在“者”的协助下变为修饰性质，修饰“诸侯”。

“之”帮助VP指称化的例子如：

①不少学者注意到，有些“主·之·谓”形式是独立成句的，即其中的谓语动词并未因为“之”的介入而丧失陈述性。如《诗经·周南·汉广》：“汉之广矣，不可泳思。江之永矣，不可方思。”“矣”是表陈述的语气词，“汉之广矣”、“江之永矣”是独立的陈述句。不过这种“之”其实并非结构助词，“汉之广”、“江之永”中“之”是指示代词作状语：“汉那么广阔啊，江那么永长啊，广阔永长得不可求济。”再如《诗经·周南·桃夭》“桃之夭夭，灼灼其华”(“那么艳美”)；《论语·阳货》“予之不仁也”(“这么不仁”)；《左传·哀公十六年》“令尹之狂也”(“这么狂”)。众所周知，“之”与“其”常常相通，《诗经·邶风·北风》“北风其凉，雨雪其雱”，“其”同样是指示代词作状语，表示“那么凉”、“那么雱”。

（62）天下之无道也久矣。（《论语·八佾》）

“天下无道”本来是陈述性的，加上“之”便变为指称“天下无道”这一事实，属于自指。

朱德熙（1983）认为“之”只用于自指，这恐怕有失深察，以下两例中“之”即是帮助VP实现转指：

（63）公之未婚于齐也，齐侯欲以文姜妻郑太子忽。（《左传·桓公六年》）

（64）桀纣之失天下也，失其民也。失其民者，失其心也。（《孟子·离娄上》）

例（63）“公之未婚于齐”转指时间（“公尚未娶于齐的时候”）；例（64）“桀纣之失天下”转指原因（“桀纣失天下的原因，是失去了人民的拥护”），例中后文“失其民者”改用“者”转指原因。

事实上我们发现“之”不仅用于指称化，还可用于修饰化，例如：

（65）呜呼！无坠天之降宝命，我先王亦永有依归。（《尚书·周书·金縢》）

（66）弗敢不对扬朕辟皇君之赐休命。（《叔夷钟》，《殷周金文集成》01.273）

（67）膺受君公之赐光。（《叔夷钟》，《殷周金文集成》01.275）

以上各例中“S之VO”不同于“民之望之”（自指）和“桀纣之失天下”（转指），而是“S之V”作O的修饰语。例（65）“天之降宝命”指“上天降下的大命”，“天之降”修饰“降”的潜宾语“宝命”（孔颖达正义谓“无得陨坠天之所下宝命”）。“天之降宝命”等于“天所降宝命”，“之”的作用同“所”，协助主谓短语“天降”修饰化。另外两例中“皇君之赐休命”、“君公之赐光”也是指“皇君所赐休命”、“君公所赐光”。“之”的这种用法后来被“所”接替。

“者”、“之”帮助实现指称化时，都是既可自指又可转指；“所”帮助实现指称化时，则一般都是转指的。不过下例显示的情况值得注意：

（68）人之所欲生甚矣，人之所恶死甚矣；然而人有从生成死者，非不欲生而欲死也，不可以生而可以死也。（《荀子·正名》）

例中加着重号的“欲生”、“恶死”显然是自指的（指“贪生怕死”这个情况）。实际上“人之所欲生”、“人之所恶死”等于“人之欲生”、“人之恶死”（“人之欲生甚矣”正如“天下之无道也久矣”），帮助自指是非陈述性标记“之”最常见的用法，“所”则是多余的。

之所以会出现这两个多余的“所”，我们认为是类化的结果。在“N所V”这一结构中，“所”前常常会加上一个“之”，成为“N之所V”形式，如《尚书·周书·泰誓上》“民之所欲，天必从之”，“民之所欲”等于“民所欲”（“之”是多余的），转指“欲”的对象。这种转指类型的“N之所V”中连用的“之所”，被类化到自指类型，便成了例（68）“人之所欲生”的形式。

“之所”由于常常连用而导致类化，还表现在下例所示的情况中：

（69）a.人主之所惑者则不然，以其智强智，以其能强能，以其为强为，此处人臣之职也。（《吕氏春秋·分职》）

b.人主之惑者则不然，化未至则不知，化已至，虽知之与勿知一贯也。（《吕氏春秋·知化》）

王克仲（1980）注意到，“人主之所惑者”“是指人主之中愚惑的‘君主’，而不是指人主所疑惑的‘客体’”。但王文对此所作的解释却不稳妥。王文认为这是“所VP”表示施事的用例，“‘所惑者’对‘惑’而言，是施事，而不是受事”。王文所论存在两个问题：其一，“所惑者”其实并非指称性的（不是指称“愚惑的人主”），而是修饰性的（“所惑者”修饰“人主”）；其二，这里表示施事的是“惑者”，而非“所惑者”（更不是“所惑”），因为帮助转指施事本就是“者”的常见用法，有了“者”就不必将这个职责强加给罕用于转指施事的“所”。实际上这个“所”是多余的，“人主之所惑者”等于“人主之惑者”。对照例（68）不难看出，这个多余的“所”也是由于“之所”常常共现而类化进来的。

“之所”的连用，可以视作非陈述性标记“之”、“所”的配合使用。非陈述性标记的互相配合，还有“所”、“者”的配合以及“之”、“者”的配合。

“所”、“者”配合使用的例子如：

（70）a.其所善者，吾则行之；其所恶者，吾则改之。（《左传·襄公三十一年》）

b.所欲与之聚之，所恶勿施，尔也。（《孟子·离娄上》）

例（70a）“所善者”、“所恶者”是常见的“所VP者”形式，其中“所”是不可少的助词，“者”则可有可无；例（70b）“所恶”即未加“者”。“所善者”是在“所善”的基础上添加一个“者”，“所”帮助“善”转指“善”的对象（“喜好的东西”）；“者”则帮助“所”进一步明确这个“善”的非陈述性。

“之”、“者”配合使用的例子如：

（71）吾妻之美我者，私我也；妾之美我者，畏我也；客之美我者，欲有求于我也。（《战国策·齐策一》）

此例是“之”、“者”配合用于转指原因。但这里很难确定究竟是

“之”帮助了“者”还是“者”帮助了“之”，因为这两个非陈述性标记都能用来转指原因，如例（64）中“桀纣之失天下也，失其民也”和“失其民者，失其心也”，一处用“之”转指原因、一处用“者”转指原因。例（71）可以单用“之”、也可以单用“者”（“吾妻之美我者”可作“吾妻之美我”① 或“吾妻美我者”），“之”、“者”并用则相得益彰。

除了“之”“所”配合使用、“所”“者”配合使用、“之”“者”配合使用之外，还有“之”“所”“者”同时使用的例子：

（72）晋其庶乎！吾臣之所争者大。（《左传·襄公二十六年》）

（73）狄人之所欲者，吾土地也。（《孟子·梁惠王下》）

以上两例中“之”“所”“者”同时出现，将动词“争”、“欲”的非陈述性体现到极致。这其中只有一个“所”是必要的，“之”、“者”都可有可无。“吾臣之所争者”只需说成“吾臣所争”即可（也可以加一个“之”说成“吾臣之所争”，或加一个“者”说成“吾臣所争者”）；“狄人之所欲者”只需说成“狄人所欲”（也可以加一个“之”说成“狄人之所欲”，或加一个“者”说成“狄人所欲者”）。

非陈述性标记“者”、“所”、“之”在具体职责上呈互补分布的格局，拿“圣人忧民”这个SVO转换成的词组为例，如下表所示：

非陈述性标记“者”、“所”、“之”的典型功能表

	修饰化			指称化		
	修饰对象	结构形式	用例	指称形态	结构形式	用例
者	S	S（之）VO者	圣人之忧民者	转指（施事）	VO者	忧民者
所	O	S所V（之）O	圣人所忧之民	转指（受事）	S所V	圣人所忧
之	O	[S之V]O	[圣人之忧]民	自指	S之VO	圣人之忧民

① “之”转指原因时，常和“也”配合，形成“NP之VP也，……也”句式，如“桀纣之失天下也，失其民也”。但也有不用“也”的，如《孟子·梁惠王下》：“吾之不遇鲁侯，天也。”

对于上页表，有以下几点需要说明：

其一，“之”帮助VP修饰化是较古的用法；从表中可以看到，“之”帮助修饰化和指称化时，两者结构形式完全一致（修饰化时，“圣人之忧民”等于“圣人所忧之民”，正如“天之降宝命”等于“天所降之宝命”），这容易引起混淆，因此后来SV修饰O时，只用“所”（“S所V之O”），不再用“之”（《诗经》、《周易》等文献中亦未见此种“之”）。

其二，指称化不是修饰化省略的结果，即“圣人所忧”不是“圣人所忧之民”的省略。原因很简单：“圣人所忧”的不一定是“民”，还可能是其他的事物（“民”∈“圣人所忧”，即“民”只是“圣人所忧”这个“所”字结构指称集合中的一员）。

其三，指称化时，“者”帮助VP转指施事，“所”帮助VP转指受事，“之”帮助VP自指，这是它们的典型用法。此外，“者”、“所”、“之”都能帮助转指VP发生的原因，“者”还能帮助VP自指，“所”还能帮助VP转指施事、当事、与事、凭借、方式等，“之”还有一个重要的用法是帮助VP转指其发生的时间。

其四，修饰化时，“所VP”以前置为常，“VP者”以后置为常。但两者都有相反的用例。

“所VP”后置的例子如：

（74）凡军之所欲击，城之所欲攻，人之所欲杀，必先知其守将、左右、谒者、门者、舍人之姓名，令吾间必索知之。（《孙子兵法·用间》）

（75）吾不与之为事，不与之为谋……吾与之一委蛇，而不与之为事所宜。（《庄子·徐无鬼》）

（76）善相丘陵，阪险原隰，土地所宜，五谷所殖。（《吕氏春秋·孟春纪》）

（77）韩地险恶，山居，五谷所生，非麦而豆。（《战国策·韩策一》）

（78）始大人常以臣亡赖，不能治产业，不如仲力。今某之业所就孰与

仲多？（《汉书·高帝纪》）

例（74）“军之所欲击，城之所欲攻，人之所欲杀”等于“所欲击之军，所欲攻之城，所欲杀之人”；例（75）“不与之为事所宜”等于“不与之为所宜之事”；例（76）“五谷所殖”即“所殖之五谷”（“殖”：“种植”）；例（77）“五谷所生”即“所生之五谷”（“生”：“出产”）；例（78）“某之业所就”即“某所就之业”。

“VP者”前置的例子西汉时始见，如：

（79）项王怒，将诛定殷者将吏。（《史记·陈丞相世家》）

（80）于是平原君乃斩笑躄者美人头。（《史记·平原君虞卿列传》）

（81）何太子之遣往而不返者竖子也！（《史记·刺客列传》）

（82）孝文帝梦欲上天，不能，有一黄头郎从后推之上天，顾见其衣裻带后穿。觉而之渐台，以梦中阴目求推者郎，即见邓通，其衣后穿，梦中所见也。（《史记·邓通列传》）

（83）地善，则居地上者人民好善。（《太平经》卷四十《努力为善法》）

“定殷者将吏”之类是由叙事句“将吏定殷”转成的词组，先秦时期其转换方式是：“将吏定殷”→“将吏之定殷者”，即修饰性成分“定殷者”应居后，现在居前了。①一直到唐宋时期的文献中都还可以见到这样的用例：

（84）问去者处士第几？住何处？（《虬髯客传》）

① “定殷者将吏”这个形式，从句法结构上看，可以视作同位短语，即“定殷者”和“将吏”是同位关系。我们这里将“定殷者”说成是“修饰性成分”，是因为同位短语中的两项，往往其中一项是用来修饰另一项的。关于“定殷者将吏”这类例子，本书第五章第一节还会讨论到。

（85）奉敕，辄到者官人解现任，凡人决一顿乃至。（《朝野佥载》）

（86）若不求一祠，则后人笑浮生子不及前代死者妇人女子也。（《潇湘录》）

（87）寻常来相见者僧亦只是平平人。（《道山清话》）

（88）是昨日来者诨子太保。（《续资治通鉴长编》卷二百六十五《乙卯入国奏请》）

以上例句中“去者”、“到者”、“死者”、“寻常来相见者”、“来者”分别修饰“处士”、“官人”、“妇人女子”、“僧”、“诨子太保”。

值得注意的是，尽管“所VP”、“VP者”既有前置的情况也有后置的情况，但对于具体的例子，前置、后置不是都可以互换的。这涉及修饰语的种类。修饰语有限定性和描写性两种类型，限定性修饰语限制中心语的范围；描写性修饰语则不限制中心语的范围，只起补充说明的作用。例如：

（89）a.周文武所封子弟同姓甚众。（《史记·秦始皇本纪》）
b.陈涉所遣周章等将西至戏。（《史记·秦始皇本纪》）

在例（89a）中，“周文武所封”限定了“子弟”的范围；在例（89b）中，中心语“周章等将”本身就是确指的，修饰语“陈涉所遣”便不是限定其范围，而是对它进行补充说明。

“所VP”和“VP者”作为修饰语而前置时，可能是限定性的，也可能是描写性的。“所VP”的情况如例（89a）、例（89b）所示，一个是限定性的，一个是描写性的。“VP者”的情况如例（79）和例（82）所示，例（79）中“定股者”对“将吏”的修饰是限定性的，例（82）中“推者”对“郎”的修饰则是描写性的（中心语“郎”是特指例中提到的那个“黄头郎”，因此“推者”不会是用来限定“郎”的范围，而是对它作补充说明，“就是梦中推他上天的那个郎”）。

但“所VP”和“VP者”作为修饰语而后置时，则一般都是限定性的。“马之千里者”中，修饰语“千里者”是从范围上限定“马”（“不是一般的马，是日行千里的马”）。由于这个原因，“所VP”和“VP者”作修饰语时，前置还是后置，便不是能随意转换的——后置的“所VP”、“VP者”都可以转为前置（后置时是限定性的，转为前置时，照样还是限定性的）；但前置的“所VP”、“VP者”不一定能转为后置（前置时可能是描写性的，若转为后置，则必须是限定性的）。如例（82）的“推者郎”便不能转换为“郎之推者”，因为“推者郎”之“推者”是描写性的，若作“郎之推者”，则“推者”变为限定性质。例（84）“去者处士”、例（88）“昨日来者诨子太保”中，修饰语“去者”、“昨日来者”也是描写性的，也不能将“去者”、“昨日来者”移到“处士”和“诨子太保”的后头。

第三节　判断句中作谓语的“所”字结构

前面我们讨论了一般的“所”字结构中的“所”。所谓一般的“所”字结构，是指作主语、宾语、定语的“所VP”。“所”字结构除了充任主语、宾语、定语之外还有一个常见的用法，即在判断句中充任谓语（如“鱼，我所欲也”）。[①] 这种“所”字结构的情况有些特别，有必要从一般的“所”字结构中区分出来。

吕叔湘（1956a：28）把主谓句分为四种：叙事句、有无句、表态句、判断句。叙事句是“叙述事情的句子”（如“猫捉老鼠”），有无句是

①古汉语的判断句通常没有系词，整个句子只有两个成分，一个作主语，一个作谓语。现代汉语的判断句则有系词，“我是学生”中，“我”作主语；“是学生”作谓语，其中“是”和“学生”一般被看作动宾关系（“是”是关系动词，“学生”是关系动词“是”的宾语）。

“表明事物的有无”（如“我有嘉宾”），表态句是“记述事物的性质或状态”（如“月白，风清”），判断句是“解释事物的含义或判断事物的同异”（如“项脊轩，旧南阁子也”）。这四种主谓句从谓语的表述类型上归纳，实际可分为两类：陈述性谓语句和修饰性谓语句。叙事句、有无句是陈述性谓语句，表态句、判断句是修饰性谓语句。

修饰性谓语句中谓语和主语的关系是修饰和被修饰的关系。[①] 表态句“月白，风清”中谓语“白、清”对主语“月、风”进行修饰，即描述它是“什么样的”。判断句“项脊轩，旧南阁子也”中，谓语“旧南阁子”用来描述“项脊轩”是个“什么样的”东西，同样是对主语进行修饰。

在以往的研究中，大都没有注意到判断句谓语在表述功能上的这种修饰性特征。对于“项脊轩，旧南阁子也”这样的判断句，大多以为谓语“旧南阁子”是一个指称性成分。这个看法有待纠正。“旧南阁子”在这里其实并非作为一个指称对象来使用，即它并不是作为一个具体的事物出现，而是作为一种表征出现的。拿现代汉语的例子来说，“他是学生”这个判断句中，“学生”并不是指称某个具体的对象，而是抽取了“学生”这类人所具有的属性，然后拿这抽取出来的属性来描述句子的主语“他”。换言之，“学生”在这里起作用的并不是其外延，而是其内涵。同样的道理，在“项脊轩，旧南阁子也”这个句子中，“旧南阁子”起作用的也不是其外延，而是其内涵（这个内涵被抽取出来，对“项脊轩”进行描述）。总之，在判断句中，谓语部分（现代汉语中则是关系动词“是”的宾语部分）不是指称性的，而是修饰性的。指称性成分对应的是事物的外延，修饰性成分对应的是事物的内涵。

用在判断句谓语中的，除了名词之外，还可以是“的”字短语（现代汉语）和“所”字短语（古汉语）：

---

①胡裕树（1995：317）认为主谓句中谓语和主语的关系是“陈述和被陈述的关系”，这其实只是两种主谓句中的一种。

（1）这事是小王干的。

（2）鱼，我所欲也；熊掌，亦我所欲也。（《孟子·告子上》）

在这两例中，“小王干的”这个“的”字短语和“我所欲”这个“所”字短语都不是指称性的，而是修饰性的。

对于“小王干的”这种情况，在现代汉语语法研究中有一种观点认为，不出现中心语的“的”字短语是“的”后省略了名词，即“小王干的”是“小王干的事”之类的省略。事实上并非如此。“小王干的”是“小王干”这个主谓短语在非陈述性标记“的”的帮助下发生了修饰化，由本来的陈述性成分变为修饰性成分，用来修饰句子的主语“这事”。即“小王干的”是修饰语身份，并非指称一个对象，因此它不是“小王干的事”的省略。说得通俗点，“这事是小王干的”这句话，说到“小王干的”这里就“打住”了，就“完结”了，后头并未省略任何成分。对此吕叔湘（1943b）其实早有察觉：“的”字短语用于判断句谓语的时候“就不一定能说是后面省去一个名词”。

同样的，例（2）中“我所欲”也不是后头省略了某种名词成分，即“我所欲”翻译成现代汉语不是“我想要的东西”，而是“我想要的”。“我所欲”是在非陈述性标记“所”的协助下，主谓短语“我欲”发生了修饰化，以修饰语的身份对句子的主语“鱼”进行修饰。

修饰语有区别性和描写性两种类型，从这两种类型的修饰语的差异上，也可以看出作判断句谓语的“所V”并不是“所V·N”的省略。试看下例：

（3）仲子所居之室，伯夷之所筑与？抑亦盗跖之所筑与？（《孟子·滕文公下》）

例（3）中“伯夷之所筑”绝不等于“伯夷之所筑之室”。“伯夷之所筑”对主语“室”的修饰是区别性修饰（是要辨析是伯夷筑的还是盗跖筑的，即此例的本意是要确认“室”的筑造者）；若改为“伯夷之所筑之室”（补上所谓“中心语”），则变成了描写性修饰（以“伯夷所筑之室”为参照物，来询问“仲子所居之室”的性状、特征，即对“伯夷所筑之室”和“仲子所居之室”进行比较），这显然不符合此例本意。

“伯夷之所筑”这个区别性修饰语，区别的对象是“伯夷”（S）这部分（究竟是“伯夷”筑的还是“盗跖”筑的）；下例中作谓语的“S所V”也是区别性修饰语，但区别的是V这部分：

（4）对曰：“固辞不能，子使余也。人各有能有不能……”袒而示之背，曰：“此余所能也。脾泄之事，余亦弗能也。”（《左传·定公五年》）

此例中“余所能”作为“此”的修饰语，不是描写性质（不像“项脊轩，旧南阁子也”这个判断句中“旧南阁子”是用来描写“项脊轩”的），而是区别性质，区别的是“能”与“弗能”。

区别的作用在于强调，“伯夷之所筑”强调的是“所”前的“伯夷”，“余所能”强调的是“所”后的“能”。体现到语音形式上则是，“伯夷之所筑”的重音落在“伯夷”上，“余所能”的重音则落在“能”上。

“鱼，我所欲”这个判断句，谓语部分的“所”字短语“我所欲”对主语“鱼”的修饰也是区别性修饰，而非对“鱼”予以描写。就是说，“我所欲”想要表达的是“鱼是我想要的，不是我不想要的”。在语音上，“欲”是重音所在。

作判断句谓语的“所V”，也可能是描写性修饰语：

（5）夫鲁，齐、晋之唇。唇亡齿寒，君所知也，不救何为？（《左传·哀公八年》）

（6）管仲，曾西之所不为也，而子为我愿之乎？（《孟子·公孙丑上》）

——“管仲这个人，他是曾西都不愿跟他相比的人，你以为我愿意学他吗？”（参杨伯峻《孟子译注》第57页）

例（5）中谓语“君所知”，例（6）中谓语“曾西之所不为”，分别对“唇亡齿寒”和“管仲”进行补充说明，是描写性修饰。这很像英语中的“插入语”，插入语都是用来对前面的对象进行补充说明的。

“所V”在判断句中作谓语时，其身份和“所V”在定中结构中作定语是一致的，都是修饰语身份：

仲子所居之室 → （此）室，仲子所居也

余所能之事 → （此）事，余所能也

我所欲之鱼 → 鱼，我所欲也

“仲子所居”、“余所能”、“我所欲”不论居于定语位置还是判断句谓语位置，其性质是相同的，都是修饰性成分。“我所欲之鱼”转换为“鱼，我所欲”，正如“绿的柳”转换成“柳是绿的”，转换前后，两个成分之间都是修饰和被修饰的关系。

综上所述，“所V”作判断句谓语时，是V在“所”的协助下发生了修饰化，而非指称化。实际上，由于判断句谓语都是修饰语身份，因此非独“所V”之V如此，所有用于判断句谓语的成分都发生了修饰化。例如：

（7）“以五十步笑百步，则何如？”曰：“不可，直不百步耳，是亦走也。”（《孟子·梁惠王上》）

（8）夫兵者，不祥之器。（《老子》第三十一章）

例（7）中动词“走”显然不是陈述性的，亦非指称“走”这一行为，而是用这一行为的特征来对“五十步”进行描述，“走”是修饰性的。

例（8）中名词短语“不祥之器”并非指称一个具体对象，“不祥之器”用在这里，是抽取了这类事物的内涵，然后拿这抽取出来的内涵来对“兵”予以描述。“不祥之器”这个名词短语发生了修饰化，由本来的指称性变为修饰性。

第四章　转型——被动句中的“所”

“所”在汉代进入被动句，先是“为N所V”式，后来“被”字句受“为”字句的影响也出现了“被N所V”式。被动句中的“所V”显然不同于一般的“所”字结构之“所V”，因为“所”字结构中V是非陈述性的，而被动句中V是陈述性的。因此被动句中“所”的性质相较于“所”字结构之“所”自然也发生了某些变化，这种变化在我们看来是“所”在功能上的一次“转型”。“所”活跃于被动句的时期，既谈不上是它在汉语史上的正向发展，也不算真正的衰退，可视为正式衰退之前的一次转型。

有些学者认为“所”进入被动句后变成了词头，有些学者认为“所”在被动句中变成了被动助词；[①]还有些持“代词”说的学者认为“所”到了被动句中仍然是代词，只是它在“所”字结构中指代的是受事，而到了被动句中则改指施事了。[②]这几种说法所认为的“所”的变化，在我们看来都显得难以理解，本章我们将提出不同的看法——被动句中“所”是一个施动关系标记，这一功能在“所”进入被动句之前就已具备。

①王力（2004：490）认为“在表示被动的情况下，‘所’字失去了原来的代词性，而成为外动词的词头”。后来的学者大都认为被动句中“所”是被动助词，具有表示被动的功能。

②何容（1985：114）谈到“卫太子为江充所败”时说：“至于‘所’字，有人以为表被动之助动字，且以为凡‘所’之用皆表被动。我们觉得还是把它认为代字好些，不过它所代的不是‘卫太子’而是‘江充’。”“卫太子”是受事，“江充”是施事。

第一节　“所”进入被动句的过程

关于“为N所V”式被动句是怎样形成的，目前主要有两种意见：一种意见认为它是由同形式的“为N所V”式判断句演变而来；另一种意见则认为“为N所V”式被动句是在“为N·V”式被动句中插入一个“所”而形成的。我们认为前一种意见不符合语言事实，“为N所V”式被动句确实是在“为N·V”式被动句的基础上扩展而成的，只是扩展的具体过程究竟如何，以往没有讨论清楚。

一、“为N所V”式被动句不是由同形式判断句演变而来

很多学者认为“为N所V”式被动句是由“为N所V”式判断句演变而来，[①] 是否有这个可能呢？如果按照以往对判断句谓语中“所V”的看法，那就一点可能性都没有。在以往的看法中，“卫太子为江充所败”如果视为判断句，即是“卫太子是江充打败的人”，这就无法和被动句搭上关系，也就没有可能演变成被动句。但根据本书的观点，判断句谓语中的“所V”是修饰性的，而非指称一个对象（见第三章第三节），“卫太子为江充所败”如果视为判断句，则“江充所败”不是转指“江充打败的人”，而是作为修饰语（“江充打败的”）来修饰“卫太子”（区别性修饰，“卫太子是江充打败的，不是别人打败的”）。这在理论上就有可能转化为被动句。试看下例：

①周法高（1959：389，“注一”）：“我觉得后来的文法‘为’和‘被’虽有相似的用法，但推源其始，仍以系词说为长。”吴金华（1985）认为“古老的‘为……所’式”可能是“以判断句的形式表示被动意义”。柳士镇（1985）：“自《马氏文通》提出《汉书·霍光传》‘卫太子为江充所败’犹云‘卫太子为江充所败之人’，系一判断句式以来，虽屡遭非议，但‘为……所’式被动句与以‘为’字作判断词、以‘所’字结构作表语的判断句之间的渊源关系却受到了普遍的重视，并且为许多学者所承认。我们认为，从历时的角度看，‘为……所’式被动句可视为由‘为……所’式判断句发展而来。”

（1）滕如期往，至乃阳求索书，惊言失之，云：“女婿昨来，必是渠所窃。”遂从此绝。（《三国志·吴书·赵达传》）

“必是渠所窃”是说“必定是他偷的”，“女婿昨天来过，（书）必定是他偷的”在语义上相当于“女婿昨天来过，（书）必定被他偷了”，这样来理解，就成为被动句了。假若将例中“是”改成“为”，“必为渠所窃”，就不好断定“为”是系词还是用于引进施事者的介词。

但以上只是从理论上分析得出的结果，语言事实不支持这个结论。

首先，就其肇始者马建忠所举的“卫太子为江充所败”这个例子来看，若脱离上下文单独分析，“卫太子是江充打败的”这个意思确实相当于“卫太子被江充打败了”，不好分辨是判断句还是被动句。但《汉书·霍光传》原文是：“征和二年，卫太子为江充所败。”“征和二年”是时间状语，后面自然是陈述事件，即接着要说的自然是“卫太子被江充打败了”；而不会在“征和二年这一年”之后接一个描写性质的小句，即不会说成“征和二年这一年，卫太子是江充打败的”（这样表达便意味着强调“征和二年这一年，卫太子不是别人打败的，而是江充打败的”）；《马氏文通》所理解的“征和二年这一年，卫太子是江充打败的人”更是没有可能。

因此，《汉书》“卫太子为江充所败”一句，本来就是一个被动句，不可能理解成一个判断句。就是说，“卫太子为江充所败”绝不可能是由判断句向被动句过渡的中间态的例子，而是一个已经成熟的“为N所V”式被动句。换言之，由“卫太子为江充所败”这个例子，并不能看出“为N所V”式判断句向“为N所V”式被动句演变的痕迹。

其次，“为N所V”式被动句在战国末期已经萌芽（唐钰明，1985），如果说它是由同形式的判断句发展而来，那么在此之前“为N所V”式判断句应该大量出现才对。但我们经过检索，在整个先秦几十部文献中仅发现二例较为可靠的“为N所V”式判断句①：

（2）故乐之所由来者尚矣，非独为一世之所造也。（《吕氏春秋·古乐》）

（3）谋出乎不可用，事出乎不可同，此为先王之所舍也。（《吕氏春秋·处方》）

在这种判断句本身都只偶尔用之的情况下，便不大可能在此基础上演变出被动句用法。事实上，“为N所V”式判断句自战国末期露出萌芽态势之后，便就此止步不前，在此后的各时期并未得到发展。原因是众所周知的：“为”本身就一直停留在准系词状态，并未发展为成熟的判断系词。“战国末期判断词‘是’的萌生及其后来强劲的发展势头，使得准判断词‘为’的逐渐衰亡成了汉语发展的必然趋势”（何亚南，2001：93）。

因此，尽管从个别例子的分析上来看，“为N所V”式判断句理论上有可能演变成被动句，但我们还是必须尊重语言事实，否定这条演变路线。前文对例（1）这个特例的分析，毕竟也只是一种假设，事实上它用的是系词“是”，而非“为”；倘若它真的用了“为”，那也必定是已经成熟的被动式了，因为“为”在那时一般已不作系词，且“为N所V”在那时已是主流的被动句式。

二、同形异构的“为N·V”：主动句和被动句

王力在《汉语史稿》中说：“‘为……所’式是由先秦的被动式‘为’字句发展出来的。”（王力，2004：490）我们认为这是符合语言发展事实的。但是“为”字式被动句“为N·V”中为什么要加上一个“所”呢？

①姚振武（1998b）也指出“为N所V”式判断句“极为罕见”。他举了《墨子·天志上》一例：“然则率天下之百姓以从事于义，则我乃为天之所欲也。我为天之所欲，天亦为我所欲。”此例洪诚（1958）提到过，已指出“为”是动词（“做”），“天之所欲”、“我所欲”是宾语，它们不是判断句，而是叙事句。

王力认为这是类化的结果。“先秦的‘所’字有两重性质，一方面，它具有代词性；另一方面，它所接触的一般是外动词，外动词后面往往不再带宾语。而被动式的动词也必须是一个外动词，它的后面也不能带宾语。这样，被动式‘为’字句在被动词前面插入一个‘所’字不是偶然的，而是一种类化的结果。在表示被动的情况下，‘所’字失去了原来的代词性，而成为外动词的词头。”这个说法存在两个问题。第一，仅仅因为“所V”之V和“为N·V”式被动句之V都具有“外动词不带宾语”这一相似特征，“所V”之“所”便被挪用到“为N·V”中，说服力不强。第二，更为关键的是，“所V”之V一般是非陈述性的（要么发生了指称化，要么发生了修饰化），而“为N·V”式被动句中V是句子的谓语核心，是陈述性的（按照以往认为“所V”是“名词性词组”的说法，这个对立即是：“所”字结构“所V”是名词性的，而被动式中“所V”是动词性的）。这个对立按理会使得“所”与“为N·V”式被动句格格不入，后者为什么不因此排斥前者，反而仅仅由于两个V都是“外动词不带宾语”而轻易接受了它呢?

在后来的《汉语语法史》中，王力对“类化”说重新作了简短的说明：“《马氏文通》把‘卫太子为江充所败’解释为‘卫太子为江充所败之人’，杨树达不同意他的解释。杨树达是对的。依马氏的解释，‘卫太子为江充所败’应是主动句，而实际上它是被动句。但这种被动句是受主动句的形式的类化，则是不可否认的。”（王力，2005：278）所谓“受主动句的形式的类化”就是说，“为N·V”式被动句中之所以会插入一个“所”，是模仿了“为N所V”式主动句的形式（“成为江充所败之人”①）。换言之，“为N所V”式主动句形成在先，“为N所V”式被动句形成

①王力只是说依马建忠的解释，则“卫太子为江充所败之人”是“主动句”，没有明确地说“为”是动词（“成为”）还是系词（“是”）。后来的不少学者直接将王力所说的“主动句”理解为判断句（这恐怕也是“‘为……所’式被动句由‘为……所’式判断句发展而来”这个观点之所以产生的原因），但这未必是王力的本意。事实上只有将“为”当作“成为”讲才有可能和被动句混淆，因为它们都是叙事句；而判断句是描写的性质，和叙事性的被动句很容易区分。吕叔湘（1959：23）曾说“为坏人所累”等于“成为坏人所累之人”，就是将“为N所V”看作叙事性的主动句。

在后。但这又必然引出另外一个问题：“为N所V”式主动句又是如何形成的？我们认为，最有可能是在“为N·V”式主动句中插入“所”，扩展成了“为N所V”式主动句。

这便意味着，在“为N所V”句式形成之前，相应的“为N·V”应该有两种情况，一种是主动句（“为天下笑”：成为天下人的笑料），一种是被动句（“为天下笑”：被天下人嘲笑）。主动句的“为N·V”后来插入一个“所”形成了“为N所V”式主动句（“为天下笑”→“为天下所笑”：成为天下人嘲笑的对象）；由于类化的作用，被动句的“为N·V”便“不甘落后”，也跟着插入一个“所”，从而形成了“为N所V”式被动句（“为天下笑”→“为天下所笑”：被天下人嘲笑）。“为N所V”式被动句形成之后战胜了同形式的主动句，将后者挤出了历史舞台。概而言之，王力所说的“类化”实际上发生在两种“为N·V”之间，“为N·V”式被动句是受到了“为N·V”式主动句这个榜样的影响，这才接纳了“所”。如下所示：

（A）为天下笑（主动句，“成为天下人嘲笑的对象”）$\xrightarrow{\text{插入“所”}}$

为天下所笑（主动句）

（B）为天下笑（被动句，“被天下人嘲笑”）$\xrightarrow{\text{受(A)影响插入“所”}}$

为天下所笑（被动句）

那么在语言事实中，“为N·V”是否确实既可表示被动又可表示主动呢？唐钰明（1985）、何乐士（2000）等认为一切的“为N·V”都是被动句；方有国（1992）、姚振武（1998b）则认为一切的“为N·V”都是主动句。根据我们观察，有些“为N·V”是被动句，有些“为N·V”是主动句，即同一个“为N·V”形式，确实可以用来表达被动和主动两种不同的语义。

（4）出则事公卿，入则事父兄，丧事不敢不勉，不为酒困，何有于我

哉！（《论语·子罕》）

（5）既胜齐人于艾陵，还为越王禽于三江之浦。（《战国策·秦策四》）

例（4）“为酒困”可与《周易·困·九二》“困于酒食”相对照，它们都是明显的被动式，前者是“为”字式，后者是“于”字式。例（5）用介词“于”引进处所补语，则“禽于三江之浦”是一个述补结构，“禽”必是陈述性的，而非指称性的，“为越王禽”无疑是被动句。但以下两例应是主动句：

（6）杀无罪，以为诸侯笑。（《国语·晋语二》）

（7）夫大国之人，不可不慎也，几为之笑，而不陵我？（《左传·昭公十六年》）

例（6）是“以为……”句式，“为”不可看作引进施事者的介词，而是动词（“作为”），“为诸侯笑”不是被动式，而是主动式（作为诸侯的笑料）。

例（7）的“为之笑”尤其需要澄清。何乐士（2000）认为这是“‘为’后的施事者由代词充当”的被动句，即认为“为”是介词，代词“之”是施事者，“笑”是被动动词。这个看法实属误判。古汉语的代词“之”有一个突出的特点就是不能充当主语；柳士镇（1992：323）指出：“被动句中的施事者与被动动词之间在逻辑事理上也是一种主谓关系。”结合代词“之”不能作主语的特点，在古汉语被动句中就有一个突出的表现，即代词“之”不能充当施事者。这可以从以下事实得到证明：“为N所V”、“被N·V”、“被N所V”都曾是汉语常用的被动式，但经过全面检索，我们发现，古汉语从未出现过由代词“之”充当施事者的“为之所V”、“被之V”、“被之所V”这样的被动句。如果代词“之”能在被动句中充当施事者，那么这样的被动句不可能全然不见。另一个代词“其”在先秦就偶尔可作主语，到中古时期，“其”作主语的情况更有所增加（向熹，1993：236），因此出现过由代词“其”充当施事者的被动句，如《水经注·瀤水》：“乘胜追北，为其所败。”《百喻经·摩尼水窦喻》：“须臾之间，为其所害。”《后汉书·左周黄列传》：“时梁冀贵盛，被其征命者，莫敢不应。”但“为其所败”、“为其所害”、“被其征命”等绝不可说成“为之所败”、“为之所害”、“被之征命”，因为代词“之”不能充当主语，便也不能充当被动句中的施事者。由此我们认为例（7）“为之笑”这样的“为之V”形式不可能是被动式，它和例（6）的“为诸侯笑”一样，都是述宾结构。①

《史记·淮阴侯列传》有一例“为之所禽”似乎是个例外：“今足下虽自以与汉王为厚交，为之尽力用兵，终为之所禽矣。”不过金朝学者王若虚《史记辨惑·杂辨》（《滹南遗老集》卷十九）已看出其中语病：“‘之’、‘所’二字当去其一。”即“之”、“所”不当并用，要么去掉“所”，成为“为之禽”的述宾结构；要么去掉“之”，则“为所禽”是省略了施事者的被动式（与《史记·项羽本纪》“为所虏”一样）。但省略施事者的“为所V”式被动句中“为”后不可补“之”来充任施事者。这和古汉语中主语省略的情况是一样的，省略了主语的句子亦不可补“之”作主语，“除非重复上文已出现的名词，否则只好省略了主语”（王力，2005：322）。《汉书·韩信传》改写《史记》时就是采取“重复上文已出现的名词”这个办法的：“今足下虽自以为与汉王为金石交，然终为汉王所禽矣。”《史记》的“为之所禽”中“之”、“所”并用，则代词“之”成为被动句中的施事者，与动词“禽”构成主谓关系，这是跟代词“之”不作主语的特点相悖的，因此《史记》的“为之所禽”是一个病句。

---

①《马氏文通》卷二：“‘之’在‘为’字后，有偏次之解。”即“为”后的“之”有领格用法，作用同“其”（“为之笑”：“成为他的笑料”）。周法高（1959：94，“注二”）指出“之”的这种用法“可能原为双宾语之一，由于文义而转训为‘其’”。不论是双宾语还是单宾语，“为之X”总归是述宾结构。

除《左传》中“为之笑”之外，何乐士（2000）还举了《史记》中两例“代词充当施事者”的被动句：

（8）项羽有一范增而不能用，此其所以为我擒也。（《史记·高祖本纪》）

（9）夺项王天下者，必沛公也；吾属今为之虏矣。（《史记·项羽本纪》）

例（8）“为我擒”确实应该看作被动式。但我们应当认识到，代词“我”不同于“之”，“我”是可以作主语的，便自然可以充当被动句中的施事者。因此，尽管例（9）“为之虏”和例（8）“为我擒”形式相似，其句法结构却迥然有异，“为我擒”是被动式，“为之虏”则和例（7）“为之笑”一样是述宾式。

综上所述，“为N·V”句式确实有两种情况，一种是被动句，一种是主动句。尤其当N由代词“之”充任的时候，它是确定无疑的主动句。

三、“所”进入“为N·V”式主动句，随后因类化而进入“为N·V”式被动句

由于“所”要求取消动词的陈述性，“为N·V”式被动句不会轻易接受“所”的介入。但“为N·V”式主动句则是和“所”水乳交融的。“为天下笑”若看作主动句，其意为“成为天下人嘲笑的对象”，动词“笑”指称化，转指“笑”的对象，即“笑料”（按照以往的说法，“笑”转为动名词）。而“所”是一个非陈述性标记，它的“最大本领”正是标志动词的非陈述性，而且恰好常用于转指类型的指称化。因此在“天下笑”之间插入一个“所”，便如同在一个准备好的螺母中旋入一颗为它定制的螺钉，自然之极。

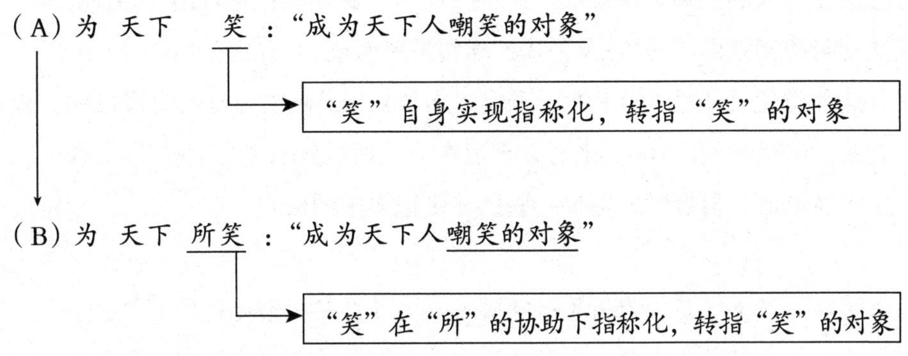

（B）不同于（A）之处，仅在于（B）中“笑”的指称化是在非陈述性标记“所”的协助下实现的，而（A）中“笑”的指称化是动词“笑”自身实现的，即（A）是零形式指称化，（B）是有标记指称化。

吕叔湘（1959：23）说：“‘为坏人所累’只是‘成为坏人所累之人’。至于‘被坏人累了’本来作‘受坏人之累’讲。”这种认为“为N所V”都是主动句的看法虽然有失偏颇，却从侧面说明这种形式的主动句确实存在过。

“为N · V”式主动句中插入一个“所”形成“为N所V”式主动句之后，由于类化机制的作用，“为N · V”式被动句也跟着插入一个“所”，便形成了“为N所V”式被动句：

（10）a.既胜齐人于艾陵，还为越王禽于三江之浦。（《战国策 · 秦策四》）

b.既胜齐人于艾陵，还为越人所禽于三渚之浦。（刘向《新序 · 善谋上》）

例（10a）和例（10b）都是用介词“于”引进处所补语（“三江之浦”、“三渚之浦”），“于”前的“禽”必是陈述性的（“俘获”），而非指称性的（“俘获的对象”、“俘虏”），因此“为越王禽”、“为越人所禽”都是被动句无疑。“为越人所禽”显然是对《战国策》中的材料进行改写时，在"为越王禽"中添加了一个"所"。由此例也可看出，"为N所V"式被动句确实是由"为N·V"式被动句扩展而成。

这种类化具体发生在何时，即"为N所V"式被动句是何时形成的，很难判断。但是从例（10b）来看，至迟在公元前1世纪，"为N所V"式被动句肯定已经形成。再看时期更早一些的《史记》中的例句：

（11）汉王追楚，为项籍所败固陵。（《史记·彭越列传》）

（12）公孙敖出代郡，为胡所败七千余人。（《史记·匈奴列传》）

（13）其秋，单于怒浑邪王、休屠王居西方为汉所杀虏数万人，欲召诛之。（《史记·匈奴列传》）

正如姚振武（1998b）所说，以上各句都是"陈述受事主语怎么了，而不可能是指称它成为了什么，否则句意别扭难通"。不过翻译出来感觉"句意别扭难通"并不能作为语法分析的根本性反证，语法分析还是必须从语法结构自身着手。例（11—13）都是"为N所V＋补语"，这就能确凿地证实补语前的V必定是陈述性的谓语动词，而非与"所"结合成指称性的"所"字结构，"为项籍所败"等也就能确定为被动句。

至于这种被动句何时将同形式的主动句挤出了历史舞台，同样难下结论。不过前文提到的《史记》中一处语病似乎透露了一点线索，根据这个线索我们可以做一点纯属"主观"的推测。前文曾提到《史记·淮阴侯列传》里的"为之所禽"："今足下虽自以与汉王为厚交，为之尽力用兵，终为之所禽矣。"我们推测太史公的这处笔误（"为之所禽"）当是受其前文"为之尽力用兵"中"为之"二字的影响（"为"是介词），涉上而衍，多写了一个"之"字。[①] 如果我们的这个推测契合事实，那便可以说明在当时人的语言意识里，"为N所V"句式中"为"已经是介词性质，而非动

①《汉书·高帝纪》："由所杀蛇白帝子，所杀者赤帝子故也。"王念孙《读书杂志》卷三云："下'所'字涉上'所'字而衍。"王念孙说"涉上而衍"，说明古人在撰书过程中出现这种情况是有可能的。

词，即那时“为N所V”的常见用法已经是被动句了。[1]

前文例（10）两句分别出自《战国策》和《新序》，这两书都跟西汉刘向有关。刘向是《战国策》的整理者，同时是《新序》的编写者。刘向整理《战国策》时，“所做的工作是删其重复、按国别归类并写出《叙录》，而不是加以改写”（高小方，2005：104）。《新序》所采先秦至汉初的故事，大多来源于《春秋》内外传、《战国策》、《史记》等百家传记，“但所采故事经刘向改编，已非原文之旧”（高小方，2005：129）。因此例（10a）《战国策》的“为越王禽”应是原貌，例（10b）《新序》的“为越人所禽”则是刘向改写《战国策》的结果。这个改写也说明“为N所V”在当时已经是作为主流的被动句式来使用的，也就是说，“为N所V”这个形式，在当时已主要用作被动句，而非主动句。

由此我们初步的看法是，“为N所V”式主动句形成于战国末期，“为N所V”式被动句大约形成于西汉（《史记》成书于公元前1世纪初，此时“为N所V”式被动句肯定已经成熟）；[2]“为N所V”式被动句甫一形成即强力打压同形式的主动句，后者在前者的打压下很快就至于消亡。

第二节　被动句中“所”的性质和功能

如前所述，“为N·V”式被动句受“为N·V”式主动句的影响，也插入一个“所”从而形成了“为N所V”式被动句。但这中间仍然存在一个无法回避的问题：被动句中V是句子的谓语核心，“所”字结构中的V在句子

①西汉人当然不会有“介词”这个概念，我们的意思是说当时的人们看待“为N所V”中的“为”，差不多等同于“为之尽力用兵”的“为”，略有不同的是，后者作为介词是引出对象；前者作为介词是引出施事。

②唐钰明（1985）说“为N所V”式被动句萌芽于战国末期，这说的是其“萌芽”，其真正的形成，则不一定是在战国末期。

中却不是充当谓语核心的。换个角度说，“所”字结构“N所V”中V是非陈述性的，而“为N·V”式被动句中V是陈述性的。也就是说，“所”字结构“N所V”中“所”是用来取消V的陈述性的；而在被动句中，V的陈述性并未取消。那么“所”是如何得以顺利进入被动句的呢？“所”又是以什么身份进入被动句的呢？如果“所”继续保持非陈述性标记的身份，它是无法进入被动句的。事实上，在此之前，“所”已具有了另外一个身份——施动关系标记，“所”正是以施动关系标记的身份被“为N·V”式被动句接纳的。

一、“所”字结构中“所”的派生功能：施动关系标记

所谓派生功能，自然是相对于基本功能而言的。在第三章中我们详细论述了“所”字结构中“所”的基本功能——非陈述性标记。非陈述性的“所”字结构有两种类型，一种是指称性的，如“己所不欲，勿施于人”；另一种是修饰性的，如“仲子所居之室”，“仲子所居”是“室”的修饰语。“所”字结构中这种“所”由于总是居于施动者和动词之间，逐渐演变出施动关系标记这一派生功能。“所”的这个派生功能是“所”进入被动句的内在基础。

一般谈到“所”字结构，大都只注意到“所V”，而忽视了“所”前的名词成分（如“仲子所居”之“仲子”）。其实“所”前的这个名词成分至关重要，“所”和它是分不开的。姚振武（1998）曾指出：“所有的‘所V’结构前面都有一个S，或至少可以补出一个S……严格说来，‘所V’的提法是不正确的，这是一种只顾后（V）而不顾前（S）的说法……正确的提法应是‘（S）所V’，‘（S）’表示或直接出现，或虽未直接出现，但可以明确补出来。”事实也确实如此，下面略举几例“所”前名词隐而未现的情况。

（1）殷因于夏礼，所损益，可知也；周因于殷礼，所损益，可知也。

（《论语·为政》）

（2）蹇叔曰：“劳师以袭远，非所闻也。”（《左传·僖公三十二年》）

（3）仲子所居之室，伯夷之所筑与？抑亦盗跖之所筑与？所食之粟，伯夷之所树与？抑亦盗跖之所树与？（《孟子·滕文公下》）

（4）吾尝终日而思矣，不如须臾之所学也。（《荀子·劝学》）

例（1）两个“所损益”分别是“殷所损益”、“周所损益”；例（2）“非所闻”是“非吾所闻”；例（3）“所食之粟”是“仲子所食之粟”；例（4）“须臾之所学”是“吾须臾之所学”。总之，只要是“所V”，便一定会有一个相应的施动者，“所见”必定是某人所见，“所闻”必定是某人所闻。[①]

“所”在帮助动词实现指称化或修饰化的同时，它总是将动作行为指向某个施动者。试看以下几组例句：

（5）a.君子将营宫室：宗庙为先，厩库为次，居室为后。（《礼记·曲礼下》）

b.仲子所居之室，伯夷之所筑与？（《孟子·滕文公下》）

（6）a.此幸臣之所以得欺主成私者也。（《韩非子·奸劫弑臣》）

b.王有所幸臣九人之属，欲伤安平君。（《战国策·齐策六》）

（7）a.曰“去贵妻，卖爱妾”，此令必行者也。（《战国策·秦策三》）

b.荆王所爱妾有郑袖者。（《韩非子·内储说下》）

（8）a.生，好物也；死，恶物也。（《左传·昭公二十五年》）

b.至圣人不然，一建其趋舍，虽见所好之物不能引。（《韩非子·解老》）

①像“所谓”（如《论语·先进》“所谓大臣者”）这种情况，施动者是泛指的（不一定是某人“所谓”），但是这种“所谓”其实已不是“所”字短语性质，而是已凝固化，可以看作一个双音词。

以上例句都是动词修饰化作定语，其中（a）是动词自身实现修饰化；（b）是动词在“所”的协助下实现修饰化。如例（5a）和例（5b）都是“居”修饰“室”，一个没有加“所”，一个加了“所”。加不加“所”，语义上差别极大。不加“所”时，“居”的施动者是泛指的，不指向某个特定的对象；加“所”时，“居”的施动者是定指的，指向“所”前的“仲子”。其他各例也都如此。再看下例：

（9）是以圣人常善救人，故无弃人；常善救物，故无弃物。（《老子》第二十七章）

例（9）中动词“弃”修饰化作“人”和“物”的定语，“弃”前未加“所”。这个“所”不仅不用加（动词自身也可以实现修饰化），而且不能加。假若加上“所”（“所弃之人”、“所弃之物”），则“弃”必定指向前面的“圣人”，但按此例原意，“人”和“物”显然不是“圣人”遗弃的。

体会以上例句，不难看出“所”紧密联系动词和施动者并将动作行为引向施动者的语义功能。“所”的这一语义角色，我们称为施动关系标记。

“所”进入被动句时，即是以施动关系标记的身份出现的，不再是非陈述性标记的身份，也就不会取消V的陈述性，这便使得“所”能够顺利进入V为陈述性的“为N·V”式被动句，从而形成“为N所V”式被动句。

关于被动句中“所”的性质，洪诚（1958）曾说，“‘所’字和施事词的关系密切”，又说“‘所’字是标志动作来自施事词”，这其实已经指明，被动句中的“所”就是一个施动关系标记。

二、被动句中的“所”：指示施动关系，标志完成状态

“所”进入“为N·V”式被动句，除了其具有的施动关系标记身份这一内因之外，还需要动因。动因有两个方面：第一，“为N·V”式被动句需

要“所”的施动关系标记功能来进一步明确N的施事者身份；第二，“为N·V”式被动句需要“所”的“已然标记”功能来标志V的完成态，以完善被动句式。下面分别论述。

（一）指示施动关系，显现被动语意

洪诚（1958）指出，“主语＋被动动词”（“邯郸围”、“郤克伤”）是古汉语被动句的基本形式；需要引进施事者时，有两个办法：一是用介词“于”，放在动词后（“郤克伤于矢”）；一是用介词“为”，放在动词前（“郤克为矢伤”）。但是介词“于”不仅能引介施事者，还能引介处所（“声闻于野”）、对象（“友于兄弟”），因此“‘于’字式作为被动结构在表达施受关系上有所不足”（唐钰明，1985）。这种不足有时甚至会导致误解，比如《韩非子·显学》“力多则人朝，力寡则朝于人”，王力（2004：486）就曾将“朝于人”误判为被动式（实际上“朝于人”等于“朝人”，指“使人来朝见”，“人”是“朝”的受事，而非“朝”的施事）。跟“于”一样，介词“为”也是不仅能引介施事者，还能引介动作行为的对象：

（10）a.今齐求而得之，则必长为鲁国忧，君何不杀而受之其尸。（《管子·小匡》）

b.大国不至，寡君与士卒窃为大国忧，日无所与焉，惟恐士卒罢弊与糗粮匮乏。（《吕氏春秋·悔过》）

（11）此臣之所以为大王患也。（《战国策·赵策二》）

例（10a）“为鲁国忧”中介词“为”引介的“鲁国”是“忧”的施事者；例（10b）“为大国忧”中介词“为”引介的“大国”则不是“忧”的施事者，“忧”的施事者是“寡君与士卒”，“大国”只是“担忧”的对象（“替大国担忧”）。再看例（11），脱离了上下文，此例可作两种理

解：“这就是臣成为大王的祸患的原因”或者“这就是臣替大王担忧的事情”。而实际上后者才是正解。（《战国策·赵策二》：“大王不事秦，秦下兵攻河外，……秦、韩为一国，魏之亡可立须也，此臣之所以为大王患也。”）

因此，由于介词“于”和“为”的多功能性，被动句中“于”字式（“V·于N”）和“为”字式（“为N·V”）在表达施受关系上都有所不足。这是被动句需要“所”介入的一个重要原因：在“为N·V”式被动句中，介词“为”引进一个N，但由于“为”在表达施受关系上存在的不足，N和V的施动关系只能通过意合来体现；在“N·V”之间插入一个“所”，“所”作为施动关系标记，能起到纽带的作用，它将V引向N，明确指示V所表示的动作行为来自N，这样一来，N和V之间的施动关系便得到显现。

从根本上说，被动句“为N所V”中，介词“为”只是将N“介绍”进来，而真正将N确定为施事者的是“所”。事实上“为”是可以省略的，也就是说，引进N和将N确定为施事者的工作可以由“所”来包揽。不少学者都注意到，“为N所V”式被动句开始流行之后（中古时期），有省略介词“为”的情况（参阅吴金华，1983；柳士镇，1992：321；冯春田，1992；朱庆之，1995；何亮，2007）。

（12）姓孙，封其子单为瓶侯。匈奴所杀。（《史记·孝文本纪》裴骃集解引徐广）

（13）或有狼籍几案，分散部帙，多为童幼婢妾之所点污，风雨虫鼠之所毁伤，实为累德。（《颜氏家训·治家》）

（14）而臣兄弟独以无辜为专权之臣所见批抵，青蝇之人所共构会。（《后汉书·邓寇列传》）

（15）时人呼昙壹为大壹，道壹为小壹，名德相继为时论所宗，晋简文皇帝深所知重。（《高僧传·竺道壹》）

（16）其姨母本钱塘人……十岁便出家，随师学道……至年三十五，公

制所逼，诸道义劝令其作方便，出适上虞朱家，而遂陷世法。（《周氏冥通记》卷三）

（17）辅以祖名德显著众望所归，欲令反服为己僚佐，祖固志不移……祖弟法祚，亦少有令誉……时梁州刺史张光，以祚兄不肯反服，辅之所杀，光又逼祚令罢道，祚执志坚贞以死为誓，遂为光所害。（《高僧传·帛远》）

（18）先已随商人竺难提舶欲向一小国，会值便风，遂至广州。故其遗文云“业行风所吹，遂至于宋境”，此之谓也。（《高僧传·求那跋摩》）

（19）卓无道，天下所共攻，死在旦暮，不足为忧。（《汉末英雄记·刘子惠》）

（20）是时有梵志名修跋，得五通，亦得诸禅，然满财长者所见贵重。（吴支谦译《须摩提女经》）

（21）（人死）命尽神去，载去野田……飞鸟所食，骨节支解，头项异处，连筋断节，消为灰土。（西晋竺法护译《生经》）

（22）譬如有牛，生剥其皮，在在处处，诸虫唼食，沙土坌尘，草木针刺，若依于地，地虫所食，若依于水，水虫所食，若依空中，飞虫所食，卧起常有苦毒此身。（刘宋求那跋陀罗译《杂阿含经》）

（23）以我见故，流驰生死，烦恼所逐，不得自在。（南朝齐求那毗地译《百喻经·伎儿着戏罗刹服共相惊怖喻》）

以上例句都有明显的叙事性，不是对主语进行说明，因此不宜看作判断句式。[①] 例（12）“匈奴所杀”不是说明“（瓶侯）就是匈奴杀掉的那个人”，而是承接“封其子单为瓶侯”这句话而继续叙述，“（瓶侯后来）被

①是被动句还是判断句，主要看它是叙事性的还是说明性的。如《三国志·吴书·陆逊传》：“刘备天下知名，曹操所惮，今在境界，此强对也。”其中“曹操所惮”很明显是插入语，其目的是对“刘备”作补充说明，“（那是）曹操所忌惮的人”，因此宜视为判断句。

匈奴杀了”，“匈奴所杀”等于“为匈奴所杀”。例（13）、例（14）、例（15）“风雨虫鼠之所毁伤”、“青蝇之人所共构会”、“晋简文皇帝深所知重”都是承前省略了介词“为”。例（16）“公制所逼”是陈述“姨母”还俗的原因，自然不是说明性的判断句，只会是叙事性的被动句，“公制所逼”即“（姨母）为公制所逼”。例（17）中“辅”指秦州刺史张辅，“祖”指法祖，法祚乃其弟。此例说的是梁州刺史张光知道法祖不肯还俗作张辅的幕僚而被张辅所杀之事，便效法张辅，也逼迫法祖的弟弟法祚还俗。“辅之所杀”显然是“为辅之所杀”的省略，这是“为……之所……”式被动句。其余各例也都可补上介词“为”，不再详析。这些被动句之所以能省略引介施事者的“为”，正是由于“所”的存在。施动关系标记“所”保证了其前的名词性成分的施事者身份，从而确保句子的施受关系不致模糊；换个角度来说，由于“所”是施动关系标记，“所”本身便具有引进施事者的功能，无需“劳驾”介词“为”来做这项工作。

如前文所述，“所”在进入被动句之前，就已具有施动关系标记的身份，随后即以此身份进入被动句。并非像有些学者认为的那样，从一个代词一下子变成了一个“动词词头”或“被动助词”（这种骤变在我们看来很不可理解）。目前学界对被动句中“所”的性质似乎已达成共识，大都认为它是一个表示被动的助词。有些学者甚至认为在“为N所见V”式被动句中，“见”、“所”具有相同的语法功能（都表被动），属于“同义复用”。[①] 这种看法我们不能赞同。说“所”表示被动，没有任何根据可言，学者们也无人做过论证，都是直接给出了“结论”，这种“结论”恐怕都只是从句意中揣摩出来的。说“所”与“见”具有相同的语法功能，更是难以让人信服。倘若“所”等于“见”，那么将例（21）中“飞鸟所食”替换成“飞鸟见食”结果如何？“飞鸟”马上从施事者变成了受事者，句意也由“被飞鸟啄食”变为“飞鸟被啄食”。这样具有天壤之别的两个词

①吴金华（1981）：“据我们考察，这里的‘所见’，相当于表示被动意义的‘所’。”“‘所见’的‘见’，不是实词而是虚词；它与‘所’字并列，构成了表示被动意义的同义复用。”

怎能说它们具有相同的“表示被动意义”的语法功能呢？

认为“所”和“见”一样表示被动，大概由于“所”的位置和“见”一样，也居于被动动词之前，因而被“理所当然”地看成了被动助词：

（24）a.烈士为天下见善矣，未足以活身。（《庄子·至乐》）

b.此念恩不忘，为天所善，天遣善神常随护，是孝所致也。（《太平经》卷一百十四《孝行神所敬诀》）

从表面上看，“为天下见善”、“为天所善”确实看不出有什么区别，“为天下见善”可以说成“为天下所善”，“为天所善”也可以说成“为天见善”，替换之后句意基本不变。这似乎足以证明“所＝见”了。但是我们一直强调，这种比较的手段决不能作为分析句法结构的根本论证方法。处在相似位置上的句法成分，其性质未必相同；形式相似的结构，其内部构成方式也未必无异。

事实上，尽管“为N见V”、“为N所V”中“见”、“所”位置相同，但它们的语义指向却完全相反。“见”指向V，“所”指向N。“见”是被动助词，它粘附在V上体现出V的被动态；而“所”帮助句子显现被动语意是通过揭示施事者（N）进而明确施受关系而间接实现的，“所”本身并没有直接的表示被动的功能，即它并不能像“见”那样直接将V标志成被动态。在“为N·V”式被动句中加入“见”，受直接影响的是V（V的被动态得到显现）；加入“所”，受直接影响的是N（N的施事者身份得到显现）。

“见”、“所”的这种区别，洪诚（1958）其实早已指出：“‘见’字和被动词的关系密切，‘所’字和施事词的关系密切。”“为N所V”式被动句有一个重要特征，即否定副词“不”不能插在施事者N与“所”之间。有“不为N所V”（如《韩非子·外储说左下》“不为人所容”），也有“为N所不V”（如《三国志·蜀书·杨洪传》“为诸葛亮所不善”），但没有“为N不所V”。原因正在于“所”的语义指向是“所”前的N，N与“所”

之间不能被“不”隔开。其实这个特征正是源自“所”字结构（如前述，被动句中“所”是从含“所”字结构的主动句中类化过来的）。“所”字结构“N所V”中“所”与V之间可以插入“不”，如《论语·颜渊》“己所不欲，勿施于人”，但N与“所”之间绝不能插入“不”，“己所不欲”不能说成“己不所欲”。在“所”字结构“N所V”中，“所”已经演变出施动关系标记的身份，进入被动句后，它仍然是这个身份，身份不变，特征亦不变。

由于“见”、“所”的功能不同，“为N见V”是真正意义上的有标记被动句（“见”将V标记为被动态）；而严格地说，“为N所V”尽管加了个“所”，仍然是无标记的被动句（“为N所V”式被动句中V的被动态是V自身体现的，即“意念被动”）。在显现动词的被动态上，“为N所V”跟“为N·V”相较并无任何进步，只是前者比后者的施受关系更为明确，从而“被动语意”更为明显而已。[①]

有些学者在论述“所”“表示被动意义”时，将“多所窃取”解释成“多被窃取”，“所”刚好对应了“被”；而解释例（21）的“飞鸟所食”时只能解释成“被飞鸟食”，“所”跟“被”的位置便对应不上了。这其实已经说明“所”不等于“被”，但有些学者仍然坚持认为“这个‘所’的作用只能被解释成表示被动语法意义”[②]，这样的坚持，便让人有些不解了。

“为N所V”式之后出现过“为N所见V”式被动句，如《三国志·吴书·胡综传》“遂为邪议所见构会”。如前所述，我们不赞同“所”、“见”“同义复用”的看法，它们各有自己的性质、特征和功能。在“为N

①严格说来，从“郤克伤”到“郤克伤于矢”，到“郤克为矢伤”，再到“郤克为矢所伤”，都只能算“意念被动句”。但这些格式的被动句在一步一步地进步：“郤克伤”没有施事者；“郤克伤于矢”引进了施事者；“施事者本有居于动词前面的要求”（洪诚，1958），于是“郤克为矢伤”应运而生；“郤克为矢所伤”又进一步凸显了施事者、明晰了施受关系。

②见朱庆之（1995）。实际上不仅“飞鸟所食”不等于“被飞鸟食”，“多所窃取”也不等于“多被窃取”。“所窃取”是指称性的“所”字结构（指“窃取的东西”），“多”和“所窃取”之间是述宾关系（“多”是可以带宾语的，如《论语·里仁》“放于利而行，多怨”）。

所见V”中，“见”是被动标记，它是面朝V的；“所”是施动关系标记，它是面朝N的。“所”、“见”是背靠背而立的形势，而非并肩携手的姿态。在功能上，“见”标志了动词的被动态，“所”凸显了句子的施受关系。

“为N所V”式之后还出现过“为N之所V”和“为N之所见V”式被动句，前者如“夏则为大暑之所暴炙，冬则为风寒之所匽薄”（《汉书·王吉传》），后者如“恐为海内人之所见凡愚”（《三国志·魏书·武帝纪》裴注引《魏武故事》）。有些学者认为“之”＝“所”＝“见”，“之所”＝“所见”＝“之所见”。这种仅凭形式上的相似就进行类推的做法实在不可取。实际上稍加留意便可以发现，在这些格式中，“之”、“所”、“见”的位置关系是固定不变的。即“之”总在“所”前，“所”总在“见”前，没有“为N见所V”或“为N所之V”式。这其实已可证明“之”、“所”、“见”不应该是“同义复用”（如果是同义复用，其顺序应该是自由的）。

“之”、“所”、“见”以固定的顺序出现，自然有其原因。“所”总在“见”前的原因上文已述，即“所”指向前面的施事者，“见”指向后面的被动动词。“之”总在“所”前的原因要从“之”的来源上追究。有学者认为在“为N所V”式被动句产生之前，曾有“为N之V”的过渡形式（如“为越之擒”），“之”相当于“所”。而“为N之所V”是“为N之V”和“为N所V”相结合的产物，“之”、“所”也是“同义复用”。对于“为越之擒”这种形式，洪诚（1958）曾指出“‘擒’是名词，‘为’是动词，不是被动句”。柳士镇（1992：323）也说“认定‘之’字即是‘所’字，尚有一些困难”。柳先生认为“为N之所V”式被动句“起源阶段或许受到‘为……之所’式叙事句或‘为……之所’式判断句的影响”。我们赞同洪、柳二位先生对“‘之’字即是‘所’字”的否定意见。不过“为N之所V”式似乎不必看作受到同形式的叙事句或判断句的影响。叙事句如《墨子·天志上》“为天之所欲”，其中“为”和“天之所欲”之间的动宾关系很明显，[①] 应当影响不到被动式；判断句如前文例（2）“为一世之所造”，这种句式极为罕见，恐怕也无力影响被动式。我们认为“为N之所V”式被动句中“之”应该是随着“所”一道，直接从“所”字结构中类化过来的。“所”字结构“N所V”中“所”前常常加个“之”，构成“N之所V”形式（参见第三章第二节）；而“为N所V”式被动句中“所”本来就是借用了“所”字结构中的“所”，当语音节奏上需要一个双音节，或者出于延缓语气的目的，便自然想到了“所”字结构中“所”前的“之”，于是“顺手牵羊”将“之”一道借了过来，这样便形成了“为N之所V”式被动句。[②] 既然如此，扩展的被动式中“之”总在“所”前便不足为怪了。

（二）标志完成状态，完善被动句式

王力在《中国文法学初探》里曾讨论古汉语的时态问题。他说：“当其用句尾助词的时候，我们可以从此窥见古人的时的概念……‘动句’之过去时用‘矣’字，现在时用‘也’字；例如‘吾既许之矣’不能写作‘吾既许之也’，‘子曰，不知也’不可写作‘子曰，不知矣’……‘矣’‘也’不能互易，则知古人用句尾助词有一定的规律，而其规律则出于其对于时的概念。”（见《龙虫并雕斋文集》第235—237页）王力的这个观察是相当敏锐的，“矣”表示过去时（大致相当于“了”）的结论也早已成为语法界的共识。这个结论同时也说明古汉语里确实存在表示时态的语法成分。

众所周知，被动句里作谓语核心的被动动词大都是完成态。这也是现代汉语被动句的句末一般要加个助词“了”的原因。比如“昨天小张被老师批评”不大成话，非要加个“了”说成“昨天小张被老师批评了”，这

①《墨子·天志上》：“然则率天下之百姓以从事于义，则我乃为天之所欲也。我为天之所欲，天亦为我所欲。”洪诚（1958）指出“为”是动词（“做”），“天之所欲”、“我所欲”是“为”的宾语。

②柳士镇（1992：322）指出：“‘为……之所’式与‘为……所’式在选用时也常常同‘所’字之后被动动词的语音节奏有密切联系。”

才感觉一句话说完了。原因很简单，“批评”这个行为已经发生过，处于完成状态，那就必须给它加上一个标记完成态的“了”。[①] 那么古汉语被动句中是否也是使用和“了”相当的“矣”来表示完成态呢？回答是否定的。

根据我们的看法，“所”进入被动句之后，标记被动动词完成态的工作是由“所”兼职的。我们先看一个例子：

（25）a.弟子曰：“吾恐乌鸢之食夫子也！”庄子曰：“在上为乌鸢食，在下为蝼蚁食，夺彼与此，何其偏也？”（《庄子·列御寇》）

b.申徒狄谏而不听，负石自投于河，为鱼鳖所食。（《庄子·盗跖》）

相较于例（25a）的“为乌鸢食”、“为蝼蚁食”；例（25b）“为鱼鳖所食”因为有了施动关系标记“所”，其施受关系更加明确，这已如上文所述。进一步观察可以发现另外一个情况：例（25a）中“食”的行为实际上没有发生（翻译成现代汉语一般要补个“会”，表示将来时，“会被乌鸢食”、“会被蝼蚁食”）；例（25b）中“食”则是已经发生的行为（翻译成现代汉语一般要补个“了”，“被鱼鳖吞食了”）。由此我们可以设想，被动句中“所”不仅用于明确施受关系，还可以帮助被动动词标记完成态。

实际上，“所”在进入被动句之前就已经具备了“已然标记”的功能（所谓“已然”，即动作行为已完成）。在“所”字结构中，“所”后动词一般情况下都是“已然”状态。“所知”必定已经知道了，“所见”必定已经见到了，“所杀”必定已经杀掉了，“所败”必定已经打败了……尤其当“所”后动词具有明显的动作行为特征时，由于这个动作行为往往会造成某个可见的结果，动词的完成状态便更加显著。下例中“已产子”、“已产之子”和“所产子”并用，应能帮助说明问题：

①有时候不是加“了”，而是用结果补语来补足句意，如“小张被老师批评得无地自容”。用结果补语和用“了”效果相当，因为结果补语意味着某个结果的出现，而这个结果必然是动作行为的完成所导致的（“小张无地自容”这个结果说明“批评”已经发生）。

（26）（妇人）怀子而前已产子死，则谓所怀不活。名之曰怀，其意以为已产之子死，故感伤之子失其性矣。所产子死、所怀子凶者，字乳亟数，气薄不能成也。（《论衡·气寿》）

"已产子死"、"已产之子死"完全可以说成"所产子死"、"所产之子死"；反之，例中"所产子死、所怀子凶"也可以说成"已产子死、已怀子凶"。从中不难看出"所"、"已"的某种共性。这种共性，其实就是它们都能起到标记动词已然态（完成态）的作用。当然，我们的意思并不是说因此"所"就等于"已"，只是这种比较能帮助说明"所"确实具有类似于"已"的功能。①

"所"的已然标记功能的产生，跟"所"的非陈述性标记功能有很大关系。"所"字结构"所·动"中动词取消了陈述性，这就意味着动词所表示的动作行为已经结束或中断。换言之，取消陈述即意味着完成态。因此"所"的已然标记功能是其非陈述性标记功能自然衍生的结果。

被动句中被动动词是完成态的，需要一个形式标记予以体现，"所"的已然标记功能正好满足了被动句的这一需要。因此，"所"介入"为N·V"式被动句，一方面通过明晰施受关系使句子的被动语意更为明显；一方面又通过标记被动动词的完成态让被动句式更加完善。

①倘若模仿传统训诂学的方法，便可以根据这个例子中"所产子死"、"已产子死"的"互文见义"来下结论说："所"犹"已"也。但是正如本书绪论中所强调的，以及本书在研究方法上一贯坚持的，"互文见义"实在不可作为语法分析的依据。说"所"具有"已"的功能，并不意味着"所"等于"已"——"所"除了可以表达"已"所表达的已然态意义，还具有"已"所不具备的非陈述性标记的作用（"所产子死"中"所"帮助"产"取消陈述性，转为修饰性），此外"所"还具有"已"不具备的施动关系标记的作用（"所产子死"中"所"作为施动关系标记，将"产"这个动作行为引向"妇人"）。

第五章　衰退——“所”的淡出与残留

中古时期是虚词“所”的衰退期，其根本表现是“所”的非陈述性标记这一基本功能逐渐丧失。如前章所述，“所”在汉代以施动关系标记身份进入被动句，被动句中的“所”便已丧失其非陈述性标记的功能，这其实已是“所”开始走向衰退的征兆。

除了向被动句中转型之外，中古时期“所”的衰退主要体现在以下几个方面：其一，修饰化和指称化中“所”逐渐退出。其二，“所”的功能由非陈述性标记、施动关系标记向其他方向转移：①在省略了介词“为”的“为N所V”式被动句中，由施动关系标记演变出指代性副词的用法；②“所”在上古时期便已在施动关系标记基础上演变出焦点标记用法，到中古时期焦点标记的用法一度活跃；③在“所”字结构中由非陈述性标记蜕化为表委婉的语气助词；④在疑问词隐而不现的疑问句中演变为疑问代词。其三，一些“所”字词组凝固成词，“所”在其中蜕化为词素。

中古以后，虚词“所”在口语中逐渐消亡。一方面，“所”字结构的使用逐渐减少，最终被“底（的）”字结构取代；另一方面，“所”在中古时期的衰微过程中因“另谋出路”而产生的一些变化用法也最终烟消云散。

第一节 “所”的退出

一、修饰化中“所”的退出：“之”对“所”的兼并

在上古汉语里，当一个动词（或一个主谓结构）发生修饰化，充当其潜宾语的定语时，常常需要非陈述性标记“所”的帮助。如“猫捕鼠”（SVO）→“猫所捕之鼠”（S所V之O），吕叔湘（1956a：81）曾指出：“白话是‘猫捉的老鼠’，文言可不能照样换个‘之’字，作‘猫捕之鼠’就完结，要加个‘所’字在动词之前，‘猫所捕之鼠’。”这个规则自中古开始有所松动，有些时候不再需要“所”，“猫捉的老鼠”这个意思可以直接作“猫捕之鼠”（SV之O）就完结，动词“捕”前可以不加“所”。例如：

（1）楚王，季父也，春秋高，阅天下之义理多矣。（《汉书·文帝纪》）

（2）风冲之物不得育，水湍之岸不得峭。（《论衡·累害》）

（3）墓，慕也，孝子思慕之处也。（《释名·释丧制》）

（4）字者，言吾今陈列天书累积之字也。（《太平经》卷三十九《解师策书诀》）

（5）子能听吾言者，复为子陈数不见之事。（《太平经》卷四十六《道无价却夷狄法》）

（6）伏惟陛下奉武皇帝开拓之大业，守文皇帝克终之元绪，诚宜思齐往古圣贤之善治，总观季世放荡之恶政。（《三国志·魏书·杨阜传》）

（7）左右不达英雄从事之道。（《三国志·蜀书·法正传》）

（8）羊公积德布施，诣乎皓首，乃受天坠之金。（《抱朴子·微

旨》）

（9）自今以后，手书相闻，勿用傍人解构之言。（《后汉书·隗嚣传》）

（10）凡非时之木，水沤一月，或火煏取干，虫皆不生。水浸之木，更益柔韧。（《齐民要术》卷五《伐木》）

例（1）“阅天下之义理”在上古应说成“所阅天下之义理”，例（2）“风冲之物”、“水湍之岸”在上古应说成“风所冲之物”、“水所湍之岸”，例（3）“孝子思慕之处”在上古应说成“孝子所思慕之处”，等等。

例（8）“天坠之金”可与第三章第二节例（65）“天之降宝命”（上天降下的大命）联系起来考察。“天之降宝命”（[S之V]O）这种格式中的“之”后来被“所”替代，变为“天所降宝命”（[S所V]O），“天所降宝命”中又可加入一个结构助词“之”，即“天所降之宝命”（S所V之O）。“天所降之宝命”中，若“所”退出，成为“天降之宝命”（SV之O），那便是例（8）“天坠之金”这样的形式了。由此我们可以看到修饰化中“所”从进入到退出的轨迹。

“所”退出后，在“天坠之金”中，“之”通过标志“天坠”和“金”之间的定中关系，便也起到帮助主谓结构“天坠”实现修饰化的作用（“天坠”由基本的陈述性转为现在的修饰性，修饰“金”）。从这个角度来看，“所”的退出也可视为“之”对“所”的兼并（本质上是“所”退出，形式上是“之”兼并了“所”的功能）。

追究修饰化中“之”兼并“所”的原因，我们认为大致有这样几个方面：其一，语言的经济原则是促使“天所坠之金”中“所”脱落的动因。其二，由于“之”的存在，“天坠之金”的结构关系不致出现混乱（不会与“天坠金”这样的陈述形式相混）。其三，“天所坠之金”中“所”、“之”可去其一，为何去“所”留“之”（成为“天坠之金”），而非去“之”

留“所”（成为“天所坠金”）？我们的看法是，“天所坠金”跟“天坠之金”相较，前者中“坠”、“金”相接，从局部看仍然跟动宾结构相混，因此在结构关系上不如后者明晰。这恐怕也正是上古“[S所V]O”中V、O之间常常加个结构助词“之”的原因之一。

近代汉语中还可见“之”兼并“所”的痕迹：

（11）此《论语》载孔子之辞也。（颜师古注《汉书·景帝纪》“孔子称‘斯民，三代之所以直道而行也’”）

（12）俾光新造之邦，共阐无为之化。（《全唐文》卷一百十四《授冯道门下侍郎平章事制》）

（13）访闻遐僻边境之州，或无公廨利用之物。（《全唐文》卷一百十五《罢冬至寒食等节进奉诏》）

（14）又《广雅》云：“疏者，识也。”案疏训识，则书疏记识之道存焉。（《全唐文》卷一百三十六《律疏议序》）

例（11）“《论语》载孔子之辞”是“《论语》所载孔子之辞”中“所”退出的结果，余例类此。

二、修饰化中“所”的退出：“者”对“所”的兼并

“所”介入的动词（或主谓短语）的修饰化，除了“（S）所V之O”形式之外，西汉开始，还出现了“（S）所V者O”的形式，其中O是V的潜宾语。例如：

（15）被所善者黄义从大将军击匈奴，还，告被曰……（《史记·秦始皇本纪》）

（16）书文书检曰署。署，予也，题所予者官号也。（《释名·释书契》）

（17）帝初在东宫，疫疠大起，时人雕伤，帝深感叹，与素所敬者大理王朗书曰：“生有七尺之形……”（《三国志·魏书·文帝纪》裴注引《魏书》）

（18）后卓故部曲收所烧者灰，并以一棺棺之，葬于郿。（《三国志·魏书·董卓传》裴注引《英雄记》）

（19）卢弘宣时为度支郎中，有善书名。召至，出所获者书帖令观之。（张怀瓘《书断列传》）

（20）烛星所出邑反。又曰，烛星所烛者城邑乱。（《隋书·天文志·杂妖》）

“被所善者黄义”（“被”是人名）中“黄义”是“善”的潜宾语，这种情况在上古需要结构助词“所”的介入，要说成“被所善黄义”或“被所善之黄义”；现在说成了“被所善者黄义”，看起来很像是“者”对“之”的入侵（“被所善之黄义”→“被所善者黄义”）。其实不然，“被所善者黄义”这种形式并不是由“被所善之黄义”演变而来。

“被所善者黄义”其实是在“被所善黄义”中插入“者”形成的，“者”的插入是类化的结果。指称性的“（S）所V”后常有“者”的辅助，如《左传·襄公三十一年》“其所善者，吾则行之”（比较《晏子春秋·内篇谏上》“景公能行其所善也”）。修饰性的“（S）所V”受其影响，也加上一个“者”，即“被所善黄义”→“被所善者黄义”。

值得注意的是“被所善者黄义”的内部结构，它实际上是一个同位短语，指称性成分“被所善者”和“黄义”是同指关系。也就是说，“被所善者黄义”与“被所善之黄义”不仅没有渊源关系，且句法结构迥然不同。在语音形式上，“被所善者黄义”与“被所善之黄义”也有差异，“被所善者黄义”在“者”后有一个短暂的停顿，“被所善之黄义”在“之”后无此停顿，这正是同位结构与定中结构语音形式上微殊之表现。

总之，“被所善者黄义”这种形式并非“者”入侵“之”的结果，而是

"者"被类化进"被所善黄义"的结果。

可以想见，在中古时期"所"逐渐退出历史舞台的大趋势下，"被所善者黄义"这种形式中的"所"也可能脱落，从而形成"被善者黄义"这样的格式。事实上，中古以后确实出现了这样的用例：

（21）启将军，西边是掳来者贱奴念经声。（《敦煌变文·庐山远公话》）

（22）你前时要者玉，自家甚是用心，只为难得似你尺寸底。（《云麓漫钞》卷十五）

（23）又将国主自食者饮食分赐。（《三朝北盟会编》卷四引赵良嗣《燕云奉使录》）

（24）玄宗最宠爱者一个贵妃，叫做杨太真。（《警世通言》第十九卷）

"掳来者贱奴"中"贱奴"是"掳"的潜宾语，这种情况在上古需要结构助词"所"的介入，要说成"所掳来贱奴"。其演变过程是："所掳来贱奴"→"所掳来者贱奴"（"者"因类化而介入）→"掳来者贱奴"（"所"退出）。"所"退出后，从形式上看，即是"者"兼并了"所"的功能。

三、指称化中"所"的退出："者"对"所"的兼并

在上古汉语里，当一个动词（或一个主谓结构）发生指称化，转指动词潜宾语时，也需要结构助词"所"的协助，如"蒙古人骑马"（SVO）→"蒙古人所骑"（S所V，转指O，即"马"）。有时也可以再加上一个"者"，形成"S所V者"结构（"蒙古人所骑者"）。在"（S）所V者"中，"所"是主要的助词，"者"是次要的助词，"者"的作用是帮助"所"进一步明确V的指称性。

（25）a.伐楚，道涉而谷行三十里，而攻危隘之塞，所行者甚远，而所攻者甚难，秦又弗为也。（《战国策·魏策三》）

b.伐楚，道涉谷，行三千里而攻冥厄之塞，所行甚远，所攻甚难，秦有[又]弗为也。（《战国纵横家书·朱己谓魏王章》）

例（25a）“所行者”、“所攻者”等于“所行”、“所攻”，“者”只起辅助作用；例（25b）便未加这个可有可无的“者”。

在“（S）所V者”中，“所”是主角而“者”是配角；但是自中古开始，这种“者”渐有喧宾夺主之势，有些原本应是“（S）所V（者）”的用例，却使用了“（S）V者”的形式。例如：

（26）将军自念，岂尝有恨者乎？（《汉书·李广传》）

（27）人设捕蝘蛉，得者食之。（《论衡·命义》）

（28）冲于是以刀穿单衣，如鼠啮者，谬为失意，貌有愁色。（《三国志·魏书·王冲传》）

（29）岭东六国诸王，所有上价宝物，多作供养，人用者少。（《法显传·于阗国》）

（30）足下相难，依据者何经？（《世说新语·言语》）

（31）凡五谷，大判上旬种者全收，中旬中收，下旬下收。（《齐民要术》卷一《种谷》）

（32）稻既生，犹欲令人践垄背。践者茂而多实也。（《齐民要术》卷二《旱稻》）

（33）有偏宠者，虽欲以厚之，更所以祸之。（《颜氏家训·教子》）

例（26）“恨者”非指“恨”的施事，而指“恨”的对象，这在上古应表达成“所恨”或“所恨者”（比较《史记·李将军列传》“将军自念，岂尝有所恨乎”）。例（27）“得者”非指捕得蝘蛉的人，而是指捕得的蝘蛤，等于“所得”或“所得者”（“得者食之”是个受事主语句）。余例类此。这些“（S）V者”都是“（S）所V者”中“所”退出的结果。“（S）所V者”中“所”退出后，从形式上看，即是“者”兼并了“所”的功能。

近代汉语中也还可见这种“者”兼并“所”的痕迹：

（34）曰：“煮者何肉？”曰：“羊肉，计已熟矣。”（《虬髯客传》）

（35）所好成毛羽，恶者城[成]疮癣。（《敦煌变文·王昭君变文》）

（36）相公问曰：“是何经题？”远公对曰：“夜昨念者，是大涅盘经。”（《敦煌变文·庐山远公话》）

（37）又问：“天下之中有大声不？”章答曰：“有。”“有者何也？”“雷震七百里，霹雳一百七十里，皆是大声。”（《敦煌变文集新书·搜神记》）

（38）问：“二龙争珠，谁是得者？”师云：“众类皆尽，但似目前。”僧曰：“与摩则二龙俱不得也。”师云：“非但二龙，千佛不得。”僧曰：“非佛还得也无？”师云：“得者不是明珠。”（《祖堂集》卷八《中山和尚》）

例（34）“煮者”等于“所煮者”，“所”退出，便只剩下“煮者”。例（35）“恶者”与“所好”对举，显见“所”的退出痕迹（即“者”对“所”的入侵）。例（38）两个“得者”，“谁是得者”之“得者”指人（“得”的施事），“得者不是明珠”之“得者”指物（“得”的受事），后一个“得者”是“所得者”中“所”退出的结果。

四、“所”、“之”、“者”、“底”的演变路线

“所”被“之”、“者”兼并后，到唐宋时期，“之”、“者”又逐渐被后起的结构助词“底”所替代。

以往关于“底”的来源问题的讨论，集中在“底”和“之”、“者”的关系上，主要看法有三种：其一，“底”由“者”演变而来（吕叔湘，1943b）；其二，“底”由“之”演变而来（王力，1958；梅祖麟，1988）；其三，结构助词“底”有其自身的演变途径，跟“之”、“者”没有语源关系，结构助词“底”形成后从词汇上替代了“者”（冯春田，1990；江蓝生，1999）。诚如蒋绍愚、曹广顺（2005：265）所言，冯春田（1990）提出的“词汇替代”“让人们摆脱了‘底’非来自‘者’即来自‘之’的思维定式”，是结构助词“底”的考源研究中一个“重要的转折点”。我们亦赞同“词汇替代”的观点，但我们认为结构助词“底”替代的不只是一个“者”，而是“者”和“之”两个；也就是说，在发展到“底”之前，并未经历过“者”对“之”的兼并，它们当是分别被“底”替代的。

吕叔湘（1943b）认为“底”未出现时，“者”已侵入“之”的使用范围，后来的论者对此说大都未有置疑。俞理明（2001、2005）通过考察《太平经》等东汉文献，曾勾勒“者”介入定中结构而替代“之”的过程。不过吕文和俞文中所举“者”入侵“之”的例子都颇为零星，且不可靠，恐难证实此说。

一些“X者N”格式（X作N的修饰语），被认为是在“之”的位置上用了“者”，即“者”兼并了“之”。这类例子主要有三种，一是“农家者流”之类；二是“定殷者将吏”之类；三是“古者道书”之类。

（39）农家者流，盖出于农稷之官。（《汉书·艺文志》）

“农家者流”其实不必解作“农家之流”。“农家者流”在句法上来说，应该是一个同位结构，“农家者”和“流”是同位关系。就是说，“农家者”是一个“者”字短语，名词成分“农家”后跟一个“者”，正如《论语·雍也》“颜回者”。这种情况和《诗经》“皇皇者华”没有本质区别。吕叔湘先生也说“皇皇者华”之“者”不必作“之”解，认为“皇皇者华”等于说“皇皇的是华”。这正是将“皇皇者”看作“者”字结构的。其实“皇皇者华”亦不必理解为“皇皇的是华”，它跟“农家者流”一样，也是同位短语，“皇皇者”和“华”是同位关系。

同位结构的“农家者流”、“皇皇者华”，和定中结构的“农家之流”、“皇皇之华”比较起来，在语音形式上是有微殊的。同位结构中前后两项之间有一个语音停顿，定中结构中则无此停顿。即“农家者流”、“皇皇者华”在“者”后要稍做停顿，“农家之流”、“皇皇之华”中“之”后则无任何停顿。

（40）项王怒，将诛定殷者将吏。（《史记·陈丞相世家》）

“定殷者将吏”这类例子，本书第三章第二节已做分析。“定殷者将吏”相当于“将吏之定殷者”，“定殷者”也是一个“者”字短语，可以放在“将吏”的后面作它的修饰语，也可以放在“将吏”的前面作它的修饰语。放在前面时，语义层面上“定殷者”仍然是用来修饰“将吏”的；句法层面上，则是“定殷者”和“将吏”构成同位关系（“定殷者”后有一个短暂的语音停顿）。[①]

此例在《汉书·陈平传》中作“项王怒，将诛定殷者”，可以看到，《汉书》的作者改写《史记》时，是将“定殷者”作为一个整体来理解的，即并未将《史记》的“定殷者将吏”理解成“定殷之将吏”（若如此理解，便不会改写成“将诛定殷者”）。

（41）今天师广开天道之路，悉拘校古者道书之文，以为真要秘道。（《太平经》卷九十八）

①句法上的“同位”关系和语义上的“修饰”关系并不矛盾。同位短语中的两项，往往是其中一项用来对另一项进行修饰，如“世界最高峰珠穆朗玛峰”，其中“世界最高峰”在语义上即是用来修饰“珠穆朗玛峰”的；“洪诚先生”这个同位短语中，后项“先生”也是用来修饰前项“洪诚”的。

（42）子犹观昔者博大真人邪？（《太平经钞》乙部）

以上两例中的“古者N”、“昔者N”，俞理明先生认为等于“古之N”、“昔之N”。其实这种“古者”、“昔者”仍是“者”字短语，将以上两例和下面的例子比较，便不难看出：

（43）古者之学耕且养，三年通一。今之学也，非独为之华藻也……（《法言·寡见》）

（44）故虽昔者之帝王，其所贵其臣者，如此而已矣。（《新书》卷九《大政上》）

“古者之学”、“昔者之帝王”中“古者”、“昔者”显然是“者”字短语，因为其中已有结构助词“之”来充当定中标记，“者”便显然不等于“之”了。例（41）、例（42）中的“古者”、“昔者”后面若补个“之”字，作“古者之道书”、“昔者之博大真人”，便不会被误会成“古之”、“昔之”。相应的，例（43）、例（44）中的“古者之学”和“昔者之帝王”亦可省去“之”字，作“古者学”、“昔者帝王”（“古者学”之所以要加个“之”字，可能出于节奏上的考虑）。

除了以上几种情况之外，还有前文分析过的“被所善者黄义”这类例子，也容易误以为是“者”占据了“之”的位置。如前文所述，“被所善者黄义”并非“被所善之黄义”中的“之”替换成了“者”，而是在“被所善黄义”中添加了一个“者”而形成的，“被所善者黄义”并不是“者”入侵“之”的结果。

总而言之，认为汉语史上“者”曾入侵“之”的使用范围，即“者”曾经兼并“之”，这个观点很难证实。因此我们不赞同这个看法，“所”、“之”、“者”、“底（的）”的演变路线应该是：

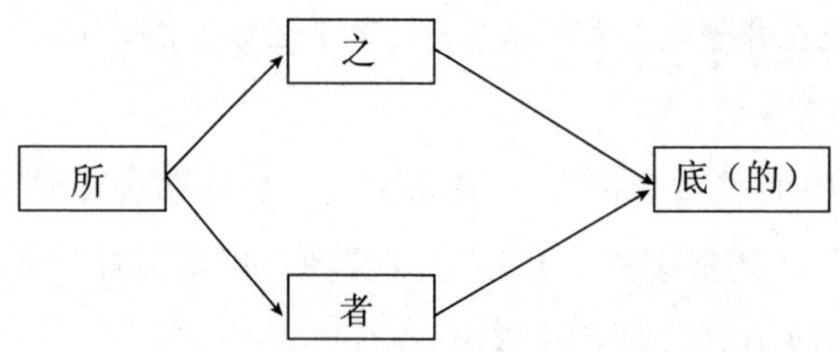

“之”、“者”兼并“所”，然后又被“底”替代，其演变路线可表示为：

路线一：蒙古人所骑之马 → 蒙古人骑之马（“所”退出）→ 蒙古人骑底马（“底”替换“之”）

路线二：蒙古人所骑马 → 蒙古人所骑者马（因类化加了个“者”）→ 蒙古人骑者马（“所”退出）→ 蒙古人骑底马（“底”替换“者”）

路线三：蒙古人所骑者 → 蒙古人骑者（“所”退出）→蒙古人骑底（“底”替换“者”）

以上三条路线是“所”到“之”、“者”，然后“之”、“者”又到“底”的演变。除此之外，还有“之”、“者”直接到“底”的演变，即不涉及“所”的演变路线。

涉及“所”的，是SV修饰化作O的定语以及SV指称化的情况。不涉及“所”的，是VO修饰化作S的定语以及VO指称化的情况。下面对不涉及“所”的情况略做阐述。

VO修饰化作S的定语时，上古有两种表达方式：（A）“VO之S”（《论语·述而》“执鞭之士”）；（B）“S之VO者”（《孟子·滕文公下》“鸟兽之害人者”）。

方式（A）“VO之S”中“之”后来直接被“底”替换，可表示为：

路线四：骑马之蒙古人 → 骑马底蒙古人（“底”替换“之”）

方式（B）“S之VO者”演变为“VO底S”，中间经历过一次转换，即“S之VO者”→“VO者S”（“鸟兽之害人者”→“害人者鸟兽”），然后再由“底”替换“者”成为“VO底S”（“害人者鸟兽”→“害人底鸟兽”）。

修饰语“VO者”移至S前的形式始见于西汉，例如：

（45）项王怒，将诛定殷者将吏。（《史记·陈丞相世家》）

（46）于是平原君乃斩笑躄者美人头。（《史记·平原君虞卿列传》）

（47）何太子之遣往而不返者竖子也！（《史记·刺客列传》）

（48）地善，则居地上者人民好善。（《太平经》卷四十《努力为善法》）

“定殷者将吏”在先秦本应作“将吏（之）定殷者”，现在“定殷者”前移了。这类例子本书第三章第二节已有分析，这里不再赘述。“定殷者将吏”形式中的“者”被“底”替代，便成为“定殷底将吏”。这条路线可表示为：

路线五：蒙古人之骑马者→骑马者蒙古人（“骑马者”前移）→骑马底蒙古人（“底”替换“者”）

VO指称化时，上古要表达成“VO者”（“杀人者死”），“者”后来直接被“底”替换（“杀人底死”）。可表示为：

路线六：骑马者→骑马底（“底”替换“者”）

以上六条路线，即是“所”、“之”、“者”到“底”的全部演变情况。归纳如下：

（一）作定语的“所”字结构演变到“底”字结构，有两条路径。

（Ⅰ）“S所V之O”（“蒙古人所骑之马”）中“所”退出，变为“SV之O”（“蒙古人骑之马”），“所”的退出可以视为“之”对“所”的兼并；此后“之”被“底”替代，成为“SV底O”（“蒙古人骑底马”）。

（Ⅱ）定语和中心语之间无助词“之”连接的“[S所V]O”（“蒙古人所骑马”）演变到“SV底O”（“蒙古人骑底马”）则经历了“者”的介入：在“[S所V]O”中插入一个“者”成为“S所V者O”（“蒙古人所骑者马”），然后“所”退出，成为“SV者O”（“蒙古人骑者马”），“所”的退出可以视为“者”对“所”的兼并；此后“者”被“底”替代，成为“SV底O”（“蒙古人骑底马”）。

（二）作主宾语的“所”字结构演变到“底”字结构，其源头是“S所V者”格式：“S所V者”（“蒙古人所骑者”）中“所”退出，成为“SV者”（“蒙古人骑者”），“所”的退出同样可视为“者”对“所”的兼并；此后“者”被“底”替代，成为“SV底”（“蒙古人骑底”）。

（三）作定语的“者”字结构演变到“底”字结构，经历过一次成分移位：“S之VO者”（“蒙古人之骑马者”）中“VO者”前移，成为“VO者S”（“骑马者蒙古人”），此后“者”被“底”替代，成为“VO底S”（“骑马底蒙古人”）。

（四）作主宾语的“者”字结构演变到“底”字结构，是“底”直接替代“者”：“VO者”（“骑马者”）→“VO底”（“骑马底”）。

（五）“VO”直接作S定语的“VO之S”演变为“VO底S”，是“底”直接替代“之”：“VO之S”（“骑马之蒙古人”）→“VO底S”（“骑马底蒙古人”）。

“所”、“之”、“者”、“底”的演变路线汇总如下图所示。

SV修饰化，作O的定语：

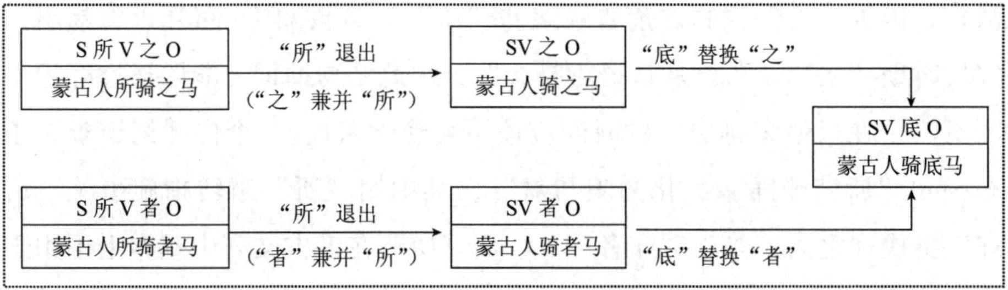

SV指称化：

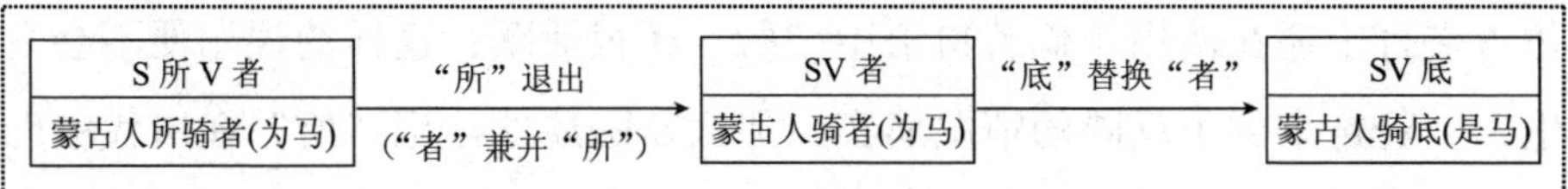

VO修饰化，作S的定语：

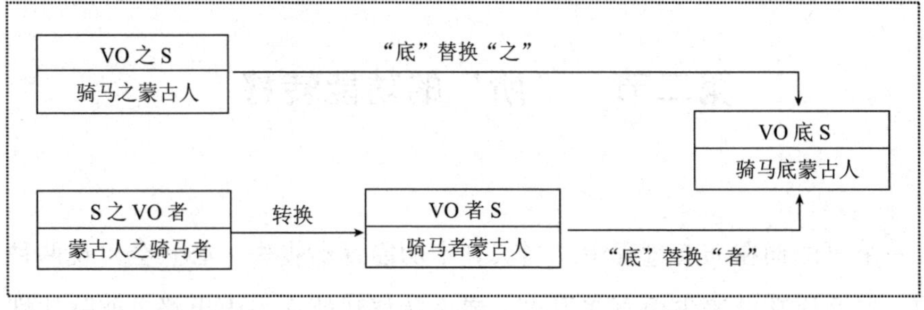

VO指称化：

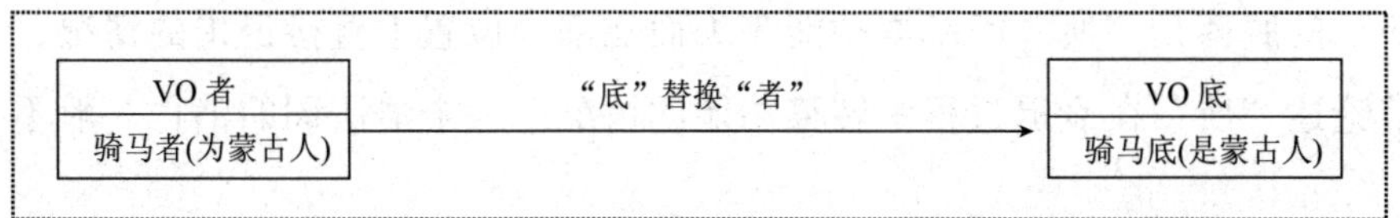

随着“所”逐渐被“之”、“者”兼并，非陈述性标记“所”在口语中最终消亡。但由于“所”在秦汉时期所形成的“正统文言”中实在极为活跃，它在近代汉语书面语的拟古文言中仍然被频繁使用，因此在唐宋以来的文献中，“所”的出现频率跟唐宋以前相较看不出显著的差别。在这种情况下，要想用定量分析的方法来判断“所”在口语中消亡的具体时代，显得极为困难。不过可以肯定的是，“所”在口语中的消亡要早于“之”的消亡，因为“之”消亡之前曾经兼并“所”。吕叔湘（1943b）曾指出，宋代时期“之”“久已从口语中排去”，因此结构助词（非陈述性标记）“所”“在口语中排去”的时间应该不会晚于宋代。[①] 李白《蜀道难》中有一句“所守或匪亲，化为狼与豺”，其中用“所”来转指施事（“所守”指戍守之人，等于“守者”），而“所”在上古文言中基本上不用于转指施事。因此我们可以推测，李白这里使用“所”，很可能是误用，这个误用或许能说明当时“所”在实际口语中已消亡，只在书面语中也就是仿古文言中还在使用（倘若口语中“所”还很活跃，这样的误用便不会发生）。若这个例子反映的情况属实，那么非陈述性标记“所”在唐代就已退出口语了。

第二节　“所”的功能转移

一个语法词在演变过程中，当其基本功能逐渐丧失，必然会出现两种趋向：要么因功能丧失而直接退出，要么转移功能而另谋出路。非陈述性标记“所”的衰退过程即体现了这两种趋向。前节所述修饰化和指称化中“所”的脱落是“所”因基本功能丧失而在部分位置上直接退出的情况，本节论述“所”在衰退过程中转移功能的情况。一个语法词的消亡一般不

①宋代时期虚词“之”在口语中已经“排去”，但检索南宋语料《朱子语类》，“之”的出现频次高达42 000有余，这很能说明后世书面语对古语词（尤其是古语词中虚词）的“依赖”程度。这种严重的“依赖”使得我们根据书面材料（也只能根据书面材料）来判断某个虚词的具体消亡时间时，不可避免地要陷入困境（以书面材料为基础的定量分析方法似乎更适用于实词更替情况的考察，对于灵活性极强因而仿古时更易使用的虚词，这种方法便显得有些无力）。和“之”一样，《朱子语类》中虚词“所”的出现频率也是极高，达11000多次。面对书面材料中如此之高的使用频率，我们自然无法“底气十足”地断言虚词“所”在当时的口语中“必定已经彻底消亡”。

会骤然发生，在其逐渐退出历史舞台的过程中，随着原来功能的丧失，往往会产生出一些变异的功能，这其实也体现了事物发展的一般规律。

一、指代性副词用法

“所”的基本功能是作为非陈述性标记来取消动词的陈述性，因而“所”字结构“所V”之V都不是陈述性的；但是在汉代时期“所”进入被动句，被动句中“所”后的V却并未失去陈述性，“所”丧失了非陈述性标记这一基本功能，仅以施动关系标记的身份出现于被动句中。这已是“所”开始衰退的端倪。

中古时期，随着“所”的基本功能（非陈述性标记）进一步式微，“所V”又发生了另一种变化：一些“所V”用例中，“所”不仅丧失了非陈述性标记这个基本功能，还丧失了施动关系标记这一派生功能。这种“所”的性质变得有些像副词，同时又具有一定的指代作用，有点类似于前置宾语。这种用例多见于“副词＋所＋V”：

（1）东南陆行五百里，到伊都国……郡使往来常所驻。（《三国志·魏书·东夷传》）

（2）黄门令董箕等、才人侍疾者，皆所闻知。（《三国志·魏书·曹爽传》）

（3）中书令孙弘佞伪险诐，休素所忿，弘因是谮诉，下诏书赐休死，时年四十一。（《三国志·吴书·张昭传》）

（4）窃从下风，听采众论，咸谓二宫智达英茂，自正名建号，于今三年，德行内著，美称外昭，西北二隅久所服闻。（《三国志·吴书·孙霸传》）

（5）于旧交则违久要之义，于子孙则扬人前世之恶。于夫鄙怀深所不取。（《三国志·魏书·徐邈传》裴注）

（6）加仕本郡，常在人右，彼方士人素所敬服。（《三国志·魏

书·公孙渊传》裴注引《魏名臣奏》）

（7）世有方士，吾王悉所招致。（《三国志·魏书·华佗传》裴注引东阿王《辩道论》）

（8）赵固常乘一匹赤马以战征，甚所爱重。（《搜神后记》卷一）

（9）恺之尤好丹青，妙绝于时。曾以一厨画寄桓玄，皆其绝者，深所珍惜，悉糊题其前。桓乃发厨后取之，好加理。（《世说新语·巧艺》刘孝标注引《续晋阳秋》）

（10）余乙太和中为尚书郎，从高祖北巡，亲所径涉。（《水经注·河水三》）

（11）又南出一里，至天井……人上者皆所由涉，更无别路。（《水经注·河水四》）

（12）水南有鹰台，号曰景升台，盖刘表治襄阳之所筑也，言表盛游于此常所止憩。（《水经注·沔水中》）

（13）沔水又东径乐山北，昔诸葛亮好为《梁甫吟》，每所登游，故俗以乐山为名。（《水经注·沔水中》）

（14）吾雅爱其手迹，常所宝持。（《颜氏家训·慕贤》）

（15）每一端坐辄有异香充塞房内，近业坐者咸所共闻，莫不嗟其神异。（《高僧传·释僧业》）

（16）言讫奄然而化，箫鼓香烟自空而至，同时眷属数十人皆所闻见。（《高僧传·释净度》）

（17）（慧严）后还京师止东安寺，宋高祖素所知重。（《高僧传·释慧严》）

（18）便闻鸣笳动吹响振山谷，兰禅众十余共所闻见。（《高僧传·支昙兰》）

以上“所V”用例都有很强的叙事性，不宜看作判断句式。如例（3）是在叙说张休（张昭次子）的事迹，张休在这里是主角，是叙说的出发点，因此“休素所忿”不是拿张休作为配角来说明孙弘是怎样一个人，即“休素所忿”不是一个省略了主语的判断句（“孙弘，休素所忿者也”），而是一个独立的叙事句，陈述“休素忿孙弘（因此被孙弘所害）”这件事，“休素所忿”略等于“休素忿之”。再如例（7），“吾王悉所招致”显然不是对“方士”进行说明（并非说“世上的方士，是吾王尽数招致的”），而是陈述性质（“世上的方士，吾王将其尽数招致”），“悉所招致”差不多等于“悉招致之”。再如例（14），“爱”和“宝持”是具有因果关系的两个谓语，“爱其手迹因而常宝持之”。

类似用例，“所”前无副词的较为罕见，我们检查出以下几例：

（19）侍中宪，朕之元兄，行能兼备，忠孝尤笃，先帝所器，亲受遗诏。（《后汉书·孝和帝纪》）

（20）伊云“不取”，神证云“取”，两不应妄，又云“别当埤之”，思此答，所不解。（《周氏冥通记》卷四）

（21）（法显）尝与同学数十人于田中刈稻，时有饥贼欲夺其谷，诸沙弥悉奔走，唯显独留，语贼曰：“若欲须谷，随意所取。”（《高僧传·释法显》）

例（19）中“亲受遗诏”的主语是“先帝”，而非“侍中宪”（这跟副词“亲”的语义有关，只能是“先帝亲自授予遗诏”，不会是“侍中宪亲自接受遗诏”）。如果将前面的“先帝所器”视为判断句谓语（等于“先帝所器者也”），那么“先帝”就不是该分句的主语，后一分句“亲受遗诏”便不能承“先帝所器”以“先帝”为主语，而只能承更前的“侍中宪”作为主语，这与文意不符。因此“先帝所器”必定是以“先帝”为主语的叙事句（略等于“先帝器之”），如此“先帝”便可兼作后一分句“亲受遗诏”的主语。例（20）“思此答”、“所不解”是前后相承的两个心理活动（“思之而不解”），“所不解”略等于“不解之”（这种否定句也可不加代词宾语，说成“思此答，不解”亦可）。例（21）“所取”明显不是指称性成分，也不是表判断的修饰性成分，“随意所取”等于说“随意取之”。

对于“副词＋所＋V”形式，周法高（1959：375）指出：“在汉以后，此种用法之‘所’相当于代词‘之’提前，和‘相’、‘见’在汉以后之转变为代词的情形相似。”如例（7），周氏认为“‘悉所招致’，悉招致之也”；例（11）“皆所由涉”，周氏谓“即‘皆由之涉’也”。应该说，这种“所”具有一定的指代性是不可否认的。但若将它径视为代词，却也还不够稳妥。[①] 理由有以下几点：

其一，中古时期代词宾语已经普遍后移，如果说这时候一个新生的代词反而逆潮流而居于动词之前，这不大可能。

其二，说它具有代词作用，一个重要原因是其后动词基本上为及物动词，而及物动词一般情况下要有一个宾语成分；将“所”视作代词，便刚好充任这个及物动词的宾语。但是应该认识到，及物动词在使用中并不是必须带宾语。比如被动句中被动动词一般都是及物动词且不带宾语；再比如上古否定副词“弗”一般加在及物动词之前，这个及物动词也不带宾语。事实上一般的副词加上一个及物动词，这个及物动词有时候也可以不带宾语，例如：

（22）a.速附丸、楼班、乌延等走辽东，辽东悉斩，传送其首。（《三国志·魏书·乌丸传》）

b.乃遣尚书宗广持节降之……至安邑，道欲亡，广悉斩之。（《后汉书·邓禹传》）

例（22a）中“悉斩”是“副词＋及物动词”，“辽东悉斩”等于“辽

①魏培泉（2004：329）即不承认这种“所”是代词，认为它“顶多只是指出动词有个宾语”，“也许可以把‘所’视为‘缀词’（clitic），用来标示动词是及物的”。

东悉斩之”，但“斩”的宾语“之”并未出现。比较例（22b）“广悉斩之”，可知宾语“之”是可出现可不出现的。因此例（7）“悉所招致”若认为“所”不是“招致”的宾语，即宾语不出现，也是可以成立的。

其三，观察这些例句可以看到，这种“所”的使用恐怕跟音节上的需要有很大关系。例（1—18）中除例（1）、例（3）两例的“常所驻”、“素所忿”之外，其余都是四字格，“所”有明显的衬音作用。

其四，这种“所”处在副词的位置上（动词前），说它是副词未尝不可。而且它最常见的是和另一个副词结合起来使用（如例句中的“常所”、“皆所”、“素所”、“久所”、“深所”、“悉所”、“甚所”、“亲所”、“每所”、“咸所”、“共所”），这使得它更像副词性质。

综合以上几点，有理由认为这种“所”起码不是纯粹的代词。其词性究竟如何，我们以为可参考“相”的情况。偏指的“相”与这种“所”情形相若，如《世说新语·规箴》：“郗太尉晚节好谈……以王丞相末年多可恨，每见，必欲苦相规诫。”“苦相规诫”和“悉所招致”结构方式基本一致，在语义上前者略等于“苦规诫之”；后者略等于“悉招致之”。吕叔湘（1942）曾指出，“‘相’字之偏指用法，显由其互指用法变化而生”。互指用法的“相”是副词，至于偏指的“相”，“其词性有无变易，似犹可商榷……苟以此‘相’字列于副词，则应定为代词性副词”。“苦相规诫”之“相”若定为代词性副词，那么“悉所招致”之“所”同样看待亦无不可。但“代词性副词”的称法似乎有些矛盾：“副词”使它在句法上定位为状语，“代词”又使它在句法上有前置宾语的嫌疑。因此我们认为不妨对“代词性副词”的说法稍做修正，称为“指代性副词”。

至于这种指代性副词“所”的由来，我们以为可参考“见”的情况。“见”在早期本表示被动，是一个被动助词，“见V”等于“被V”；“在汉以后，又可以不表示被动，而有代替宾语地位的受动者的作用”（周法高，1959：246），即演变出相当于偏指的“相”的用法，“见V”略等于“V之”，如《三国志·蜀书·先主传》：“若使君不见听许，登亦未敢听使君也。”“见”由被动向主动的转化，其枢纽在于省略主语的“见”字句，有些情况下，这种省略主语的“见”字句既可理解成被动形式，又可理解成主动形式，例如：

（23）以尊不容朝廷，故见使相王耳。（《汉书·王尊传》）

（24）平帝以中山王即帝位，年幼，（王）莽秉政，自号安汉公。以平帝为成帝后，不得顾私亲，帝母及外家卫氏皆留中山，不得至京师。莽长子宇，非莽鬲绝卫氏，恐帝长大后见怨。（《汉书·云敞传》）

（25）初，青龙三年中，寿春农民妻自言为天神所下……于是立馆后宫，下诏称扬，甚见优宠。（《三国志·魏书·明帝纪》）

（26）昱曰："家公欲与君结交，何为见拜？"（《后汉书·王丹传》）

（27）国破家亡，无心至此，今日若能见杀，乃是本怀。（《世说新语·贤媛》）

（28）若不见信，可遣往看贼之疮痍杀害处所。（《百喻经·五百欢喜丸喻》）

例（23）“见使相王”，可以理解为“被遣来辅佐王”，则“见”是被动助词；也可以理解为“遣我来辅佐王”，则“见”是指代性副词。例（24）“帝长大后”可看作时间状语，“见怨”可以是“恐帝长大后，（王氏）见怨”（被动，等于“王氏被怨”），也可以是“恐帝长大后，（帝）见怨”（主动，等于“帝怨之”，即“帝怨王氏”）。例（25）“甚见优宠”被省略的主语既可以是“寿春农民妻”，也可以是承接“立馆后宫，下诏称扬”的主语，若为前者则是被动（“甚被优宠”），若为后者则是主动（“甚优宠之”）。余例类此。吕叔湘（1943a）认为“如斯之句，往往可从时代或文体上判别何种解说较近真相；然既有歧解可能，则或亦有助于‘见’字指代用法之形成”，周法高（1959：248-249）指出“此实为变化之关键”，“这也许可以看出‘见’字由被动的用法转为主动用法嬗变的痕迹”。

“所”的变化与“见”实出一辙，我们认为它也是在被动句的基础上演变出指代性副词用法的。本书第四章第二节论述被动句中“所”的功能时曾提到，当受事主语不出现时，“为……所”式被动句中介词“为”可省略不用。

（29）时人呼昙壹为大壹，道壹为小壹，名德相继为时论所宗，晋简文皇帝深所知重。（《高僧传·竺道壹》）

（30）卓无道，天下所共攻，死在旦暮，不足为忧。（《汉末英雄记·刘子惠》）

（31）譬如有牛，生剥其皮，在在处处，诸虫唼食，沙土坌尘，草木针刺，若依于地，地虫所食，若依于水，水虫所食，若依空中，飞虫所食，卧起常有苦毒此身。（求那跋陀罗译《杂阿含经》）

以上例句在第四章第二节中我们是视为省略了介词“为”的被动句的。如例（29）“晋简文皇帝深所知重”，是“大壹、小壹为晋简文皇帝深所知重”省略了受事主语“大壹、小壹”，又省略了介词“为”。但仔细分析，“晋简文皇帝深所知重”未尝不可视为主动句（即“晋简文皇帝深知重之”），这样“所”便成为一个指代性副词（相当于“相”，“晋简文皇帝深相知重”）。其余两例也是如此，“天下所共攻”未必非解作“（董卓）为天下所共攻”，同样可理解为“天下共攻之”；“地虫所食”、“水虫所食”、“飞虫所食”也可理解为“地虫食之”、“水虫食之”、“飞虫食之”。由此可以窥见省略了受事主语又省略了介词“为”的“为……所”式被动句中，“所”由施动关系标记向指代性副词嬗变的痕迹。

“所”、“见”嬗变之类似可从前文所举例（8）、例（25）的对比中看出来：

（8′ ）赵固常乘一匹赤马以战征，甚所爱重。（《搜神后记》卷一）

（25′ ）于是立馆后宫，下诏称扬，甚见优宠。（《三国志·魏书·明帝纪》）

"甚所爱重"完全可以替换成"甚见爱重"，"甚见优宠"也完全可以替换成"甚所优宠"。且这两例皆可作被动、主动两解（"很被爱重/很爱重它"，"很被优宠/很优宠她"），"所"、"见"都处在演变的过渡期。

"所"、"见"在被动句环境中演变出主动用法并不难理解，因为主动和被动本来就是相通的，仅仅由于叙述立场的不同才导致了主动和被动之分。拿例（31）来说，从施事者的立场出发，"飞虫所食"就是以"飞虫"为主语的主动句（意谓"飞虫食之"，"所"为指代性副词，相当于偏指的"相"）；从受事者的立场出发，"飞虫所食"就是省略了受事主语又省略了介词"为"的被动句（被飞虫所食，"所"为施动关系标记）。如本书第三章第二节所述，主动和被动相通相转的事实也正是"所杀蛇"之类的"所"被误解为被动助词的重要原因。其实这种误解反过来也能帮助我们理解为什么"所"、"见"会在被动句环境中演变出主动用法。

二、焦点标记用法

第四章第二节曾阐述，"所"字结构中的"所"在非陈述性标记功能的基础上演变出了施动关系标记功能。

"所"在施动关系标记的基础上，又演变出焦点标记的用法。"所"作为焦点标记，在先秦时期已有少量用例，到中古时期，由于"所"的基本功能衰退，作为功能转移的方式，其焦点标记用法开始活跃，尤其在"何所V"形式中，"所"作为焦点标记大量使用。下面先阐述焦点标记"所"的形成过程，然后结合"何所V"格式，描述焦点标记"所"在中古时期的使用情况。

施动关系标记“所”紧密联系着动词和施动者，并标志动作行为来自其前的施动者。“所”对施动者的这种指向作用，很多时候便自然显现为对施动者的强调。“己所不欲，勿施于人”中，“所”不仅将“不欲”明确引向“己”，更有对“己”的强调意图。再如：

（32）夫合诸侯，非吾所能也，以遗能者。（《左传·成公十六年》）

（33）晋、楚唯天所授，何患焉？（《左传·成公十六年》）

（34）天子所右，寡君亦右之；所左，亦左之。（《左传·襄公十年》）

（35）仲子所居之室，伯夷之所筑与？（《孟子·滕文公下》）

例（32）中“所”强调了“吾”，“这不是我能做的，你还是让能做这事的人去做吧”。其他各例中“所”前的施动者也都是受强调的对象。例（33）“唯天所授”中有语气助词“唯”（也起强调作用），这是“唯”和“所”的配合使用（古汉语中起强调作用的“是”、“之”也常与“唯”配合，见后文例句）。

关于“所”对施动者的强调，王力（2004：345）曾说过：“‘所’字后面的动词和前面的主语合起来成为定语的时候，它们强调的往往是施事者，如在‘仲子所居之室’这一个结构里，‘仲子’是被‘所’字强调指出的（不是别人，而是仲子）。”以上例句显示，“所”对施动者的强调不只是体现在充当定语的“所”字结构中。

不过在这些例子中，“所”虽然已有强调施动者的功能，但它主要还是和动词构成“所”字结构；换言之，“所”虽然具有了语用上的强调功能，但其句法功能仍未消失。这时候“所”还没有虚化为真正的焦点标记。

当“所”在句法层面上的结构功能消失，“所”便虚化为纯粹在语用上起强调作用的虚词，即焦点标记。试看以下几个例句：

（36）其官，马师也，获戾而逃，唯执政所置之。（《左传·昭公七年》）

（37）夫奸，病也，故劳之。唯君所病之，何也？（《庄子·徐无鬼》）

（38）世有掩寡人之邪，救寡人之过，非君心所望之？（《战国策·燕策三》）

这些例子中的动词无一例外都带上了宾语（“之”），因而“所”不再表现出转指功能（帮助动词转指其潜宾语）；换言之，“所”不再与动词结合成“所”字结构，“所”在句法层面的结构功能已消失，即在句法上可以删略。“唯执政所置之”在句法上等于“唯执政置之”（“听凭您处置他”），“唯君所病之”等于“唯君病之”（“而您却患上了这种毛病”），“非君心所望之”等于“非君心望之”（“难道您心里不期望如此吗”）。①

这些在句法层面可以删略的“所”，在语用层面都还起作用，即凸显和强调“所”前的施动者。例（36）、例（37）中的“唯”也有强调作用，因而删掉“所”语用上的影响还不明显（删掉“所”，“执政”、“君”仍是重音所在）；例（38）没有“唯”，若删掉“所”，“非君心望之”中“君心”便不是受强调的成分（重音可能落在“望”上）；有了“所”，“所”前的“君心”才成为句子的焦点。

句法上可以删略，语用上起强调作用，这正是焦点标记的特征。

焦点标记“所”由施动关系标记“所”演变而来，因而最初它所强调的对象是动作行为的施动者；随着焦点标记用法的扩展，“所”强调的对象便不再局限于施动者：

①或许有人会说这些例子中的“所”相当于“所以”，表示“……的方式”。“唯执政所置之”若这样理解也许能说得通（“听凭您以任何方式来处置他”）；但“唯君所病之”绝不等于“唯君所以病之”，“非君心所望之”也绝不等于“非君心所以望之”，“所”理解为“所以”，句意显然不通。

（39）唯命所听。然先言子所病之正。（《列子·仲尼》）

（40）造父曰：“唯命所从。”（《列子·仲尼》）

“唯命所听”在句法上等于“唯听命”，“唯命所从”在句法上等于“唯从命”，两例中“所”都只在语用层面起强调作用（和“唯”配合，强调非施动成分“命”）。

由这两例不难联想到古汉语中另外两个焦点标记词“是”和“之”：

（41）小国将君是望，敢不唯命是听？（《左传·襄公二十八年》）

（42）今周与四国服事君王，将惟命是从，岂其爱鼎？（《左传·昭公十二年》）

（43）子于父母，东西南北，唯命之从。（《庄子·大宗师》）

古汉语中这种“是”、“之”，一般认为是帮助构成宾语前置结构的助词，如《汉语大词典》“是”下列有“助词”项，谓“用在宾语和它的动词之间，起着把宾语提前的作用，以达到强调的目的”。“之”下也列有“助词”项，谓“作为宾语前置的标志”。固然这种“是”、“之”大多出现于前置宾语和动词之间，但也有居于主谓之间的例子：

（44）“唐棣之华，偏其反而。岂不尔思？室是远而。”子曰：“未之思也夫！何远之有？”（《论语·子罕》）

（45）三国之与秦壤界而患急，齐不与秦壤界而患缓。（《战国策·齐策三》）

例（44）“室是远”句法上等于“室远”，“是”只在语用层面起作用，用来强调前面的主语“室”。例（45）前后两个分句相比照可以看出，“三国之与秦壤界”句法上等于“三国与秦壤界”，“之”在句法层面是多余的，只在语用层面起作用，用来强调主语“三国”。这种“是”、“之”也都是焦点标记。

焦点标记“所”最为典型的使用，是在“何所V”这一格式中。“何所V”是古汉语中很常见的一个表达形式：

（46）我之大贤与，于人何所不容？（《论语·子张》）

（47）齐王曰：“天下何所归？”曰：“归汉。”（《史记·郦生列传》）

（48）今大王诚能反其道，任天下武勇，何所不诛！（《史记·淮阴侯列传》）

（49）王丞相枕周伯仁膝，指其腹曰：“卿此中何所有？”（《世说新语·雅量》）

王力（1999：370）谈到这类“何所V”句式时说“‘何所……’是主谓倒装的疑问句式，‘所’字词组用作主语，‘何’字用作谓语，‘何所不容’就是‘所不容（者）何’”。所谓主谓倒装的疑问句式，也就是把“何所V”看成一种判断句，“何”是前置的判断句谓语。不过古汉语中疑问代词“何”作判断句谓语通常置于句末：

（50）王曰：“七律者何？”对曰：“……故以七同其数，而以律和其声，于是乎有七律。”（《国语·周语下》）

（51）治国有三器……三器者何也？……三器之用何？（《管子·版法解》）

（52）一朝而两城下，此人之所以喜也，今君有忧色何？（《吕氏春秋·慎大》）

（53）大国大欢，而子有忧色何？（《战国策·宋卫策》）

（54）卫侯之罪何？杀叔武也。（《公羊传·僖公二十八年》）

（55）吾所以有天下者何？项氏之所以失天下者何？（《史记·高祖本纪》）

既然“何”作判断句谓语一般都居句末，为什么独有判断句式“何/所V”之“何”要“倒装”于前？这恐怕于理不合。此外，主谓倒装说无法解释下例这种情况：

（56）孙皓问：“卿字仲思，为何所思？”对曰：“在家思孝，事君思忠，朋友思信，如斯而已。”（《世说新语·言语》）

“为何所思”是一个判断句式，“为”是判断动词（即系词），“何所思”是“为”的宾语（即判断句表语）。依主谓倒装说，宾语“何所思”等于“所思者何”，这样一来，宾语“何所思”本身又成了一个判断形式的小句，“为何所思”即“是/所思的是什么”，显然扞格难通。从语法上说，如果“何所思”是一个判断小句，那么它就不能再在另一个判断句中充当判断动词的宾语。

事实上，这些“何所V”中的“所”并非和V结合成“所”字结构，“所”正是我们所说的焦点标记。“何所不容”句法上等于“何不容”，“何所归”句法上等于“何归”，“何所不诛”句法上等于“何不诛”，“何所有”句法上等于“何有”，前置宾语和动词之间的“所”句法上都可以删略，只在语用上起到强调前置宾语“何”的作用。将例（47）、例（48）、例（49）分别跟以下例句相比较，不难看出这些“何所V”确实跟“何V”相当：

（57）齐王曰：“天下何归？”食其曰：“天下归汉。”（《汉书·郦食其传》）

（58）今大王诚能反其道，任天下武勇，何不诛！（《汉书·韩信传》）

（59）有人指周伯仁腹曰："此中何有？"（《古小说钩沈·俗说》）

例（57）、例（58）是《汉书》改写《史记》的结果，从中可以看出，《汉书》作者并未将《史记》中的"何所归"、"何所不诛"理解为"所归者何"、"所不诛者何"，而是将"何"当作宾语性质来理解的。

"何所V"这一形式中的"何"也并非都是前置的宾语。例（56）"为何所思"之"何"就是定语身份，"何思"为定中关系，"所"在句法层面是多余的，只在语用上将定语"何"标记为焦点。再如《大觉禅师语录》："汝行脚参禅，有何所得？""有何所得"即"有何得"，"何"是"得"的定语，"所"也是焦点标记，强调定语"何"。[①]

"何"作定语的，还有"何所N"的用例：

（60）人皆以为不治产业而饶给，又不知其何所人。（《史记·孝武本纪》）

（61）"愿闻睹断之耶，为何所酒哉？""但断市酒耳。"（《太平经》卷六十九）

"何所人"、"何所酒"显然等于"何人"、"何酒"，"所"在句法层面完全不起作用，只在语用上用来强调定语"何"。

"何所V"中"何"除了是宾语、定语之外，还有为状语的情况：

（62）有往来者云："庾公有东下意。"或谓王公："可潜稍严，以备不

①古汉语中常见到"有所V"、"无所V"（如"有所不为"、"女亦无所思"），其中"所"也应当不是与V结合成"所"字结构，而更可能是用来强调"有"、"无"的焦点标记。因为"有"、"无"后的动词指称化时本来就不需要"所"的协助，即"有所不为"只需要说成"有不为"，"无所思"只需要说成"无思"（参见第三章第二节"所"字结构中的"省略"问题），加个"所"，是用来强调前面的"有"和"无"的。

虞。”王公曰：“……若其欲来，吾角巾径还乌衣，何所稍严！”（《世说新语·雅量》）

（63）而翟公方规规然勒门以箴客，何所见之晚乎？（《昭明文选》卷五十五）

“何所稍严”等于“何稍严”（“哪里用得着稍严”），“何”为状语；“何所见之晚”等于“何见之晚”（“为何见之晚”），“何”亦为状语。两例中“所”都是焦点标记，将状语“何”标记为句子的焦点。

由于焦点标记“所”常用于“何”后，而“所”作为焦点标记在句法层面又可以删略，即句法上“何所”等于“何”，渐渐地，“何”与焦点标记“所”便结合而凝固成词。前文例（60）、例（61）的“何所人”、“何所酒”，若认为“何所”已凝固为一个疑问代词，也未尝不可。张幼军（2004）总结了《道行般若经》中疑问代词“何所”在各种句法位置上的使用情况，这些“何所”确实已成词：

（64）何所是般若波罗蜜？（“什么是般若波罗蜜”，“何所”作主语）

（65）欲取何所？（“打算取哪一个”，“何所”作宾语）

（66）何所菩萨恶师者？（“什么菩萨是坏师父”，“何所”作定语）

（67）何所有狐疑厌者？（“为什么有怀疑经法的、有厌恶经法的”，“何所”作状语）

疑问代词“何所”显然是在“何所V”语境中词汇化而成的，倘若“何所V”中“所”是与V结合成“所”字结构的，那么“何所”的结合恐怕就难以实现；只因其中“所”是一个句法层面可以删略的焦点标记词，“何所V”结构才可能发生重新分析，“何所”才能成功词汇化。

三、表委婉的语气助词用法

前一小节我们讨论了“所”的焦点标记用法。所谓“焦点标记”，是语用层面上的提法；在句法层面上，焦点标记词应归入语气助词。就是说，作为焦点标记词的“所”，词性上是语气助词。不过焦点标记“所”作为语气助词是用来加强语气的，而本小节要讨论的语气助词“所”则是用来削弱语气的。

焦点标记“所”是在“所”字结构中孕育而成，“所”字结构是“所”鼎盛期的表现形式，那时候“所”是汉语中一个十分活跃的虚词，它演变出的语气助词便自然地表现为对语气的加强（即强调）。本小节要讨论的语气助词“所”，则是在其开始衰退的中古时期因寻求功能转移而形成的。既然是功能衰退的产物，这种“所”表达的便往往是削弱式语气，即表达委婉、揣测等语气。

由以下两例可约略看出“所”因功能衰退而由非陈述性标记向表委婉的语气助词嬗变的痕迹：

（68）如谓得富贵不以其道，则不去贫贱邪？则所得富贵，不得贫贱也。（《论衡·问孔》）

（69）常劝帝，言：“昔黄帝子孙蕃育，盖由妾媵众多，乃获斯祚耳。所愿广求淑媛，以丰继嗣。”帝心嘉焉。（《三国志·魏书·后妃传》）

例（68）既可以将“所得”理解为普通的“所”字结构（所得者，富贵也），又可以将“所得富贵”直接理解为“得富贵”（得富贵，不得贫贱）。例（69）“所愿广求淑媛”也是既可以理解为“所愿者，广求淑媛也”，又可以理解为“愿广求淑媛”。按照第二种理解，“所”在句法层面便不起任何作用，仅在语用上表达某种语气（揣测或委婉[①]）。

再看下例，其中“所”在句法层面便显然不起作用了，只可能是一个纯语用层面的成分：

（70）太尉胡广所患风疾，休沐南归，恒饮此水，后疾遂瘳，年八十二薨。（《后汉书·胡广传》李贤注引盛弘之《荆州记》）

“太尉胡广所患风疾”显然不是判断句（不是“太尉胡广所患者，风疾也”），也无法视为“所患”作“风疾”的定语（不是“太尉胡广所患之风疾”），而是明显的叙事句，意为“太尉胡广患了风疾”。“患”是陈述性谓语动词，摆脱了非陈述性标记“所”的约束（即“所”、“患”不是结合成“所”字结构）。在句法层面上，“所”完全是多余的，可以删除。这种句法上可以删除的“所”，只能看成一个语气助词，表达的应是一种“不甚确定”的委婉语气（太尉胡广“休沐南归”的原因是否为“患风疾”大概不能十分确定）。[②]

“所”的所谓“表约数”的用法，其实正是表不确定语气的语气助词：

（71）干〔于〕吉、容嵩、桂帛诸家，各著千所篇。（《抱朴子·勤求》）

（72）自后宾客绝百所日。（《世说新语·规箴》）

①“所愿广求淑媛”实际上相当于“惟愿广求淑媛”，“惟”用在句首时也常常表达委婉语气，如《魏书·尔朱荣传》：“惟愿广其配衣，及机早遣。”“所愿广求淑媛”是臣下向皇帝建言，语气上自然要委婉一些，若说成“愿广求淑媛”，便显得有些生硬。

②这个“所”也有点像动态助词“了”。本书第四章讨论被动句中“所”的功能时曾指出，被动句中的“所”可以起到标志动作完成态的作用。不管这个“所”是语气助词还是动态助词，总归在句法层面是不起作用的。

“所”在“所VP”环境中丧失非陈述性标记功能而蜕化为语气助词，之后便可能脱离“所VP”环境，用在例（71）、例（72）这样的语境中。“千所篇”相当于“千来篇”，“百所日”相当于“百来日”，“所”表达不确定语气，即数量上在“千”、“百”之上下（“约莫千篇”、“约莫百日”）。

此外，表“略微”义的副词“有所”，其源头应该也是表委婉的语气助词“所”。试看下例：

（73）a.永平三年春，有司奏请立长秋宫，以率八妾。上未有所言。（《东观汉记·光烈阴皇后传》）

b.诸将每论功，复未曾有言。（《东观汉记·贾复传》）

“有所言”既可以将“所言”理解为普通的“所”字结构，也可以看作在“有言”中加入一个语气助词“所”（表达委婉语气，“未有所言”：没有说什么话）。我们认为第二种可能性更大些，原因有二：第一，中古时期“所”作为非陈述性标记的功能正在衰退，即“所”与动词结合成“所”字结构的能力正在削弱；第二，本书第三章第二节曾指出，“有”、“无”后的动词可以自身实现转指，无须“所”的帮助，例（73b）即未用“所”，直接说成“有言”。

下面两例“有所”之“所”，便是毋庸置疑的语气助词了。

（74）汉使敞使于单于。单于闻敞计，大怒，留之不遣。先是，汉亦有所降匈奴使者，单于亦辄留汉使相当。（《汉书·匈奴传》）

（75）客居太原，杂处凡俗，未有所名……游学十年，遂知名，三府并辟，不就。（《世说新语·黜免》刘孝标注引《郭林宗别传》）

例（74）中“降匈奴”是“使者”的修饰语（“降匈奴的使者”）；“所”并非与“降匈奴”结合为“所”字结构（若要帮助“降匈奴”修饰

化，那要用“者”，说成“降匈奴者使者”，正如“定殷者将吏”）。“有所降匈奴使者”在句法上等于“有降匈奴使者”，“所”在句法上是多余的，可以删除。这个“所”在语用层面上起作用，表达“数量上不确定”的语气，“有所”相当于“有那么一些”。“不确定”即是一种委婉语气。例（75）“未有所名”即“没有什么名气”，“所”也是表委婉的语气助词。

薛宏武（2009）以为“有所”是“所”字短语作宾语的“有[所VP]”重新分析为“[有所]VP”而形成的，但该文阐述重新分析的过程时，却未说明VP是如何从一个指称性成分变为一个陈述性成分的：在“有[所VP]”中，“所VP”是一个“所”字短语，VP是指称性的；而在“[有所]VP”中，VP却是谓语核心，是陈述性的。这个矛盾不解决，“有[所VP]”重新分析为“[有所]VP”的观点便不能成立。而根据我们的看法，在“有所降匈奴使者”这样的“有所VP”中，“所”并不是和VP结合为“所”字短语的，“所”是一个语气助词，它在句法层面上是多余成分，只在语用层面上削弱“有”的语气，那么它和“有”在句法上结合为一个整体，便是自然的演变趋势了。这与“何所”的成词是一样的，“何所V”之“所”作为焦点标记在句法上也是多余的，且“所”的语义指向也是“何”（加强“何”的语气，即强调“何”），于是“何”与“所”在句法上凝固成词便没有任何阻碍。

除了“有所”之外，中古时期还有“多所”也曾凝固成词。试看下例：

（76）德宽厚，好施生，每行京兆尹事，**多所**平反罪人。（《汉书·楚元王传》）

“多所平反罪人”句法上等于“多平反罪人”（比较《三国志·魏书·蒋济传》“大将军爽专事，多变易旧章”）。“多”是状语，“所”在句法上是多余的，仅在语用上削弱“多”的语气（“多所”相较于“多”，程度上有所降低）。跟“有所”一样，由于“所”句法上多余，为了避免句法上被删除，其趋势便是附着到前面的“多”上去，与“多”结合为一个整体，从而形成一个副词。“多所平反罪人”中，若认为“多所”已凝固成词，也是可以的。

四、疑问代词用法

很多学者指出，“所”在中古时期可用作疑问代词，相当于“何”。例如：

（77）卓至，肃等格卓。卓惊呼：“布所在？”布曰：“有诏。”遂杀卓，夷三族。（《三国志·魏书·董卓传》）

（78）莫邪子名赤，比后壮，乃问其母曰：“吾父所在？”母曰：“汝父为楚王作剑，三年乃成，王怒，杀之。”（《搜神记》卷十一）

（79）帝苦烦甚，使促召固。固入，前问：“陛下得患所由？”（《后汉书·李固传》）

（80）良久乃苏，问母：“父所遗言？”（《宋书·余齐民传》）

（81）子贡曰：“然则赐息于所乎？”仲尼曰：“有焉耳，望其圹，睾如也，宰如也……”子贡曰：“大哉死乎！君子息焉，小人伏焉。”（《列子·天瑞》）——子贡问：“息于何？”经孔子启发，子贡自答：“息于死。”

有些学者以为“所”在中古以前已可用作疑问代词。其实不然。一些貌似疑问代词用法的“所”，实际上都还是非陈述性标记，即“所”与其后的动词、介词还是结合成“所”字结构。试看以下两例：

（82）桓公问于管仲曰：“请问天财所出？地利所在？”管子对曰：“山上有赭者……此天财地利之所在也。”（《管子·地数》）

（83）赵尧进请问曰：“陛下所为不乐？非为赵王年少而戚夫人与吕后有郤邪？”（《史记·张丞相列传》）

表面上看，“天财所出”、“地利所在”理解为“天财何出”、“地利何在”似乎理所当然，“陛下所为不乐”似乎也就是“陛下何为不乐”，“所”好像就是一个疑问代词的身份。

事实并非如此。先看例（82）。对照例中后文“此天财地利之所在也”可以看出，“天财所出”、“地利所在”应该是“所”字结构，“所”并非相当于“何”的疑问代词。从另一个角度来看，在对话中，“请问”、“敢问”后直接跟询问的内容而不出现疑问词，这在上古汉语中是比较常见的现象，如：

（84）曰：“敢问死？”曰：“未知生，焉知死？”（《论语·先进》）

（85）曰：“不同，有贵戚之卿，有异姓之卿。”王曰：“请问贵戚之卿？”（《孟子·万章下》）

（86）回曰：“敢问心斋？”仲尼曰：“……虚者，心斋也。”（《庄子·人间世》）

（87）鲁哀公问于孔子曰：“请问取人？”孔子对曰：“无取健……”（《荀子·哀公》）

“敢问死”相当于“敢问死何如/若何”，“请问贵戚之卿”相当于“请问贵戚之卿如何”，但疑问词都是隐而未现，直接将要问的内容放在“问”的后面作“问”的宾语。[①] 由此可见，例（82）“请问”后面的“天财所出、地利所在”完全可以是指称性的“所”字结构，“请问天财所出”和“请问贵戚之卿”的情况是一样的。

再看例（83），此例被《汉语大词典》举为“所”作疑问代词之例。

①出现疑问词的“请问/敢问……”句式如《管子·山至数》：“请问争夺之事何如？”《庄子·达生》：“请问委蛇之状何如？”《荀子·哀公》：“敢问何如取之邪？”此外，当“问”后是谓词性成分时，疑问词还可用“奈何”、“如之何”，如《管子·小问》，“公曰：‘请问富国奈何？’管子对曰：‘力地而动于时，则国必富矣。’”《礼记》：“敢问为政如之何？”

实际上“陛下所为不乐”并非一个疑问形式的分句，而是一个指称性的“所”字短语，指“陛下不乐的原因”。“陛下所为不乐，非为……邪”这句话的意思是：“陛下之所以不乐，难道不是因为……吗？”“陛下所为不乐”等于“陛下（之）所为不乐（者）”。[①]

尽管例（82）这样的“问”字句中“所”还不是疑问代词，但可以肯定的是，疑问代词“所”确实是从这种具有明显的疑问语气的语境中演变而成的。演变的原因大致有三个方面。其一，不出现疑问词的疑问句尽管相对简洁，在句法层面却不够明晰。随着汉语向更精密的方向发展，疑问句出现疑问词是很自然的要求。其二，这种具有疑问语气的“……所·动”句式，其语义与“……何·动”句式正好相当，问“吾父所在”（“吾父在的地方[是哪里]”），也就是问“吾父何在”（“吾父在哪里”）。这使得语言使用者在心理上会做出一种模糊的对应，即把“所”对应到“何”上（本质上是把隐含的疑问语义投射给了“所”）。结合这种句式对疑问词的需要，“所”渐渐地被当作疑问代词来使用便成为可能。其三，以上两个方面是演变的动因，在此之外还需要一个内因，这个内因就是中古时期“所”的基本功能的衰退。当“所”与动词结合的能力开始削弱，同时这种“……所·动”疑问句中“所”又被迫切要求承担疑问词的职责，那么“所”脱离其后动词而变为一个纯粹的疑问代词便是水到渠成的事了。由以下两例可约略看出其演变情况：

（88）遗腹子言：“人皆父母依仰之生，我独生不见父母。”至年颇大，问父所在。（《太平经》卷一百十四《大寿诫》）

（89）莫邪子名赤，比后壮，乃问其母曰：“吾父所在？”母曰：“汝父为楚王作剑，三年乃成，王怒，杀之。”（《搜神记》卷十一）

①《史记·李斯列传》：“凡古之所为尊贤者，为其贵也；而所为恶不肖者，为其贱也。”《史记·鲁仲连列传》：“所为见将军者，欲以助赵也。”《史记·楚世家》：“秦之所为重王者，以王之有齐也。”《盐铁论·论诽》：“故礼之所为作，非以害生伤业也。”

例（88）“问父所在”可以看作第三方的陈述，“遗腹子问他父亲在的地方”，如此则不含疑问语气；但也可以重新断句为：

（88′）至年颇大，问：“父所在？”

如此则“父所在”变为“遗腹子”的问话，具有显著的疑问语气。根据上文的分析，这时候“所”便被要求充任疑问代词。不过此例显然没有办法确定究竟该如何断句。能确定为疑问句的是例（89），因为问语前有“曰”字，“吾父所在”便是毋庸置疑的疑问句，“所”便也可以看作疑问代词了。

最后需要指出的是：包括例（89）的“吾父所在”在内，这些句子理论上仍然可以看作疑问词隐而不现的疑问句，即“吾父所在”仍然可以看作是“所”字短语（“吾父所在”相当于“吾父在的地方[是哪里]”，只是这个表示“是哪里”的成分隐而未现）。但我们之所以和前人一样承认中古时期“所”有疑问代词用法，关键是我们看到了例（81）“息于所乎”这样的用例，这个独立使用的“所”只能是疑问代词；再结合前文的分析，对同时代的“吾父所在”之类的“所”同样看待便是合理的。

但同时也应该意识到，“所”的疑问代词用法毕竟只是由于其原有功能的衰退而异变出来的“畸形”功能，[①] 在汉语史研究中，对于这种情况，应分外谨慎，决不可像《汉语大词典》那样将一些貌似用例都统统与它挂钩。

本书绪论中曾提到《文选·谢灵运〈南楼中望所迟客〉诗》：“登楼为谁思？临江迟来客。与我别所期，期在三五夕。”有些学者认为“所期”之“所”也是疑问代词，并以“对文”作为依据。我们不赞同将这个“所”看作疑问代词，“所期”仍是“所”字结构，“别所期”指“分别时

①柳士镇（1992：187）指出，“所”作疑问代词“主要充任宾语，用作状语、定语较为少见”。这也说明“所”的疑问代词用法确实是一种“基因变异”，可以说是一种不正常的用法。

约定的”。“与我别所期，期在三五夕”的意思是“是当初和我分别时约好的，约好在月圆之夜相见”。我们更不能接受运用对文来判断词性的做法。《文选·谢灵运〈酬从弟惠连〉诗》：“凌涧寻我室，散帙问所知。”若以“对文”为依据，那么“问所知”之“所”便也是疑问代词了，即使不是疑问代词，起码也“必须”是一个跟“我”相“匹配”的人称代词。事实上这个“所”不是疑问代词更不是人称代词，“所知”是普通的“所”字结构，这两句诗是说“（惠连）常常跨越溪涧来我住处，打开书本就我知道的地方向我求教”。

第三节 “所”的词素化 —— 词汇化中“所”降格为词素

我们所说的“词素化”，是指结构助词“所”在与之相关的词汇化中降格为某个词的一个词素。比如当“所有”这个短语（指称化时指“拥有的东西”，修饰化时表示“拥有的”）词汇化而凝固成词（表示“一切、全部”），“所”便同时发生了词素化，成为“所有”这个词当中不可剥离的一部分。“所”的词素化也是其衰退的表现之一。如果某个语法词正处在活跃期，那么它发生词素化的可能性就会小得多；反之，当这个语法词原先的语法功能开始衰退，那么外界的各种因素迫使它降格为词素的可能性就大得多。本节以“所以”、“所有”、“所在”、“所事”为例，探讨“所”的功能衰退对与之相关的词汇化的影响。

一、“所以”的词汇化

以往对“所以”的研究，关注的大多是“所以”的成词时代。从已有的研究成果看，“所以”是在中古时期凝固成词的。[①] 至于“所以”词汇化的机制和过程，以往的研究较少涉及。此外，“所以”在上古是一个使用频率极高的组合，为什么直到中古才完成词汇化，这也是一个疑问（上古时期和“所以”一样频繁使用的“是以”，其词汇化早在先秦就已完成，参阅孙锡信，1992：219；徐丹，2007；张萍，2010）。

“所以”在上古一般和谓词性成分结合成“所·以·VP”结构，VP在非陈述性标记“所”和介词“以”的协助下，转指凭借或原因。[②] 例如：

（1）彼兵者，所以禁暴除害也。（《荀子·议兵》）

（2）君不君、臣不臣，此天下所以倾也。（《谷梁传·宣公十五年》）

例（1）“所·以”帮助“禁暴除害”指称化，转指“禁暴除害”的工具，“兵是禁暴除害的工具”。例（2）“所·以”帮助主谓短语“天下倾”指称化，转指“天下倾”的原因，“君不君、臣不臣，这就是天下倾的原因”。

结果连词“所以”是由转指原因的“所·以·VP”凝固而成，这已是学界的共识。汉语史上另一个结果连词“是以”也是由表示原因的“是·以·VP”词汇化而来。不过“是·以·VP”与“所·以·VP”的内部结构完全不同，试比较“所以”、“是以”凝固之前的两个例子：

（3）a.无威则骄，骄则乱生，乱生必灭，所以亡也。（《左传·襄公二十七年》）

b.晋师伐之，中国不救，狄人不有，是以亡也。（《公羊传·宣公十五年》）

①柳士镇（1992：258）认为“‘所以’在先秦两汉时期具有词组性质”，到了魏晋南北朝时期，结果连词“所以”“已有不少使用”。魏达纯（1998）认为“所以”向结果连词的演变“最早可能始于六朝或更早的汉末”。汪维辉（2002）认为“‘所以’开始用作结果连词最晚不会晚于汉末魏晋”。魏培泉（2004：331—332）认为“至晚到了东汉，‘所以’已作为连词用了”。

②帮助VP指称化的是非陈述性标记“所”；介词“以”只是在语义转指中起作用，即帮助转指的语义落实到凭借、原因上（关于“所·动”和“所·介·动”的区别，详见第三章第二节）。

若不细加体会，“所以亡”、“是以亡”似乎没有区别。实则不然。“是以亡”中“是”是一个指示代词，介宾结构“是·以”是状语，“亡”是句子的谓语核心，是陈述性的（“是以亡”：“因此灭亡了”）。“所以亡”中“所”不是代词，“所·以”不是介宾结构，“所”是一个非陈述性标记，在它的协助下，动词“亡”变为指称性（转指原因），不再充当句子的谓语核心（“所以亡”：“灭亡的原因”）。也就是说，例（3a）是判断句，例（3b）是叙事句。

“是以”成词前，“是·以·VP”中VP是句子的谓语核心；“是以”成词后，“是以·VP”中VP仍然是句子的谓语核心，因此“是·以”凝固成结果连词不会遇到什么阻碍。“所·以”则不然，“所·以·VP”中VP是指称性的，不是句子的谓语核心；而“所以”成词后，却要求VP是陈述性的，需要VP来充当谓语核心，如下图所示：

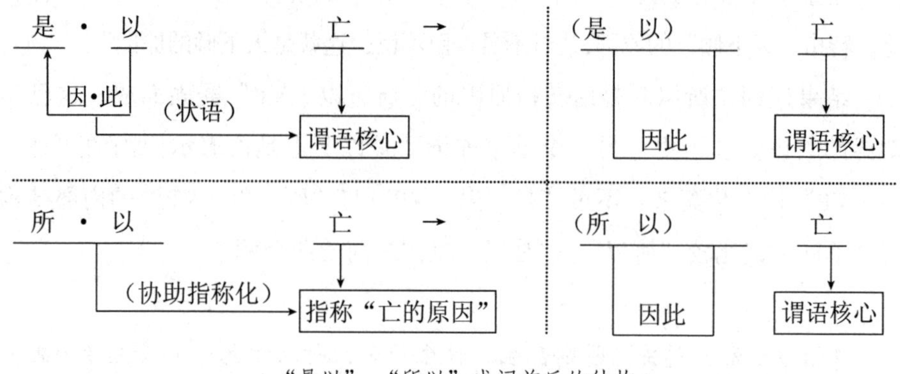

“是以”、“所以”成词前后的结构

可以看到，“是·以·动”中“是·以”凝固成结果连词“是以”后，动词的性质和功能未发生任何变化。“所·以·动”中“所·以”凝固成结果连词“所以”后，动词由指称性变为陈述性。因此，“所·以”的成词要比“是·以”多一重阻碍，“所·以”要凝固成词，必须解决指称和陈述的矛盾。事实上这个矛盾到中古时期已迎刃而解。这时期“所”的非陈述性标记功能正好在衰退，“所·以·动”中“所”对动词指称化的要求不再强烈，这便使得动词有可能摆脱“所”的束缚，恢复其原有的陈述性，从而可以充任句子的谓语核心。在中古以前，“所”的非陈述性标记功能相对稳健，“所·以·动”中动词便难以摆脱“所”的约束（鼎盛时期的“所”，会强制要求其后的动词取消陈述性），这正是“所·以”这个组合直到中古才凝固成词的关键原因。

当“所·以·动”中动词摆脱“所”的束缚而恢复了谓语核心的身份，动词前的“所·以”又不像“是·以”那样可以构成介宾结构作状语（因为“所”不是代词，不能充任宾语），于是“所·以”在其他外因的促使下便走上了凝固成结果连词的道路。在“X，所·以·Y（也）”句式中，Y相对于X是一种结果，这是一个关键的“其他外因”。拿例（2）来说，“君不君、臣不臣”是因，“天下倾”是果，当表示结果的“倾”成为谓语核心，“倾”前的“所以”由于不能充当状语，便自然演变为连接因果的连词了。

二、“所有”的词汇化

一个短语的词汇化，除了内在因素的驱使之外（跟“所”相关的词汇化，其内因都是“所”的基本功能的衰退），还往往会有这样那样的外在诱因，在“所有”的词汇化中，语义感染便是一个重要的诱发因素（后文将看到，引发“所在”、“所事”发生词汇化的重要诱因也是语义感染）。

词汇学中有“词义感染”的概念。词义感染是指在词与词的长期组合中，一个词受另一个词的影响，而获得另一个词的意义或另一个词的某项义素。例如，“蚕”曾获得“侵蚀”义（孙樵《武皇遗剑录》卷五“蛊于民心，蚕于民生”），该义并非词义上的引申所得，亦非文字上的假借而成，而是由于“蚕”长期与“食”组合（“蚕食”），因而感染了“食”的“侵蚀”义。再如“夏”在“夏屋”这一组合中获得“屋”义，“胡”在“胡须”这一组合中获得“须”义，“审”在“审问”这一组合中获得“问”义（“夏屋”本指“大屋”，“胡须”本指“胡人之须”，“审问”本指“详细询问”），都是词义感染的典型例子。

不难想象，意义的感染不仅会发生在词的层面上，也可能发生在短语层面上。同词义感染一样，一个短语发生语义感染后，同样会获得它本来不具有的意义，即发生意义的变化；而意义的变化又往往促使一个音义结合体的性质发生变化。例如，“寒暑”本是一个联合式短语（《易·系辞下》“寒往则暑来，暑往则寒来，寒暑相推而岁成焉”），中古以后产生了新的意义，指相见时的寒暄（韦应物《相逢行》“邂逅两相逢，别来问寒暑”），这时“寒暑”这个音义结合体的性质便发生了变化，从短语变成了词，即发生了词汇化。众所周知，意义是否发生变化，正是判别短语和词（也就是判断一个短语是否已词汇化）的重要依据（“黑包”是“黑的包”，是短语；“黑板”是“黑的板”＋“用于教学”，意义发生了变化，因而已凝固成词）。一个短语因语义感染而发生意义变化，很有可能是促使该短语发生词汇化的重要诱因。

“所有”本来是一个“所”字短语，“有”是动词，表“领有”、“拥有”；“所”是非陈述性标记，帮助“有”指称化或修饰化。例如：

（4）以其所有，易其所无。（《国语·齐语》）

（5）家之所有尽散以飨士。（《史记·平原君虞卿列传》）

（6）窃闻夜郎所有精兵，可得十余万。（《史记·西南夷列传》）

（7）其所有饶利、兵马、器械，三国皆失之矣。（《汉书·诸侯王表》）

例（4）、例（5）中“所有”是指称性的，转指“拥有的东西”；例（6）、例（7）中“所有”是修饰性的，作定语（“所有精兵”：“拥有的精兵”）。作定语的“所有”先秦罕见，这种用例汉代开始增多。这种用例的增多是“所有”发生词汇化的条件之一，因为表“全部、一切”的形容词“所有”[①] 正是来源于作定语的“所”字短语“所有”。

①《现代汉语词典》将“所有”归入形容词（附类为属性词，属性词相当于区别词）。有些语法论著将“所有”归入数量词。这里姑且采用《现汉》的归类。

董秀芳（2002：220）曾粗略地讨论过“所有”的词汇化，较为中肯地指出结构助词“所”语法功能的衰退在其中所起到的关键性作用，[①] 但未能深入揭示“所有”是如何获得总括义的。总括义的获得是“所有”这个短语发生词汇化的重要诱因。我们认为是语义感染导致“所有”获得了总括义。中古文献尤其是译经文献里，“所”字结构“所有”与“皆”、“并”、“悉”、“尽”、“都”等总括副词以及遍指代词“一切”的共现比比皆是。举例如下：

（8）凡人受胎，皆从南斗过北斗；所有祈求，皆向北斗。（《搜神记》卷三）

（9）惠生从于阗至干陀，所有佛事，悉皆流布，至此顿尽。（《洛阳伽蓝记》卷五《宋云惠生使西域》）

（10）以身佩印，尽让所有财物与三弟。（《华阳国志》卷十）

（11）修行此法，所有愁忧之想皆当除尽。（东晋僧伽提婆译《增壹阿含经》）

（12）所有贪欲尽当除灭。（东晋僧伽提婆译《增壹阿含经》）

（13）所有害心悉当除尽。（东晋僧伽提婆译《增壹阿含经》）

（14）凡所有相皆是虚妄。（后秦鸠摩罗什译《金刚般若波罗蜜经·如理实见分》）

（15）所有众生若干种心，如来悉知。（后秦鸠摩罗什译《金刚般若波罗蜜经·一体同观分》）

（16）今我所有一切财物，皆是子有。（后秦鸠摩罗什译《妙法莲华经·信解品》）

（17）所有诸言语，皆是假名说。（后魏佛陀扇多译《佛说转有经》）

①董文采用的是朱德熙“名词化标记”的说法：“名词化标记‘所’与谓词性成分组成的结构本来是很能产的，但后来‘所’的名词化功能逐渐衰退了，到了现代汉语中‘所’的名词化功能基本由‘的’来实现了……当‘所’的功能衰退之后，原来由其组成的名词化结构有一部分就作为一种遗迹而凝固为双音词。”

（18）一切世间所有福德不及如来一毛功德。（北凉昙无谶译《优婆塞戒经·修三十二相业品》）

（19）以神力故令此三千大千世界所有畜生饿鬼地狱及世人等悉皆得离一切苦恼，纯受诸乐。（北凉昙无谶译《悲华经·大施品》）

（20）所有菩萨皆是一生。（北凉昙无谶译《悲华经·诸菩萨本受记品》）

（21）其余所有一切大众皆从毛孔入如来身。（北凉昙无谶译《悲华经·入定三昧门品》）

（22）返败种子，所有甘蔗，一切都失。（南朝·齐求那毗地译《百喻经·灌甘蔗喻》）

（23）如是一切所有财物尽皆破之，而作二分。（南朝·齐求那毗地译《百喻经·二子分财喻》）

与总括副词、遍指代词频繁共现导致“所有”感染总括、遍指义，从而其语义由“拥有的……”演变为“拥有的全部……”。当然，“所有”之所以会发生这样的语义感染，有其内在基础，这个内在基础跟动词“有”本身的词义特征密切相关：“所有”作定语时，“所有X”（“拥有的X”）本就隐含了“拥有的全部X”语义。比如例（6）说“夜郎拥有的精兵，可得十余万”，这“十余万”实际上也就是“夜郎拥有的全部精兵”之数。在“所有X”本就隐含了总括义的基础上，与之共现的其他总括副词、遍指代词又频繁地对这一隐含的总括义给予显性诱发、激活，最终“所有”的隐性总括义便因感染而转为显性总括义。

此外，“所”字短语“所有”作定语时，其原来的“拥有”义会出现弱化，这是“所有”发生词汇化的另一个关键条件。“X拥有的Y”在语义上即等于“X的Y”，“我拥有的财产”等于“我的财产”，“夜郎所有精兵”等于“夜郎之精兵”，作定语的“所有”可有可无。换言之，“所有”一旦处在定语位置，其原有的语义会自然弱化。

“拥有”义的弱化乃至消失，以及总括、遍指义的获得，使得“所有”这个短语的意义彻底改变，从而诱发了词汇化。跟“所以”的成词一样，“所”的非陈述性标记这一基本功能的衰退是“所有”发生词汇化的根本内因。一方面，“所有”中“有”本来的“拥有”义弱化，这使得语法词“所”失去了结合的对象；另一方面，“所”自身结合动词的能力正好衰退。于是里应外合之下，“所有”这个短语最终丧失了原来的结构意义，从而在新获得的总括、遍指义的基础上凝固成一个总括形容词（表示“全部、一切”）。“所有”成词后，两个音节作为一个整体承担新的意义，可以看作一个单纯词。

表总括的“所有”一词，《汉语大词典》首举《水浒传》之例。实际上在中古译经里“所有”已经成词。在“X所有Y”这一语境里，当X无法充当动词“有”的施事（即X不能领有Y）时，“所有”便显然只能看作一个形容词了。

（24）愿我来世所有世界无有地狱畜生饿鬼。（北凉昙无谶译《悲华经·诸菩萨本受记品》）

此例中，“世界”不能被“来世”领有，也不能被“我”领有，因此“所有”不是“所”字短语，而是表“一切、全部”的形容词，“所有世界”等于“一切世界”（如《悲华经·陀罗尼品》“遍照无量一切世界”）。下例也可帮助说明中古时期“所有”已经成词：

（25）a.世界所有寿命多少正法住世亦如不可思议功德王佛等无有异。（北凉昙无谶译《悲华经·诸菩萨本受记品》）

b.所有世界寿命正法悉亦如是。（北凉昙无谶译《悲华经·诸菩萨本受记品》）

比较例（25a）、例（25b）中“所有”的位置可以看出，例（25a）

中“所有”并非表示“世界”与“寿命”、“正法”的领属关系；这两句中“所有”都是表“全部”义的形容词。

三、“所在”的词汇化

中古开始，“所在”可用作副词，表示“到处”、“处处”，例如：

（26）历十余年，时江左所在劫盗，昭之从余杭山过，为劫主所牵，系余姚狱。（《古小说钩沈·齐谐记》）

（27）苟怀四方志，所在可游盘。（《文选·欧阳建〈临终诗〉》）

（28）言所在有也。（《文选·司马相如〈上林赋〉》“庖厨不徙，后宫不移，百官备具”注引郭璞）

（29）石中黄子，所在有之，沁水山为尤多。（《抱朴子·仙药》）

（30）身能飞行，所在至到。（吴支谦译《五母子经》）

（31）关东方乱，所在贼起。（《三国志·魏书·董卓传》裴注引华峤《后汉书》）

（32）是岁，滍湖出黄金，庐江太守以献。时麒麟、白雉、醴泉、嘉禾所在出焉。（《后汉书·明帝纪》）

（33）其人错解，谓摩尼珠，所在求觅，而不知处。（《百喻经·摩尼水窦喻》）

（34）健姿貌魁壮，善弓马，达兵法，所在征战，常有大功。（《魏书·永昌王传》）

（35）自晋永宁以后，虽所在称兵，竞自尊树，而能建邦命氏成为战国者，十有六家。（《魏书·崔鸿传》）

（36）水受大河，东北迳富平城，所在分裂，以溉田圃。（《水经注·河水三》）

（37）水肥亦所在有之，非止高奴县洧水也。（《水经注·河水三》）

"所在"表"到处"、"处处"一直沿用到近代：

（38）虺若土色，所在有之，俗呼土虺。（颜师古注《汉书·田儋传》）

（39）王安石大挈利柄，封桩之钱，所在充满。（宋叶适《上宁宗皇帝札子》三）

（40）天下之佳山水，所在有之。（明刘基《横碧楼记》）

（41）古书错误，所在多有，学者宜悉心考正之。（清俞樾《诸子平议·吕氏春秋三》"令二轻臣也"）

跟"所有"的情况相似，"所在"本来也是由非陈述性标记"所"和动词"在"结合而成的"所"字结构：

（42）闻王所在，而后从王。（《左传·定公五年》）

（43）夫管子，天下之才也，所在之国，则必得志于天下。（《国语·齐语》）

例（42）"所在"是指称性的（指称"在的地方"）；例（43）"所在"是修饰性的（修饰"国"）。

自汉代开始，"所"字结构可在句中充任状语，"所在"便也出现在状语位置上：

（44）咸前为郡守，所在残酷，毒螫加于吏民。（《汉书·陈万年传》）

（45）天下未定，民皆剽轻，不念产殖；其生子无以相活，率皆不举。浑所在夺其渔猎之具，课使耕桑，又兼开稻田，重去子之法。（《三国志·魏书·郑浑传》）

（46）子湛，字士深……孝静初，累迁冀州刺史，所在聚敛，风政不

立。（《魏书·广阳王传》）

不难发现，当“所在”（“在的地方”）充任状语时，便隐含了遍指语义。例（44）“所在残酷”是说“咸”这个人以前作郡守时不论在哪儿都“残酷”；例（45）是说郑浑每到一个地方就没收当地百姓的渔猎之具；例（46）是说“湛”这人每到一任总要“聚敛”。

这就是说，“所”字结构“所在”一旦出现在状语位置，便隐含了“在的（任何）地方”的语义。这种隐性遍指义受外在因素的进一步诱发，便可能转为显性遍指义。和“所有”一样，也是语义感染充当了这一诱发因素：

（47）后从攻皖，及讨江夏，还过豫章，复补宜春长，所在皆食其征赋。（《三国志·吴书·周泰传》）

（48）洪历守三县令，所在辄开除厩舍，亲授诸生。（《三国志·魏书·王肃传》裴注引《魏略》）

（49）钦性刚暴无礼，所在倨傲陵上，不奉官法，辄见奏遣，明帝抑之。（《三国志·魏书·毋丘俭传》裴注引《魏略》）

（50）中常侍赵忠、夏恽等遂共构强，云“与党人共议朝廷，数读《霍光传》。强兄弟所在并皆贪秽”。（《后汉书·宦者列传》）

（51）率众十万讨之，所在皆以便宜从事。（《魏书·南安王传》）

（52）永既有才能，所在每尽心力，太祖谓堪为将。（《宋书·张茂度传》）

（53）蠲理冤疑，咸息徭务，所在皆有爱于民。（《宋书·文九王传》）

“皆”、“并”、“辄”、“每”等总括副词与“所在”的频繁共现，无疑等于“承认”了“所在”隐含的遍指性语义。

作状语的“所在”因语义感染而获得了显性的遍指义，便为其词汇化奠定了基础——如前所述，语义的变化往往是词汇化的前提和标志。但若仅有这个基础，“所在”的词汇化还是无法实现。我们比较一下例（45）和例（31）。例（45）“浑所在夺其渔猎之具”虽然已可理解为“浑到处夺其渔猎之具”，但其中“所在”尚未摆脱施事者“浑”的束缚，即这个“所在”是“浑在的地方”，因此“所在”仍有“所”字结构的嫌疑。也就是说，这句话实际上可以断成“浑所在，（辄）夺其渔猎之具”。例（31）则不同，“关东方乱，所在贼起”中，“在”没有施事者（不是施事者隐而未现，而是这个施事者的确不存在）；但“所”字结构中“所”是一个施动关系标记，它是联结施事者和动词的纽带，没有施事者则纽带的一头失去了着落，“所”便无法存身，即无法构成“所”字结构。“所在贼起”中“所在”既然无法保持“所”字结构的身份，便是真正的表示“到处”的副词了。

当然，我们说“所在”无法保持“所”字结构的身份，其实关键并不在于施事者的缺失——如果虚词“所”处在活跃期，只要与“在”结合，“所”就会强制要求施事者的存在（或隐或现），即要么“在”不与“所”结合，一旦结合则“所在”必须是“某人、某物在的地方”。不过幸运的是，中古时期虚词“所”的功能正好开始衰退，这种“强制要求”已经是“有心无力”，对于施事者缺失的现实只能“听之任之”了，这便正好促成了“所在”的顺利词汇化。

综上所述，促成“所在”凝固成副词的要素有三：第一，汉代开始，“所”字结构可在句中充任状语；第二，充任状语的“所在”具有隐性遍指义，语义感染的诱发促使其显性化；第三，中古时期“所”的功能开始衰退，“所在”得以摆脱“所”字结构的身份，从而顺利完成向副词的转变。

“所在”的词汇化还有另外一条途径，即由“所”字结构（“在的地方”）凝固成名词，表示“地方”、“处所”。这种用法的“所在”也发端于中古时期，并一直沿用到现代。例如：

（54）便问舍利弗言：“云何佛在何所在？”（支娄迦谶译《道行般若经》卷一）

（55）窃闻求生之道，当知二山，不审此山，为何所在？（《抱朴子·微旨》）

（56）僧曰：“安著何处？”师曰：“待有所在，即说似汝。”（《祖堂集·黄蘖和尚》）

（57）主曰：“明得即同，明不得即别。”师曰：“这里是甚么所在？说同说别？”（《五灯会元》卷六《洛浦元安禅师》）

（58）问：“格物，还是事未至时格，事既至然后格？”曰：“格，是到那般所在。也有事至时格底，也有事未至时格底。”（《朱子语类》卷十五《大学二》）

（59）此处有个所在，叫做金线池。（关汉卿《金线池》第三折）

（60）行者报道：“师父，那所在也不是王侯第宅，也不是豪富人家，却像一个庵观寺院。”（《西游记》第七十三回）

（61）这是灯光最繁密的所在，也是奋起的农民集聚最多的所在。（杨沫《青春之歌》第二部第十二章）

例（58）“那般所在”已抽象化，指“一定的境况”。其余各例中“所在”都指具体的地方。

跟副词“所在”一样，名词“所在”的成词显然也跟“所”的功能衰退密切相关。本来，“所在”作为一个“所”字结构，“在”必须有一个施事者；当“所”丧失施动关系标记功能，“所在”之“在”的施事者便可能脱落，如此便形成一个名词，表示一般的“地方”，而非特指某人、某物在的地方。

四、“所事”的词汇化

“所事”，意为“凡事”、“任何事情”，《汉语大词典》立此词条。“所事”一词元曲中习见，明代文献中也偶有用例，清代已不见使用。举例如下：

（62）只除了心不志诚，诸余的所事儿聪明。（《全元杂剧》关汉卿《杜蕊娘智赏金钱池》第三折）

（63）他诸余可爱，所事儿相投。（《全元杂剧》马致远《破幽梦孤雁汉宫秋》第二折）

（64）低着头凡事儿撒吞，睁着眼所事推病。（《全元散曲》陆登善《悔悟》）

（65）因我医、卜、地理，所事皆知，又改我表字“伯粹”作“百杂碎”。（《牡丹亭》第四出）

（66）那翰林生得仪容俊雅，性格风流，所事在行，诸般得趣，真乃是天上谪仙，人中玉树。（《二刻拍案惊奇》卷之三）

“所事”最初也是一个指称性的“所”字结构：

（67）齐有事人者，所事有难而弗死也。（《吕氏春秋·离谓》）

（68）谨修所事，待命于天。（《韩非子·扬权》）

例（67）中“事”为“事奉”义，“所事”转指“事奉的对象”。例（68）中“事”为“从事”义，“所事”转指“从事的事情”。元曲中表示“任何事情”的“所事”一词，是由表示“从事的事情”的短语“所事”词汇化而来。用“所事”表示“从事的事情”，秦汉以来直至近代汉语一直多有用例，如：

（69）愚人之智，固已少矣，其所事者多，故动而必穷矣。（《淮南子·主术》）

（70）乃舍本所事，出家为道。（《高僧传·维祇难》）

（71）清秋无所事，乘露出遥天。（《全唐诗》卷八六二，樵夫《贻白永年诗》）

（72）王荆公安石当国，以徭役害民，而游手无所事。（《东轩笔录》卷四）

（73）你还道负屈高声，你所事无成。（萧德祥《杨氏女杀狗劝夫》第三折）

（74）比报，各有所事，唯刘子钦坦腹席地酣睡。（祝允明《野记》）

（75）高亚自别有所事，拱手分路。（《海上花列传》第三十六回）

例（73）“所事无成”的“所事”可以理解成“从事的事情”，但也可以理解成“从事的任何事情”。究其原因，是受到了其后的否定动词“无”的影响。“无”用于否定某类事物的存在，其否定对象自然地遍指了这类事物中的任何个体。换言之，否定动词“无”具有[+遍指]的语义特征。如“无人问津”自然指“无任何人问津”，“无话可说”也自然指“无任何话可说”。“所事无成”是说“从事的事情没有成功的”，“从事的事情”自然遍指了“从事的任何事情”。

再看例（71）、例（72）的“无所事”，“所事”作为“无”的宾语，更是“无”否定对象的典型位置，进入该句法位置的“所事”会自然获得遍指义。唐宋时期的文献中“无所事”频繁出现，“所事”也频繁沾染遍指义：

（76）任心而行，率意而动，不占卜，无所事。（《晋书·何琦列传》）

（77）今子深藏其身，高栖其志，外无所营，内无所事。（《艺文类聚》卷五十七《杂文部三·连珠》）

（78）废帝亦谓愚等无所事，常目宰相曰：“此粥饭僧尔！”（《新五代史·李愚杂传》）

（79）絪谦默多无所事，由是贬秩为太子宾客。（《旧唐书·郑絪列传》）

（80）在位半岁，无所事，帝引见承天门，切责之。（《新唐书·窦

怀贞传》）

（81）我少在家，修学而已，无所事也，亦不犯恶。（《太平广记》卷三七七）

（82）官健常虚费衣粮，无所事。（《资治通鉴》卷二二四）

（83）晋初，天下既一，士无所事，惟以谈论相高。（《归潜志》卷十三）

（84）若如此块然都无所事，却如浮屠氏矣。（《朱子语类》卷一一五）

“所事”频繁地在“无所事”这一组合中感染遍指义，感染来的遍指义最终融入“所事”并固化下来，从而导致“所事”这一短语的意义发生变化：由“从事的事情”变为“从事的任何事情”。意义变化导致性质变化，“所事”这个音义结合体即由短语变成了词。

需要指出的是，“所事”的词汇化之所以会发生，除了语义感染的诱因之外，还有一个不可忽视的重要条件：“事”既可当动词用，表示“从事”，又可当名词用，表示“事情”。当“所事”获得遍指义而表示“从事的任何事情”，经过重新分析，“所事”中“事”由承担“从事”义转而承担“事情”义，于是原有的义素“从事”因无所依托而脱落，只剩下“任何事情”。由于义素“事情”由“事”承担，可以认为义素“任何”由“所”承担，如此，则“所事”可以看作一个复合词（《汉语大词典》“所”下立有义项“8.一切，所有。参见‘所事’”，即是认为“所事”的遍指义由“所”承担）。

同“所以”、“所有”、“所在”一样，在“所事”的词汇化中，语法词“所”的功能衰退也是必不可少的内在因素。倘若语法词“所”仍然处在鼎盛期，它就会强制要求“事”以动词的身份（“从事”）跟它结合成“所”字结构，这样“所事”之“事”就很难脱身而去承担名词义（“事情”），“所事”也就无法完成词汇化过程。

值得注意的是，表遍指的“所有”一词形成于中古时期，而含遍指义的名词“所事”出现于元明，后者遍指义的获得是否受到前者的影响？即“所事”中的“所”是否还从“所有”那里感染到遍指义从而对其词汇化起到了促进作用？由于无法在文献中找到确实可靠的证据，我们不好妄断。不过，人们在使用“所事”时联想到早已广泛使用的表遍指的“所有”，从而使得“所事”在一定程度上受到“所有”遍指义的感染，这种非组合方式亦非聚合方式的感染，恐怕也不无可能。因为说到底，语言文字上的一切意义演变（引申、感染、假借），无非都是使用者联想的结果。

另外，“所事”的成词其实是一种较为特殊的词汇化。“所”的功能衰退在中古已经开始，到唐宋时期，语法词“所”在口语中已渐趋消亡（唐代时语法词“所”可能已从口语中消失，参看本章第一节），换言之，唐宋以后，口语中实际上已不存在“所”字结构。而“所事”却是在元代时期由一个“所”字结构词汇化而凝固成词的。这就是说，“所事”的词汇化并不是发生在实际的口语中，而是发生在书面语中。汉语的书面语从东汉开始就已脱离口语，一直使用秦汉时期所形成的文言系统。但汉语书面语中使用的这个文言系统，并不是固定不变的。一方面，其词汇和句法多少会受到每个时代实际口语的影响（尤其是词汇）；另一方面，文言作为一个语言系统，它仍然会按照实际语言系统的模式而不断地发展演变。“所事”在书面语（即文言）中由一个“所”字结构而凝固成词，正说明文言本身也是一个“真实”的、“活”的语言系统，并不会因为其“模拟”性质而丧失其作为一个语言系统的开放性特征，它仍然受语言发展一般规律的维持和制约。

第四节 “所”在现代汉语书面语中的残留

前面两节我们论述了“所”因不甘退出历史舞台而开辟的两条途径：转移功能和词素化。第一条途径的尝试以失败告终——中古时期产生的指代性副词用法、表委婉的语气助词用法、疑问代词用法，以及此前就已演变而成的焦点标记用法，最终都在口语中烟消云散（只有焦点标记用法在现代汉语书面语中还得以存留）。第二条途径使它成功地保存了一些痕迹，如“所以”、“所有”一直沿用到现代汉语的口语和书面语中。此外，现代汉语中表“处所”的名词“所”和量词“所”也仍在使用，如“事务所”、“派出所”、“招待所”、“研究所”、“厕所”、“一所学校”等，不过“研究所”、“厕所”之类的“所”已经不具备纯粹的名词性质，差不多成了词缀了。

尽管由于语法功能的衰退导致虚词“所”在口语里最终消亡，但在后代的书面语里，虚词“所”作为古语词的身份，和其他许多古语词一样一直在沿用。书面语中古语词的使用大多情况下是由于仿古造成的，所谓“仿古”，往往是客观上不需要而主观上刻意为之的行为。但也有不少时候，是出于表达上的客观需要而去借用古语词，这种情况可以称为“借古”。本节考察现代汉语书面语中古语词“所”的使用情况，借此也顺便探讨书面语中不同于“仿古”的“借古”现象。

通过前面各章节的论述我们知道，虚词“所”最主要的功能有三个：非陈述性标记，这是其基本功能；施动关系标记，这是在基本功能的基础上发展出来的派生功能；焦点标记，这是在施动关系标记的基础上演变出来的语用功能。“所”的这三个功能在现代汉语书面语里都有体现。

一、非陈述性标记“所”

如第三章所述，所谓“非陈述性标记”，是就“所”后动词发生的两种变化而言：一是由陈述性变为指称性，即指称化（“所”字结构单独作主语、宾语）；一是由陈述性变为修饰性，即修饰化（“所”字结构作定语、判断句谓语）。在古汉语尤其是上古汉语里，指称性的用例较修饰性的为多；在现代汉语书面语里，则是修饰性的用例较多。

（1）这就是说，事物内部矛盾着的两方面，因为一定的条件而各向着和自己相反的方面转化了去，向着它的对立方面所处的地位转化了去。（《毛泽东选集》第一卷《矛盾论》）

（2）我所记得的故乡全不如此。我的故乡好得多了。（鲁迅《故乡》）

（3）鲍小姐纤腰一束，正合《天方夜谭》里阿拉伯诗人所歌颂的美人条件。（钱锺书《围城》）

（4）有一年，我们曾驶近她所住的那座城市，差一点见上面。（王朔《空中小姐》）

（5）她在学校里教书，所习专业和艺术隔得很远。（王小波《2015》）

（6）泰安市将符合标准的1.4万民办教师，全部转为公办教师……1995年1月13日，肥城市将举行所转教师工资兑现仪式。（《人民日报》1995年1月1日）

以上六例是VP修饰化后作定语。例（1—4）是“所VP的NP”形式，例（5—6）是“[所VP]NP”形式，后者中没有“的”。“所处的地位”这种有“的”的形式中，“的”相当于古汉语“所居之室”的“之”，是定中标记。这可以说是一种“半仿古”的形式（“所”是旧的，“的”是新的）。

例（6）中的“所”值得注意，这个“所”不是纯粹出于“仿古”的意图而使用的，它是借用了古语词“所”的已然标记功能，属于有目的的“借古”。此例中“所转教师”是指“已转的教师”，动词“转”是完成态，借用一个古汉语的已然标记“所”，可以将“转”的完成态标记出来（“所”不等于“已”，“所”在标记“转”的完成态的同时，还帮助“转”实现修饰化；换言之，这个“所”同时具备两个身份：非陈述性标记和已然标记）。

（7）据照相边上两行字，这是苏小姐在法国乡下避暑时所摄，回国

后放大送给辛楣的。（钱锺书《围城》）

（8）不，我想我也干不出来，除非那人不是我所爱的而是我花钱雇的。（王朔《永失我爱》）

（9）植物和动物的单纯的增长，数量的发展，主要地也是由于内部矛盾所引起的。（《毛泽东选集》第一卷《矛盾论》）

以上三例是VP修饰化后用在判断句谓语中。例（7）是“所VP”形式，例（8）、例（9）是“所VP的”形式。

“所摄”这种没有“的”的情况，属于纯粹的仿古，它完全可以说成“摄的”（古汉语的“所”对应现代汉语的“的”）。

“所爱的”和“所引起的”尽管都是“所VP的”形式，但两者的真实情况却并不相同。“所爱的”之“的”相当于古汉语的“者”，即“所爱的”等于“所爱者”。“所引起的”却不等于“所引起者”，这个“的”其实相当于古汉语的“所”；就是说，“所引起的”中“所”和“的”的功能是重复的（都是帮助“引起”修饰化），本来只需要其中一个即可（“所引起”或“引起的”），现在两个都用了，可以认为是因仿古而添加了一个“所”。

（10）问题复杂，是因为相反的两方，所说都有道理，并且都有事实的根据。（张中行《文言和白话》）

（11）他不得不背弃所爱，走回他的来路。（张炜《柏慧》）

（12）共产党内正确思想和错误思想的矛盾，如前所说，在阶级存在的时候，这是阶级矛盾对于党内的反映。（《毛泽东选集》第一卷《矛盾论》）

（13）他便要请我吃点心，荞麦粉，并且告诉我所加的是白糖。（鲁迅《在酒楼上》）

以上四例是VP指称化后作主语、宾语。例（10—12）是“所VP”形式，例（13）是“所VP的”形式。

例（10）“所说”是纯粹的仿古，“所说都有道理”完全可以说成“说的都有道理”。例（11）、例（12）用古语词“所”，是因为跟它们相联系的成分也是古语词（“背弃”在现代汉语口语中已不见使用；“如前所说”更是地道的文言说法）。

例（13）“所加的”中“所”和“的”的功能重合，都是用来帮助“加”实现转指（“所加的是白糖”可以说成“加的是白糖”或“所加是白糖”）。不过这个“所”或许也像前文例（6）“所转”之“所”那样，是借用了“所”的已然标记功能，来标记“加”的完成态。还有一种可能是，“所加的”之“的”对应的是古汉语的“者”，即“所加的”等于“所加者”（古汉语中“所VP者”是个常见的形式，其中“者”辅助“所”进一步明确VP的非陈述性）。

古语词“所”作为一个非陈述性标记，使用在现代汉语书面语中，很多时候确实有其必要性。朱德熙（1980）曾举过这样一类例子：

（14）反对的是少数人。

（15）关心的是她母亲。

（16）援助的是中国。

（17）相信的是傻瓜。

朱先生指出，这些例子都是语法上的多义句，“反对的”、“关心的”、“援助的”、“相信的”都既可能指施事也可能指受事。例如“反对的”可能指反对者也可能指反对的对象。造成这种多义句的原因在于“的”的来源：古汉语的“所”、“者”、“之”本来各有分工，到了现代汉语，“所”、“者”、“之”合并为一个“的”，于是多义现象的产生便在所难免。例（14）“反对的”如果指施事，古汉语要说“反对者”；如果指受事，古汉语要说“所反对”。现在“者”、“所”成了同形式的“的”，脱离了上下文自然难以分辨了。在这种情况下，如果确定指受事，就需要借用古语词“所”（“所反对的是少数人”）。下例所示的情况也需要“所”的介入：

（18）我不喜欢你喜欢的歌。

此例可以将“我不喜欢”、“你喜欢”看作并列的定语（“我不喜欢而你却喜欢的歌”），也可以将“你喜欢的歌”看作“不喜欢”的宾语。要确定是后一种结构，就必须借用古语词“所”（“我不喜欢你所喜欢的歌”）。再如下例：

（19）反对教授们反对的事。

这句话虽然没有歧义，但是读起来却觉得别扭。究其原因，是由于后一个“反对”不是陈述性的（它是“事”的修饰语），但“教授们反对”这里缺少一个非陈述性标记，读者读到“教授们反对”时，对它的心理预期是陈述事件，可是读到“的事”时，这种预期一下子遭到否定，如鲠在喉的感觉便油然而生。此例如果借用一个古语词“所”，“反对教授们所反对的事”，由于非陈述性标记“所”提前预告了其后“反对”的非陈述性，读起来便会自然顺畅。可见“所”具有“提前确认非陈述性”的作用，这实际上也是现代汉语书面语大量借用古语词“所”的一个重要原因。再看下例：

（20）但应当保留被执行人及其所扶养家属的生活必需费用。（《中华人民共和国民事诉讼法》第二百二十二条）

此例“所扶养家属的生活必需费用”如果不用“所”就要说成“扶养的家属的生活必需费用”，如此则有两个连用的“的”，为了避免重复，前一个“的”改用了本是其前身的古语词“所”。

由以上这些例子可以看到，使用古语词很多时候是为了借用适当的古代词语来弥补当代书面语中的某些不足，这不算刻意的“仿古”，而是必要的“借古”。书面语和口语不同，口语可以说得很零碎，可以随意地重复，可以借助肢体语言等手段而省掉很多句法成分；书面语则要求凝练而精准。一方面要求用语的经济，一方面又要求表义的精确，经济性和精确性永远是一对矛盾，于是便会出现一些表达上的局限。这时候就需要借用一些不属于当代语言的语言成分，作为“调和剂”来使用。

二、施动关系标记“所”

古汉语“为N所V”、“被N所V”式被动句中“所”的身份是施动关系标记，这在第四章已论述过。现代汉语被动式最主要的形式是“被（N）V”，但“为N所V”、“被N所V”也时常出现在书面语中。

（21）残存的封建阶级和资产阶级的矛盾，……以及其他的矛盾，都为这个主要的矛盾力量所规定、所影响。（《毛泽东选集》第一卷《矛盾论》）

（22）而其后却连这三个人也都为各自的运命所驱策，不能在一处纵谈将来的好梦了。（鲁迅《呐喊·自序》）

（23）与其说她为我的回答所激怒，不如说我的反应令她畏惧。（王朔《过把瘾就死》）

（24）全国政协提出的许多好的建议已为中央所采纳。（《人民日报》1995年1月2日）

以上是“为N所V”式被动句的用例，这是纯粹的仿古，因为“为”字式被动句在汉语口语中早已消亡。[①]

①唐钰明（1987、1988）指出，“被”字句在唐代口语中已经取代了“为”字句。

（25）但是古代的辩证法带着自发的朴素的性质……因而不能完全解释宇宙，后来就被形而上学所代替。（《毛泽东选集》第一卷《矛盾论》）

（26）我似乎被周围所排挤，奔到院子中间，有昏黑在我的周围。（鲁迅《伤逝》）

（27）那猎猎的黄风原来是被秋草所染黄。（张贤亮《习惯死亡》）

（28）大多数人都被弥漫在四合院里的融融亲情所陶醉。（陈建功等《皇城根》）

（29）总是不等我捉住这旋律就迅速地被狂风暴雨惊涛骇浪和种种庸俗计算的场景所淹没。（王蒙《庭院深深》）

（30）“科学用水、节约用水”的意识已被这个市的55万农民所接受。（《人民日报》1995年4月20日）

（31）在十亿中国人之中，究竟是哪一部分中国人首先被金钱所打倒了？！（梁晓声《京华闻见录》）

以上是“被N所V”式被动句的用例。这种格式可视作是在现代汉语主流被动句形式“被N·V”中添加了一个古语词“所”。

正如前文所述，这些另加的“所”很多时候不一定是单纯的仿古。

其一，“所”有已然标记的功能，可以帮助被动句中的被动动词标记完成态。例（25—30）如果不用“所”，就必须在句末添加一个动态助词“了”。如“后来就被形而上学所代替”若去掉“所”，“后来就被形而上学代替”在现代汉语中是不能成句的，必须说成“后来就被形而上学代替了”。现在用了“所”，就不需要再用“了”。

其二，“所”作为施动关系标记，能够将被动动词和施事成分紧密联系起来，起到凸显施事的作用。如例（27）“被秋草所染黄”用一个“所”将“染”明确引向“秋草”，突出了“秋草”的施事身份。再如例（31），该例句末已经有了一个“了”，不需要再借用“所”来标记“打倒”的完成态；借用“所”的目的显然是为了突出“金钱”和“打倒”之间的施动关系。

其三，当施事部分过长导致被动标记“被”和被动动词之间距离过大，如例（28—30），读者阅读到后面，便有可能淡忘了前面的被动标记“被”，即句子的被动语意会在读者的意识里淡化；借用一个“所”补充到被动动词之前，可以起到提醒的作用（提醒读者这是一个被动句式），因为“被……所”曾经是流行的被动句固定格式。

三、焦点标记“所”

众所周知，在口语里可以采用重音手段来表达焦点。比如说“我昨天看的电影是成龙主演的”，如果想要强调一下“昨天”，口语里只需将重音放在“昨天”上即可。在书面语中，由于没有办法采用语音手段，一般要使用焦点标记词来突出句子的焦点。比如“王冕在七岁时死了父亲”，如果要强调“在七岁时”，可以在这前面加个焦点标记“是”，“王冕是在七岁时死了父亲”。但是现代汉语的焦点标记“是”并非万能的，不是任何情况下都可以使用“是”来突出句子中的某个成分。比如前面说的“我昨天看的电影是成龙主演的”写成书面语，就不好用“是”来标记“昨天”这个焦点成分，“我是昨天看的电影是成龙主演的”不成话。当现代汉语的焦点标记词“是”派不上用场，有时候便可以借用古汉语的焦点标记词“所”。比如“我昨天所看的电影是成龙主演的”，用一个“所”，便将“昨天”标记成了焦点成分。下面举例说明古汉语焦点标记“所”在现代汉语书面语中的借用。

（32）闰土的心里有无穷无尽的希奇的事，都是我往常的朋友所不知道的。（鲁迅《故乡》）

（33）各位都知道欧洲思想正式跟中国接触，是在明朝中叶……一件是鸦片，一件是梅毒，都是明朝所收的西洋文明。（钱锺书《围城》）

（34）那时军装的时髦和富有身份感是如今任何一种名牌的时装所不可比拟的。（王朔《动物凶猛》）

（35）是高尔基的暴风雨前的海吗？是安徒生的绚烂多姿、光怪陆离的海吗？还是他亲自呕心沥血地翻译过的杰克·伦敦或者海明威所描绘的海呢？（王蒙《海的梦》）

（36）钱先生的语声虽低，而眼中发着点平日所没有的光。（老舍《四世同堂》）

（37）太阳雾沌沌的，像草里生出的烟——是香港所特有的潮湿的晴天。（张爱玲《连环套》）

（38）当全校同学做课间操时，大喇叭里传出了她的声音。说的是她在课堂上所说的那番话……（梁晓声《似梦人生·我和橘皮的往事》）

（39）这是篇为满足成年人受伤害的自尊心所作的文章，必须谨慎周到、细致入微，才能经得住那些憋足了劲儿想要给你难堪的成年人们的百般挑剔。（王朔《我是你爸爸》）

（40）权为民所用，情为民所系，利为民所谋。（胡锦涛语）

这些例句中的“所”，在句法上都可以删略，但在语用上都起到强调作用，这些“所”都是焦点标记词。例（32—35）强调的是施事，例（36）强调的是时间，例（37—38）强调的是地点，例（39—40）强调的是目的。

如例（32）中“我往常的朋友”因焦点标记“所”而得到强调，使得“闰土”这个特别的朋友和“我往常的朋友”形成鲜明的对比——这些“无穷无尽的希奇的事”，只有“闰土”知道，“我往常的朋友”都“不知道”。

再如例（36）如果将“所”删去，“眼中发着点平日没有的光”，句子的焦点便可能落到句末的“光”上（自然焦点位置）；有了焦点标记“所”，“所”前的“平日”就受到强调，暗含了和“今日”的对比。

我们说古语词“所”由于具有“提前确认非陈述性”、“已然标记”、“施动关系标记”、“焦点标记”等功能因而在现代汉语书面中得到使用，并不是指这些作品的作者“清醒”地知道“所”具有这些功能因而有意识地加以使用；相反，这种使用是下意识的——只是作者们的古汉语修养或者说他们对所见到的“所”的句子不自觉的归纳，使他们从语感上意识到“所”具有这些功用。对于读者来说，如果他们缺乏相应的修养，很多时候便也无法领会作者使用这些“所”的意图。比如说“为N所V”本是古汉语曾经流行的被动句式，这是稍微懂一点古汉语知识的人都知道的；但像例（40）“为民所用”、“为民所系”、“为民所谋”这样的“为N所V”却并非被动句式，“稍微懂一点古汉语知识”的读者便会感到不可理解——这是因为他们的古汉语修养不够，不知道“所”具有强调“所”前成分的作用（“为民所用”句法上等于“为民用”，“为”是介词，“所”仅在语用上起强调作用，强调“所”前的“民”）。

王力（2004：346）曾说：“‘所’字在现代一般口语里已经很少用了，甚至完全不用。例如‘他所住的房子’，只说成‘他住的房子’就够了。但是，‘所’字仍然应该在文学语言中保留下来，因为在某些情况下它是能够增强语言的明确性的。”所谓“应该在文学语言中保留下来”，即是我们所说的当代书面语很多时候需要借助古语词“所”来充当“调和剂”。所谓“增强语言的明确性”，一方面是“所”作为非陈述性标记可以用来消除书面语中的一些歧义格式（如“反对的是老王”）；另一方面，“所”作为施动关系标记和焦点标记，可以用来凸显“所”前的成分，使得语义和语用上的表达意图更加明确（比如只写成“他住的房子”，读者便不知道作者要表达的重点是“他”还是“房子”；加个焦点标记“所”，写成“他所住的房子”，读者便会明确，作者是将“他”作为重点信息来传达的）。

第六章　结　论

辩证唯物主义认为，一切事物都有其发生、发展、衰退的过程。虚词“所”作为一种客观存在，同样遵循事物发展的客观规律。从名词虚化为结构助词是“所”的兴起期（上古早期）；“所”字结构是其发展的鼎盛期（上古）；“所”的发展还经历了一个转型期，即活跃于被动句的时期（上古末至中古）；中古开始，“所”进入衰退期。唐宋以后，虚词“所”在口语中消亡。

通过对“所”的发展演变所经历的这四个阶段的考察，本书主要结论如下：

（一）“所”字从“斤”从“户”，“户”亦声，是一个会意兼形声字。“所”字中的“户”和“斤”会“户旁张设斧依”之意（斧依：屏风，上绘斧文以示威武），“所”字本义指设有斧依的天子之堂。由字义推词义，“所”这个名词的本义也应是“天子之堂”。所谓登堂入室，“所”由“堂”而表“居室、居所”；由“居所”而表一般场所、地方、位置。“所”由空间“地方”义引申出抽象的“地方、方面”义；由“地方”、“位置”义引申出抽象的“职位、地位”义；由“场所”义引申出抽象的“处境、状况、情况、形势”义；由“场所”、“位置”义还引申出抽象的“立场、态度”义。“所”的“处所”义，尤其这一系列抽象引申义，是“所”演变出“所”字结构的基础。

（二）“所”字结构由名词“所”演变而来。演变过程中经历了一个我们称为准“所”字结构的阶段。“无所逃命”这样的“无所VP”中，

“所”是一个名词，表示“地方、处所”，“逃命”是名词“所”的后置修饰语，“无[所逃命]”即“无[逃命之所]”，“所逃命”这样的“所VP”是准“所”字结构，它是通常所说的“所”字结构的前身。

（三）“所VP”的表义范围由VP发生的场所向VP的受事、当事、凭借、依据、工具、方式、原因等方面扩张。但“受事、当事、凭借、依据、工具、方式、原因”已不是“所”作为名词能够承担的意义，即这些意义已不是名词“所”的义项（“所”作为一个名词，不可能引申出这些意义来）。这时“所VP”已不可看作以名词“所”为中心语、以VP为后置修饰语而构成的准“所”字结构。既然“所”自身不能承担这些意义，便只好与VP一起来承担，“所VP”成为一个新的组合。在这个新的组合中，VP是意义的主要承担者，“所”是协助者（受事、当事、凭借等意义跟VP密切相关）。这种起协助作用的“所”，便成为一个虚词。由虚词“所”构成的“所VP”便成为真正的“所”字结构。

（四）“所”字结构中“所”不是词头，也不是代词，而是助词。“助”也者，辅助者也。从语义层面看，“所”的作用正是辅助它所粘附的VP来表达与VP相关的各种意义。从句法层面看，在虚词“所”的粘合下，S和V构成一个结构（“S所V”，“寡人所好”、“仲子所居”），因此“所”是一个结构助词，它是“助成结构的语法工具”。

（五）词组是比词更高一级的语言单位。对于词来说，需要“词性”这个属性；对于词组来说，则不需要“词性”这个属性。针对词组来谈“词性”，是混淆了两个不同级别语言单位的身份。“词性”这顶帽子是专门为词定制的，它的大小只适合词，硬要顶到词组的头上，便显得不伦不类。谈词组时，只需要谈它的内部结构，谈它在句子中表现的句法功能（充任什么句子成分）和表述功能（是指称、陈述还是修饰），不需要谈它是什么“词性”的词组，因为它不是“词”。因此，“所”字词组并不是什么“名词性”词组，“所”并不是“名词化标记”。“仲子所居”这个“所”字词组，它和不加“所”的“仲子居”一样，是主谓词组（正如“民之望之”和“民望之”一样，加不加“之”都是主谓词组）。“名词性词组”的提法，对于“所”字词组来说不仅是一个赘余的标签，而且是一个错误的标签。“仲子所居之室”中，“所”字词组“仲子所居”显然是修饰性的，而非指称性的，因此它不应该是一个“名词性”成分。

（六）“所”字结构“所VP”中，“所”的基本功能是取消VP的陈述性，协助VP由陈述性向指称性或修饰性转化。我们称“所”为“非陈述性标记”（“结构助词”是“所”在句法层面的身份，“非陈述性标记”是“所”在语义层面的身份）。如“未尝见全牛”之“见”是陈述性的，陈述是动词的基本表述功能；“所见无非[全]牛者”中，“见”在非陈述性标记“所”的协助下取消陈述性而转化为指称性；“所见剑士”中，“见”在非陈述性标记“所”的协助下取消陈述性而转化为修饰性。

（七）“所”字结构作定语时，它和中心名词之间既可加“之”又可不加“之”。加“之”的“[所VP]之NP”相较于不加“之”的“[所VP]NP”，前者比后者多出一种指示语义。如“仲子所食之粟”，它不是简单的表示“仲子吃的粟”，而是表示“仲子吃的那些粟”。这个指示意义“那些”，是由“之”承担的，而非如吕叔湘先生所说由“所”承担。这就是说，在“[所VP]之NP”中，“之”不仅是一个充当定语标记的结构助词，同时还具有指示词的性质（作用同“之子于归”的“之”）。指示的作用在于增强修饰语的区别性。如“我们吃的粮食都是农民辛辛苦苦种出来的”，“我们吃的”对“粮食”的修饰是描写性的；如果加上指示词，说成“我们吃的这些粮食”，则修饰语变为区别性修饰。这个例子对应到古汉语，即是“仲子所食粟”与“仲子所食之粟”的不同，后者中“之”凸显了修饰语“仲子所食”的区别性（不是别的粟，是仲子吃的那些粟）。

（八）结构助词“者”、“之”同“所”一样，在语义层面上也是非陈述性标记，可以帮助VP指称化或修饰化。在指称化上，“者”、“所”通常用于转指，“之”通常用于自指。但“者”、“所”也有用于自指的情况，如“仁者，人也”，这个“仁”是自指的；“人之所欲生甚矣”，这个“欲生”也是自指的（指称“欲生”这个心理行为本身）。“之”也有用于转指的情况，如《左传·桓公六年》“公之未婚于齐也，齐侯欲以文姜妻郑太子忽”，其中“公之未婚于齐也”转指时间；《孟子·离娄上》“桀纣之失天下也，失其民也”，其中“桀纣之失天下也”转指原因（“失其民也”是对这个原因予以说明）。

（九）作定语时，“所VP”以前置为常，“VP者”以后置为常。但两者都有相反的用例。“所VP”作后置定语的，先秦文献中已有用例，如《孙子兵法·用间》“城之所欲攻”，“所欲攻”即是后置定语，“城之所欲攻”等于“所欲攻之城”。“VP者”前置的用例，西汉始见，如《史记·陈丞相世家》“定殷者将吏”，它在意义上等于“将吏之定殷者”。不过转换后的“定殷者将吏”在句法上看已不是定中结构，而是同位结构，“定殷者”和“将吏”是同位关系。换言之，“定殷者将吏”不能简单地与“定殷之将吏”对应。从语音形式上看，“定殷者将吏”中“者”后有一个短暂的语音停顿，“定殷之将吏”中“之”后则无此停顿。这种短暂的语音停顿之有无，正是同位结构和定中结构微殊之表现。

（十）古汉语判断句的谓语，以及现代汉语判断句的宾语（古汉语判断句一般只有主语和谓语两个成分，现代汉语判断句有主语、判断动词、宾语三个成分），从表述功能上看，都不是指称性的，而是修饰性的。如“他是学生”中，“学生”并不是作为一个对象来使用的，而是抽取了“学生”这类人的属性，然后用这抽取出来的属性来修饰判断句的主语“他”，即“学生”不是指称性成分，而是修饰性成分。换句话说，“学生”在这里使用的不是其外延，而是其内涵。“项脊轩，旧南阁子也”，谓语“旧南阁子”并不是作为一个具体的事物出现，而是作为一种表征出现的，这个表征用来对主语“项脊轩”进行描述。同样的，在“鱼，我所欲也”这个判断句中，充当谓语的“所”字短语“我所欲”也不是指称性的，而是修饰性的，修饰的对象是主语“鱼”。

（十一）非陈述性标记是“所”字结构中“所”的基本功能；在“所”字结构中，“所”由于总是居于施事和动词之间，又孕育出了一个派生功能——施动关系标记。施动关系标记“所”是一条纽带，它紧密联系着“所”后的动词和“所”前的名词，明确指出动词所代表的动作行为来自

“所”前的名词。由于施动关系标记“所”总是将一个动词引向它的施动者，因此会强制要求施动者的存在（在句法上可现可隐，但不可不存在），“所见”必须是某人见到的，“所闻”必须是某人听到的，“所在”必须是某人或某物在的地方。

（十二）被动句中的动词V是陈述性的，倘若“所”以“非陈述性标记”身份进入被动句，那么它必然要求动词取消陈述性，这和被动句中动词V的陈述性相冲突。而事实上，“所”是抛弃了非陈述性标记的身份，单纯以施动关系标记的身份进入被动句从而形成“为N所V”形式的。

（十三）“为N所V”式被动句不是由同形式的“为N所V”式判断句演变而来，而是在“为N・V”式被动句的基础上扩展而成。“为N・V”是一个歧义句式，它有两种情况，一种是被动句（“为天下笑”：被天下人嘲笑），一种是主动句（“为天下笑”：成为天下人嘲笑的对象）。“所”首先以非陈述性标记的身份进入“为N・V”式主动句，构成主动形式的“为N所V”（“为天下所笑”：成为天下人嘲笑的对象）；随后，“为N・V”式被动句受同形式主动句的影响（即王力所说的“类化”），也插入一个“所”，构成被动形式的“为N所V”（“为天下所笑”：被天下人嘲笑）。被动形式“为N・V”中插入的这个“所”，不是非陈述性标记“所”，而是施动关系标记“所”。

（十四）“所”本身并没有表示被动的功能，它不是一个被动助词。被动句中“所”的身份是施动关系标记，它的作用是明确指出被动动词所代表的动作行为来自“所”前的名词。通过揭示施动关系、进而明确施受关系，“所”间接地起到显现被动语意的作用。“所”不等于“见”，“见”对被动句的帮助是直接的（它直接将动词标记为被动态），“所”对被动句的帮助是间接的。严格来说，在所有的被动格式中，只有“见”参与的格式（“见V于”、“为N见V”）才是真正的有标记被动句，其他的都只是意念被动句（都是由动词自身在意念上表达被动意义）。在“为N所见V”式被动句中，“见”是被动标记，它是面朝V的；“所”是施动关系标记，它是面朝N的，“所”、“见”是背靠背而立的形势，而非并肩携手的姿态；在功能上，“见”标志了动词的被动态，“所”凸显了句子的施受关系。被动句中“所”除了施动关系标记的身份之外，同时还具有“已然标记”的身份，标志被动动词的完成态（“为鱼鳖所食”之“所”具有类似于现代汉语动态助词“了”的功能）。“所”的已然标记功能是其非陈述性标记功能自然衍生的结果（“所”作为非陈述性标记，取消动词的陈述性，这便意味着动作行为的终止，也就是动作行为的完成）。

（十五）中古开始，“所”的非陈述性标记功能明显衰微（“所”在上古末期转入被动句即是其衰微之先兆）。中古时期“所”的衰微之势主要表现为修饰化和指称化中“所”的退出。一些“S所V之O”中“所”脱落而变为“SV之O”（“蒙古人所骑之马”→“蒙古人骑之马”）；一些指称性的“S所V者”中“所”脱落而变为“SV者”（“蒙古人所骑者”→“蒙古人骑者”）；西汉时期曾形成“S所V者O”格式，到中古时期，这个格式中的“所”也出现脱落，成为“SV者O”（“蒙古人所骑者马”→“蒙古人骑者马”）。“所”退出后，从形式上看便是“之”、“者”分别兼并了“所”的功能。“之”、“者”兼并“所”之后，到近代又被新兴的结构助词“底（的）”替换（“蒙古人骑之马”→“蒙古人骑底马”，“蒙古人骑者马”→“蒙古人骑底马”，“蒙古人骑者”→“蒙古人骑底”）。

（十六）中古时期“所”的衰微还表现为功能的转移。一个语法词的消亡一般不会骤然发生，在其逐渐退出历史舞台的过程中，随着原来功能的丧失，往往会产生出一些变异的功能，这其实也体现了事物发展的一般规律。中古时期，“所”因基本功能（非陈述性标记）和派生功能（施动关系标记）衰退而谋求另外的出路，演变出了指代性副词用法（“吾雅爱其手迹，常所宝持”），表委婉、揣测语气的语气助词用法（“太尉胡广所患风疾，休沐南归”），以及疑问代词用法（“然则赐息于所乎”）。这些用法最终都随着“所”在口语中的消亡而一同烟消云散。

（十七）“所”在其施动关系标记功能的基础上，曾演变出焦点标记功能。施动关系标记“所”对施动者的指向作用，很多时候便自然地显现为对施动者的强调。“所”对其前名词的强调是语用层面的功能，当它仅在语用上起强调作用，而在句法层面不再作为，即句法上可以删略，“所”便成为焦点标记词。“所”作为焦点标记，在上古时期便已见使用。到了中古时期，由于其非陈述性标记这一基本功能的衰退，“所”的焦点标记用法曾一度活跃，其典型的使用是在“何所V”这一格式中。“何所归”这样的“何所V”，并不是王力所说的主谓倒装格式（“所归者何”），在句法层面上它等于“何归”（即“归何”），“所”在句法上不起任何作用（可以删略），仅在语用上以焦点标记的身份起强调作用（强调前置宾语“何”）。由于焦点标记“所”与疑问代词“何”在语用层面上频繁结合，而“所”本身在句法层面上又是多余的，为了避免被句法删除，“所”便与“何”在句法上结合，凝固为疑问代词“何所”。

（十八）在“所”的功能衰退大环境下，一些由“所”构成的短语凝固成词的可能性便大大增加，“何所”、“所以”、“所有”、“所在”等都是中古时期凝固成词的。拿“所以”来说，若非“所”的非陈述性标记功能的丧失，“所·以·VP”中“所·以”是无法凝固成连词“所以”的——“所·以·VP”中VP是非陈述性的，“[所以]VP”中VP却是陈述性的（是谓语核心），倘若“所”处在鼎盛期，它就会强制要求VP和它结合为“所”字结构，并强制要求VP取消陈述性，这样“[所以]VP”便无法形成；只有到“所”进入衰退期（中古），“所”不再有能力强制要求VP和它结合为“所”字结构，“[所以]VP”才得以最终形成，“所·以”才得以成功词汇化而凝固为连词“所以”。

（十九）词汇学中有“词义感染”的概念；意义的感染不仅会发生在词的层面上，也会发生在短语层面上。同词义感染一样，一个短语发生语义感染后，同样会获得它本来不具有的意义，即发生意义的变化；而意义的变化又往往促使一个音义结合体的性质发生变化。一个短语因语义感染而发生意义变化，很多时候是促使该短语发生词汇化的重要诱因，“所有”、“所在”、“所事”的词汇化，正是由语义感染引发的。

（二十）随着“所”的功能衰退，虚词“所”在口语中逐渐消亡，

“所”的消亡时间应该不会晚于宋代，很可能在唐代口语中就已无虚词“所”。“所”在口语中消亡后，在书面语中却一直在继续使用。在现代汉语书面语中，“所”作为一个古语词，其非陈述性标记、施动关系标记、焦点标记的用法都还十分常见。书面语中使用古语词，有些时候是刻意的仿古行为；但很多时候却不是因仿古而刻意为之，而是借用古语词来弥补当代书面语言中的某些不足，这种有别于刻意“仿古”的做法，我们称为“借古”。

参考文献

著作类

陈承泽　1922/1982《国文法草创》，北京：商务印书馆。

董秀芳　2002《词汇化：汉语双音词的衍生和发展》，成都：四川民族出版社。

董志翘　蔡镜浩　1994《中古虚词语法例释》，长春：吉林教育出版社。

范　晓　1996《三个平面的语法观》，北京：北京语言文化大学出版社。

冯春田　2000《近代汉语语法研究》，济南：山东教育出版社。

高　亨　1979《周易大传今注》，济南：齐鲁书社。

高名凯　1948/1986《汉语语法论》，上海：开明书店/北京：商务印书馆。

高小方　1998/2005《中国语言文字学史料学》，南京：南京大学出版社。

———　2003/2009《古代汉语》，南京：江苏教育出版社。

高小方　蒋来娣　2005《汉语史语料学》，北京：高等教育出版社。

郭　锐　2002《现代汉语词类研究》，北京：商务印书馆。

郭锡良　1999《古代汉语》（第一册），北京：商务印书馆。

何乐士　1989/2004《〈左传〉虚词研究》，北京：商务印书馆。

———　2006《古代汉语虚词词典》，北京：语文出版社。

何乐士　敖镜浩　王克仲　麦梅翘　王海棻　1985《古代汉语虚词通释》，北京：北京出版社。

何　容　1949/1985《中国文法论》，上海：开明书店/北京：商务印书馆。
何亚南　2001《〈三国志〉和裴注句法专题研究》，南京：南京师范大学出版社。
洪　诚　2000《洪诚文集·雒诵庐论文集》，南京：江苏古籍出版社。
胡裕树　1995《现代汉语》（重订本），上海：上海教育出版社。
蒋绍愚　曹广顺　2005《近代汉语语法史研究综述》，北京：商务印书馆。
黎锦熙　1924《新著国语文法》，商务印书馆。
———　1933/1986《比较文法》，北平著者书店/北京：中华书局。
李佐丰　2003《上古汉语语法研究》，北京：北京广播学院出版社。
梁晓虹　1994《佛教词语的构造与汉语词汇的发展》，北京：北京语言学院出版社。
刘敦桢　1984《中国古代建筑史》，北京：中国建筑工业出版社。
刘　复　1932《中国文法讲话》，上海：北新书局。
刘　坚　江蓝生　白维国　曹广顺　1992《近代汉语虚词研究》，北京：语文出版社。
柳士镇　1992《魏晋南北朝历史语法》，南京：南京大学出版社。
陆俭明　2004《八十年代中国语法研究》，北京：商务印书馆。
吕叔湘　1956a《中国文法要略》，北京：商务印书馆。
———　1959《文言虚字》，上海：上海教育出版社。
———　1979《汉语语法分析问题》，北京：商务印书馆。
吕叔湘　朱德熙　1952/2002《语法修辞讲话》，上海：开明书店/沈阳：辽宁教育出版社。
罗　炽　1996《太平经注译》，重庆：西南师范大学出版社。
马汉麟　1982《古代汉语读本》（修订本），河南：中州书画社。
〔清〕马建忠　1983《马氏文通》，北京：商务印书馆。

裴学海　1932/1954《古书虚字集释》，北京：商务印书馆/北京：中华书局。
石毓智　2006《语法化的动因与机制》，北京：北京大学出版社。
孙德宣　1960《助词和叹词》，上海：上海教育出版社。
孙良明　1994《古代汉语语法变化研究》，北京：语文出版社。
孙锡信　1992《汉语历史语法要略》，上海：复旦大学出版社。
王　力　1940《中国文法学初探》，北京：商务印书馆；又《王力文集》第三卷，济南：山东教育出版社，1985年；又《龙虫并雕斋文集》，北京：中华书局，1980年。
———　1943/1985《中国现代语法》，北京：商务印书馆。
———　1944《中国语法理论》，北京：商务印书馆；又《王力文集》第一卷，济南：山东教育出版社，1984年。
———　1957《词类》，上海：新知识出版社；又《王力文集》第三卷，济南：山东教育出版社，1985年。
———　1958/1980/2004《汉语史稿》，北京：中华书局。
———　1964/1999《古代汉语》，北京：中华书局。
———　1979《古代汉语常识》，北京：人民教育出版社。
———　1984《谈谈学习古代汉语》，济南：山东教育出版社。
———　1989/2005《汉语语法史》，北京：商务印书馆。
王政白　1986《古汉语虚词词典》，合肥：黄山书社。
魏培泉　2004《汉魏六朝称代词研究》，台北："中央研究院"语言学研究所。
向　熹　1993《简明汉语史》（下），北京：高等教育出版社。
解惠全　崔永琳　郑天一 2008《古书虚词通解》，北京：中华书局。
许嘉璐　1992《古代汉语》，北京：高等教育出版社。
———　1992《古代汉语》（上），北京：高等教育出版社。
薛安勤　王连生　1991《国语译注》，长春：吉林文史出版社。
杨伯峻　1956《文言语法》，北京：北京出版社。

——— 1960《孟子译注》，北京：中华书局。

——— 1963《文言文法》，北京：中华书局。

——— 1980《论语译注》，北京：中华书局。

——— 1981《春秋左传注》，北京：中华书局。

杨伯峻 何乐士 1992/2001《古汉语语法及其发展》，北京：语文出版社。

杨树达 1924《古书疑义举例续补》，《杨树达文集之四》，上海：上海古籍出版社，1991年。

——— 1928/1965《词诠》，北京：商务印书馆。

——— 1930/1984《高等国文法》，北京：商务印书馆。

——— 1931《马氏文通刊误》，北京：商务印书馆；又《杨树达文集之四》，上海：上海古籍出版社，1991年。

俞 敏 1987《经传释词札记》，长沙：湖南教育出版社。

章炳麟 1915《新方言》，收入《章氏丛书》，杭州：浙江图书馆校刊，1933年。

张伯江 方 梅 1996《汉语功能语法研究》，南昌：江西教育出版社。

张 静 1980《新编现代汉语》，上海：上海教育出版社。

张志公 1953《汉语语法常识》，北京：中国青年出版社。

赵元任 1979《汉语口语语法》，吕叔湘译，北京：商务印书馆。

郑 奠 麦梅翘 1964《古汉语语法学资料汇编》，北京：中华书局。

中国社会科学院语言研究所古代汉语研究室 1999《古代汉语虚词词典》，北京：商务印书馆。

周迟明 1948《国文比较文法》，北平：正中书局。

周法高 1959《中国古代语法·称代编》，台北：“中央研究院”历史语言研究所。

周 纬 1981《中国兵器史稿》，台北：明文书局。

朱德熙 1982《语法讲义》，北京：商务印书馆。

朱景松 1997《陈述、指称与汉语词类理论》，北京：商务印书馆。

论文类

白兆麟　1980《“所”字词组后附之“者”字新探》,《安徽大学学报》(哲学社会科学版)第3期。

蔡镜浩　1992《也谈汉魏六朝的疑问代词“所”》,《汉语研究论集》第一辑，徐州师范学院中文系《汉语研究论集》编委会编，北京：语文出版社。

曹广顺　1999《〈佛本行集经〉中的“许”和“者”》,《中国语文》第6期。

董秀芳　1998a《重新分析与“所”字功能的发展》，《古汉语研究》第3期。

———　1998b《古汉语中的后置词“所”——兼论古汉语中表方位的后置词系统》，《四川大学学报》(哲学社会科学版)第2期。

范　晓　胡裕树　1992《有关语法研究三个平面的几个问题》，《中国语文》第4期。

方　梅　2004《从章法到句法——汉语口语后置关系从句研究》，《庆祝〈中国语文〉五十周年学术论文集》，北京：商务印书馆。

方有国　1992《古汉语“为”字被动句结构考辨》，《重庆师院学报》(哲学社会科学版)第3期；又载方有国《上古汉语语法研究》，成都：巴蜀书社，2002年。

———　2000《上古汉语“所”字与所字结构再研究》，《汉语史研究集刊》第2辑；又载方有国《上古汉语语法研究》，成都：巴蜀书社，2002年。

———　2002《释“逌”“攸”兼释其指代义的来源》，载方有国《上古汉语语法研究》，成都：巴蜀书社。

冯春田　1990《试论结构助词“底(的)”的一些问题》，《中国语

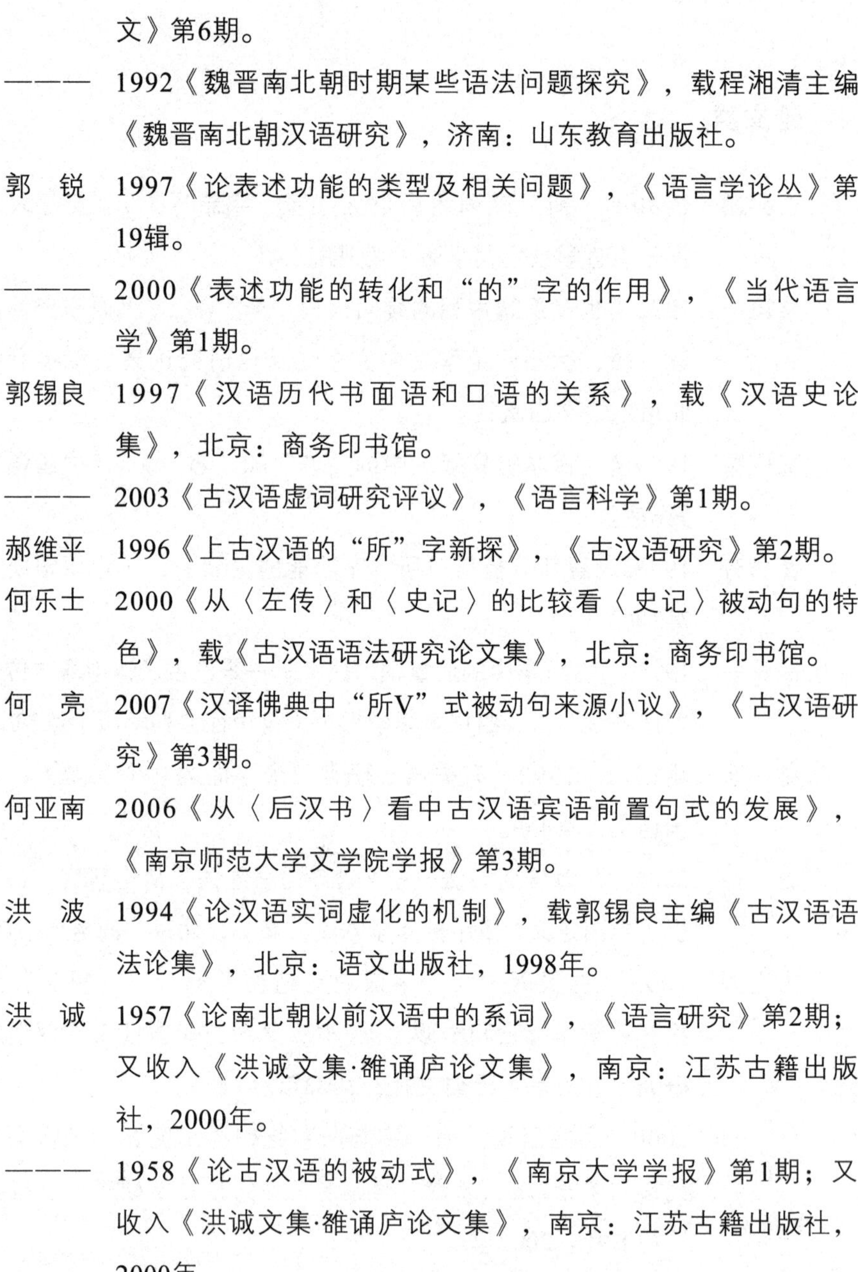

文》第6期。

——— 1992《魏晋南北朝时期某些语法问题探究》，载程湘清主编《魏晋南北朝汉语研究》，济南：山东教育出版社。

郭　锐 1997《论表述功能的类型及相关问题》，《语言学论丛》第19辑。

——— 2000《表述功能的转化和“的”字的作用》，《当代语言学》第1期。

郭锡良 1997《汉语历代书面语和口语的关系》，载《汉语史论集》，北京：商务印书馆。

——— 2003《古汉语虚词研究评议》，《语言科学》第1期。

郝维平 1996《上古汉语的“所”字新探》，《古汉语研究》第2期。

何乐士 2000《从〈左传〉和〈史记〉的比较看〈史记〉被动句的特色》，载《古汉语语法研究论文集》，北京：商务印书馆。

何　亮 2007《汉译佛典中“所V”式被动句来源小议》，《古汉语研究》第3期。

何亚南 2006《从〈后汉书〉看中古汉语宾语前置句式的发展》，《南京师范大学文学院学报》第3期。

洪　波 1994《论汉语实词虚化的机制》，载郭锡良主编《古汉语语法论集》，北京：语文出版社，1998年。

洪　诚 1957《论南北朝以前汉语中的系词》，《语言研究》第2期；又收入《洪诚文集·雒诵庐论文集》，南京：江苏古籍出版社，2000年。

——— 1958《论古汉语的被动式》，《南京大学学报》第1期；又收入《洪诚文集·雒诵庐论文集》，南京：江苏古籍出版社，2000年。

——— 1964《王力〈汉语史稿〉语法部分商榷》，《中国语文》第3期；又收入《洪诚文集·雒诵庐论文集》，南京：江苏古籍出版社，2000年。

黄岳洲　2005《“所”字的语义、词性和语法功能的研究》，《苏州教育学院学报》第3期。

江蓝生　1999《处所词的领格标记用法与结构助词“底”的由来》，《中国语文》第2期。

李　开　2005《战国指示代词“所”和“所”字结构用法初探》，《文史研习和理论学语》，南京：江苏教育出版社。

李人鉴　1982《略谈“所”字结构和有关的一些问题》，《中国语文》第6期。

林序达　1993《说“所”与“者”》，《西南师范大学学报·古籍整理与研究专刊》。

刘百顺　1981《也谈“动·之·名”结构中的“之”》，《中国语文》第5期。

刘丹青　2005《汉语关系从句标记类型初探》，《中国语文》第1期。

刘　坚　曹广顺 吴福祥 1995《论诱发汉语词汇语法化的若干因素》，《中国语文》第3期。

柳士镇　1985《〈百喻经〉中的被动句式》，《南京大学学报》第2期；又载《语文丛稿》，南京：南京大学出版社，1998年。

陆丙甫　1988《从语义、语用看语法形式的实质》，《中国语文》第5期。

———　2003《“的”的基本功能和派生功能——从描写性到区别性再到指称性》，《世界汉语教学》第1期。

陆俭明　1989《关于“他所写的文章”的切分》，载《陆俭明自选集》，郑州：河南教育出版社，1993年。

吕叔湘　1942《“相”字偏指释例》，收入《汉语语法论文集》（增订本），北京：商务印书馆，1984年。

———　1943a《“见”字之指代作用》，收入《汉语语法论文集》（增订本），北京：商务印书馆，1984年。

———　1943b《论底、地之辨及底字的由来》，收入《汉语语法论文集》（增订本），北京：商务印书馆，1984年。

——— 1956b《助词说略》，《中国语文》第6期；又收入《汉语语法论文集》（增订本），北京：商务印书馆，1984年。

马汉麟 1962《古代汉语“所”字的指代作用和“所”字词组的分析》，《中国语文》第10期；又收入《马汉麟语言文字论集》，北京：商务印书馆，1993年。

马庆株 1995《指称义动词和陈述义名词》，《语法研究和探索》（七），商务印书馆；又收入《汉语语义语法范畴问题》，北京：北京语言文化大学出版社，1998年。

梅祖麟 1988《词尾“底”、“的”的来源》，载《梅祖麟语言学论文集》，北京：商务印书馆，2000年。

欧阳超 1988《“所”字本义初探》，《武汉教育学院学报》第1期。

彭可君 1992《关于陈述和指称》，《汉语学习》第2期。

石毓智 李 讷 1998《汉语发展史上结构助词的兴替——论“的”的语法化历程》，《中国社会科学》第6期。

石毓智 徐 杰 2001《汉语史上疑问形式的类型学转变及其机制——焦点标记“是”的产生及其影响》，《中国语文》第5期。

宋绍年 1996《关于“名（代）+所+动”结构的切分》，《中国语文》第2期。

——— 1998《古代汉语谓词性成分的指称化与名词化》，载《古汉语语法论集》，北京：语文出版社。

宋绍年 郭锡良 2000《二十世纪的古汉语语法研究》，《古汉语研究》第1期。

孙钢玉 1995《“所·动”结构的省略与扩展形式》，《山东师大学报》（社会科学版）第2期。

唐钰明 1985《论先秦汉语被动式的发展》，《中国语文》第4期。

——— 1987《汉魏六朝被动式略论》，《中国语文》第3期。

——— 1988《唐至清的“被”字句》，《中国语文》第6期。

唐正大 2007《关系化对象与关系从句的位置——基于真实语料和类型

分析》，《当代语言学》第2期。
汪维辉　2002《“所以”完全变成连词的时代》，《古汉语研究》，第2期。
王克仲　1980《关于先秦“所”字词性的调查报告》，载中国社会科学院语言研究所古代汉语研究室编《古汉语研究论文集》，北京：北京出版社。
王　力　1927《中国古文法》，清华大学国学研究院研究生论文；《王力文集》第三卷，济南：山东教育出版社，1985年。
———　1981《词类》，载北京市语言学会编《现代汉语讲座》，北京：知识出版社，1983年。
魏达纯　1998《“所以”在六本古籍中的演变考察》，《古汉语研究》第2期。
吴金华　1981《所见＝所》，《中国语文》第5期。
———　1983《试论“R为A所见V式”》，《中国语文》第3期。
———　1985《南北朝以前的“为……之所”式》，《中国语文通讯》第4期。
伍铁平　1984《词义的感染》，《语文研究》第8期。
徐　丹　2007《“是以”、“以是”——语法化与词汇化》，载沈家煊等主编《语法化与语法研究》，北京：商务印书馆。
徐江胜　2006《古汉语第一人称代词“吾”研究》，南京大学硕士学位论文。
———　2009《先秦汉语“（NP＋无）/（无＋NP）＋VP”结构初探——兼谈〈论语〉“无友不如己者”》，《汉语史研究集刊》第12辑。
———　2010《论被动式中的“所”字》，《语言研究》第3期。
———　2015《论古汉语“所”“者”关系从句》，《宁夏大学学报》（人文社会科学版）第5期。
———　2016《再论古汉语“为V”式被动句》，《语言研究》第1期。

薛宏武　2009《“有所”的语法化及其表量功能的形成》，《古汉语研究》第3期。

姚振武　1994《关于自指和转指》，《古汉语研究》第3期。

———　1995《现代汉语的“N的V”与上古汉语的“N之V”》，《语文研究》第2、3期。

———　1996《汉语谓词性成分名词化的原因及规律》，《中国语文》第1期。

———　1998a《个别性指称与“所”字结构》，《古汉语研究》第3期。

———　1998b《“为”字的性质与“为”字式》，《古汉语语法论集》，郭锡良主编，北京：语文出版社。

殷国光　2006《“所”字结构的转指对象与动词配价——〈庄子〉“所”字结构的考察》，《语言研究》第3期。

尹　君　1989《关于“何所”这一形式》，《古汉语研究》第2期。

俞理明　2001《〈太平经〉中的“者”和现代汉语“的”的来源》，《汉语史研究集刊》第四辑。

———　2005《从东汉以前的文献看“者”介入定中之间的过程》，《中国语文》第1期。

袁本良　1997《“者”“所”“之”在句法转换中的作用——读〈中国文法要略〉的思考之二》，《古汉语研究》第3期。

袁毓林　1995《谓词隐含及其句法后果——“的”字结构的称代规则和“的”的语法、语义功能》，《中国语文》第4期。

———　1997《“者”的语法功能及其历史演变》，《中国社会科学》第3期。

湛玉书　2004《所字本义献疑》，《西南民族大学学报》（人文社科版）第12期。

张　萍　2010《试论古汉语中的单纯连接词“是以”——兼与结果连词“是以”比较》，《语言科学》第1期。

张世禄　1959《古汉语里的偏正化主谓结构》，《语文教学》第11期。

张万起　2000《〈世说新语〉复音词问题》，载王云路等编《中古汉语研究》，北京：商务印书馆。

张幼军　2004《〈道行般若经〉中“何所”的用法》，《古汉语研究》第3期。

张之强　1988《文言虚词研究中的若干问题》，载张之强、许嘉璐编《古汉语论集》（第二辑），长沙：湖南教育出版社。

朱德熙　1978《“的”字结构和判断句》，《中国语文》第1期、第2期；又收入论文集《现代汉语语法研究》，北京：商务印书馆，1980年。

———　1980《汉语句法中的歧义现象》，《中国语文》第2期；又收入论文集《现代汉语语法研究》，北京：商务印书馆，1980年。

———　1983《自指和转指——汉语名词化标记“的、者、所、之”的语法功能和语义功能》，《方言》第1期。

朱峻之　1987《论“所”为结构助词及其实用意义》，《广西民族学院学报》（哲学社会科学版）第3期。

朱庆之　1995《汉译佛典中的“所V”式被动句及其来源》，《古汉语研究》第1期。

竺家宁　2005《中古佛经的“所”字构词》，《古汉语研究》第1期。

引用书目

《甲骨文合集》，郭沫若主编，中国社会科学院历史研究所编，北京：中华书局，1978—1983年。

《殷周金文集成》（修订增补本），中国社会科学院考古研究所编，北京：中华书局，2007年。

《十三经注疏》，〔清〕阮元校刻，上海：上海古籍出版社，1997年。

《诗集传》，〔宋〕朱熹注，上海：上海古籍出版社，1980年。

《周礼正义》，〔汉〕郑玄注，〔唐〕贾公彦疏，〔清〕孙诒让正义，北京：中华书局，1987年。

《四书章句集注》，〔宋〕朱熹撰，北京：中华书局，1983年。

《老子校释》，朱谦之校释，《新编诸子集成》本，北京：中华书局，1984年。

《十一家注孙子校理》，《新编诸子集成》本，北京：中华书局，1999年。

《国语集解》，徐元诰集解，王树民、沈长云点校，北京：中华书局，2002年。

《墨子间诂》，〔清〕孙诒让注，《新编诸子集成》本，北京：中华书局，1986年。

《商君书》，北京：中华书局，2009年。

《山海经笺疏》，〔清〕郝懿行笺疏，成都：巴蜀书社，1985年。

《庄子集释》，〔清〕郭庆藩集释，《新编诸子集成》本，北京：中华书局，1985年。

《管子校注》，黎翔凤校注，《新编诸子集成》本，北京：中华书局，2004年。

《晏子春秋校注》，张纯一校注，上海：世界书局，1935年。

《荀子集解》，〔清〕王先谦集解，《新编诸子集成》本，北京：中华书局，1988年。

《吕氏春秋集释》，许维遹集释，北京：中国书店，1985年。

《楚辞集注》，〔宋〕朱熹撰，上海：上海古籍出版社，2001年。

《韩非子集解》，〔清〕王先慎集解，《新编诸子集成》本，北京：中华书局，1998年。

《战国策》，〔汉〕刘向集录，上海：上海古籍出版社，1985年。

《马王堆汉墓帛书：战国纵横家书》，北京：文物出版社，1976年。

《新语校注》，〔汉〕陆贾撰，王利器校注，《新编诸子集成》本，北京：中华书局，1986年。

《韩诗外传集释》，〔汉〕韩婴撰，许维遹集释，北京：中华书局，1980年。

《淮南子》，〔汉〕刘安撰，上海：上海古籍出版社，1989年。

《史记》，〔汉〕司马迁撰，〔南朝·宋〕裴骃集解，〔唐〕司马贞索隐，〔唐〕张守节正义，北京：中华书局，1982年。

《盐铁论校注》，〔汉〕桓宽撰，王利器校注，北京：中华书局，1992年。

《新序校释》，〔汉〕刘向撰，石光瑛校释，陈新整理，北京：中华书局，2001年。

《说苑校证》，〔汉〕刘向撰，向宗鲁校证，北京：中华书局，1987年。

《吴越春秋辑校汇考》，〔东汉〕赵晔撰，周生春辑录，上海：上海古籍出版社，1997年。

《汉书补注》，〔东汉〕班固撰，〔清〕王先谦补注，上海：上海古籍出版社，2008年。
《论衡集解》，〔东汉〕王充撰，刘盼遂集解，北京：中华书局，1959年。
《东观汉记校注》，〔东汉〕刘珍撰，吴树平校注，郑州：中州古籍出版社，1987年。
《说文解字注》，〔东汉〕许慎撰，〔清〕段玉裁注，上海：上海古籍出版社，1981年。
《风俗通义校注》，〔东汉〕应劭撰，王利器校注，北京：中华书局，1981年。
《释名疏证补》，〔东汉〕刘熙撰，〔清〕王先谦撰集，上海：上海古籍出版社，1984年。
《王粲集》，〔东汉〕王粲撰，俞绍初校点，北京：中华书局，1980年。
《太平经合校》，王明编，北京：中华书局，1960年。
《道行般若经》，〔东汉〕支娄迦谶译，《大正新修大藏经》卷三，台北：财团法人佛陀教育基金会出版部，1992年。
《列子集释》，杨伯峻集释，《新编诸子集成》本，北京：中华书局，1979年。
《广雅疏证》，〔魏〕张揖撰，〔清〕王念孙疏证，北京：中华书局，1983年。
《撰集百缘经》，〔吴〕支谦译，《大正新修大藏经》卷四，台北：财团法人佛陀教育基金会出版部，1992年。
《须摩提女经》，〔吴〕支谦译，《大正新修大藏经》卷二，台北：财团法人佛陀教育基金会出版部，1992年。
《五母子经》，〔吴〕支谦译，《大正新修大藏经》卷十四，台北：财团法人佛陀教育基金会出版部，1992年。
《六度集经》，〔吴〕康僧会译，《大正新修大藏经》卷三，台北：财团法人佛陀教育基金会出版部，1992年。
《三国志》，〔晋〕陈寿撰，〔南朝·宋〕裴松之注，北京：中华书局，

1982年。

《抱朴子》,〔晋〕葛洪撰，上海：上海古籍出版社，1990年。

《搜神记》,〔晋〕干宝撰，汪绍楹校注，北京：中华书局，1979年。

《搜神后记》,〔晋〕陶潜撰，汪绍楹校注，北京：中华书局，1981年。

《生经》,〔晋〕竺法护译，《大正新修大藏经》卷三，台北：财团法人佛陀教育基金会出版部，1992年。

《华阳国志校注》,〔东晋〕常璩撰，刘琳校注，成都：巴蜀书社，1984年。

《增壹阿含经》,〔东晋〕僧伽提婆译，《大正新修大藏经》卷二，台北：财团法人佛陀教育基金会出版部，1992年。

《法显传校注》,〔东晋〕法显撰，章巽校注，北京：中华书局，2008年。

《古小说钩沈》，鲁迅校录，济南：齐鲁书社，1997年。

《优婆塞戒经》,〔北凉〕昙无谶译，《大正新修大藏经》卷二十四，台北：财团法人佛陀教育基金会出版部，1992年。

《悲华经》,〔北凉〕昙无谶译，《大正新修大藏经》卷三，台北：财团法人佛陀教育基金会出版部，1992年。

《金刚般若波罗蜜经》,〔后秦〕鸠摩罗什译，《大正新修大藏经》卷八，台北：财团法人佛陀教育基金会出版部，1992年。

《妙法莲华经》,〔后秦〕鸠摩罗什译，《大正新修大藏经》卷九，台北：财团法人佛陀教育基金会出版部，1992年。

《水经注校》,〔北魏〕郦道元撰，王国维校，上海：上海人民出版社，1984年。

《齐民要术校释》,〔北魏〕贾思勰撰，缪启愉校释，北京：中国农业出版社，1998年。

《洛阳伽蓝记校释》，〔北魏〕杨衒之撰，周祖谟校释，上海：上海书店出版社，2000年。

《杂宝藏经》,〔北魏〕吉迦夜、昙曜共译，《大正新修大藏经》卷四，台北：财团法人佛陀教育基金会出版部，1992年。
《佛说转有经》,〔后魏〕佛陀扇多译，《大正新修大藏经》卷十四，台北：财团法人佛陀教育基金会出版部，1992年。
《魏书》,〔北齐〕魏收撰，北京：中华书局，1974年。
《颜氏家训集解》,〔北齐〕颜之推撰，王利器集解，北京：中华书局，1993年。
《鲍参军集注》,〔南朝·宋〕鲍照撰，钱仲联集注，上海：上海古籍出版社，1980年。
《后汉书集解》,〔南朝·宋〕范晔撰，〔清〕王先谦集解，北京：中华书局，1991年。
《世说新语笺疏》（修订本）,〔南朝·宋〕刘义庆撰，〔南朝·梁〕刘孝标注，余嘉锡笺疏，上海：上海古籍出版社，1993年。
《杂阿含经》,〔南朝·宋〕求那跋陀罗译，《大正新修大藏经》卷二，台北：财团法人佛陀教育基金会出版部，1992年。
《百喻经》,〔南朝·齐〕求那毗地译，《大正新修大藏经》卷四，台北：财团法人佛陀教育基金会出版部，1992年。
《高僧传》,〔南朝·梁〕释慧皎撰，北京：中华书局，1992年。
《宋书》,〔南朝·梁〕沈约撰，北京：中华书局，1974年。
《文选注》,〔南朝·梁〕萧统编撰，〔唐〕李善注，北京：中华书局，1977年。
《南齐书》,〔南朝·梁〕萧子显撰，北京：中华书局，1972年。
《大广益会玉篇》,〔南朝·梁〕顾野王撰，〔唐〕孙强增字，〔宋〕陈彭年等重修，北京：中华书局，1987年。
《周氏冥通记》,〔南朝·梁〕陶弘景撰，王云五主编《丛书集成初编》，上海：商务印书馆，1936年。
《佛本行集经》,〔隋〕阇那堀多译，《大正新修大藏经》卷三，台北：财团法人佛陀教育基金会出版部，1992年。

《晋书》,〔唐〕房玄龄等撰，北京：中华书局，1974年。

《隋书》,〔唐〕魏征等撰，北京：中华书局，1973年。

《艺文类聚》,〔唐〕欧阳询撰，上海：上海古籍出版社，1982年。

《书断列传》,〔唐〕张怀瓘撰，北京：北京图书馆，1994年。

《韩愈全集》,〔唐〕韩愈撰，上海：上海古籍出版社，1997年。

《潇湘录》,〔唐〕李隐撰，上海：商务印书馆，1930年。

《全唐诗》,〔清〕彭定求等编，北京：中华书局，1960年。

《全唐文》,〔清〕董诰等编，北京：中华书局，1983年。

《唐五代笔记小说大观》，上海：上海古籍出版社，2000年。

《唐宋传奇集》，鲁迅校录，北京：人民文学出版社，1952年。

《敦煌变文校注》，黄征、张涌泉校注，北京：中华书局，1997年。

《敦煌变文集新书》，潘重规编著，台北：文津出版社，1994年。

《旧唐书》,〔后晋〕刘昫等撰，北京：中华书局，1975年。

《祖堂集》,〔南唐〕释静、筠禅师合编，郑州：中州古籍出版社，2001年。

《新唐书》,〔宋〕欧阳修、宋祁撰，北京：中华书局，2000年。

《新五代史》,〔宋〕欧阳修撰，北京：中华书局，1974年。

《资治通鉴》,〔宋〕司马光撰，北京：中华书局，1956年。

《太平广记》,〔宋〕李昉等编纂，北京：中华书局，1961年。

《朱子语类》,〔宋〕黎靖德编，北京：中华书局，1988年。

《云麓漫钞》,〔南宋〕赵彦卫撰，北京：中华书局，1996年。

《续资治通鉴长编》,〔南宋〕李焘撰，北京：中华书局，1995年。

《三朝北盟会编》,〔南宋〕徐梦莘撰，上海：上海古籍出版社，1987年。

《叶适集》,〔南宋〕叶适撰，刘公纯等点校，北京：中华书局，1961年。

《五灯会元》,〔南宋〕普济撰，苏渊雷点校，北京：中华书局，1984年。

《全宋词》，唐圭璋编纂，北京：中华书局，1965年。

《全宋诗》，傅璇琮等主编，北京：北京大学出版社，1991年。

《归潜志》，〔金〕刘祁撰，北京：中华书局，1983年。

《滹南遗老集校注》，〔金〕王若虚撰，胡传志、李定干校注，沈阳：辽海出版社，2006年。

《宋元笔记小说大观》，上海：上海古籍出版社，2001年。

《全元曲》，徐征、张月中、张圣洁、奚海主编，石家庄：河北教育出版社，1998年。

《新校元刊杂剧三十种》，〔清〕黄丕烈藏，徐沁君校注，北京：中华书局，1980年。

《全元散曲》，隋树森编，北京：中华书局，1981年。

《刘基集》，〔明〕刘基撰，林家骊点校，杭州：浙江古籍出版社，1999年。

《野记》，〔明〕祝允明撰，济南：齐鲁书社，1995年。

《警世通言》，〔明〕冯梦龙撰，北京：人民文学出版社，1984年。

《水浒传》，〔明〕施耐庵撰，北京：人民文学出版社，1980年。

《西游记》，〔明〕吴承恩撰，上海：上海古籍出版社，1991年。

《牡丹亭》，〔明〕汤显祖撰，北京：人民文学出版社，1982年。

《二刻拍案惊奇》，〔明〕凌蒙初撰，上海：上海古籍出版社，1992年。

《虞初新志》，〔清〕张潮编撰，保定：河北人民出版社，1985年。

《聊斋志异》，〔清〕蒲松龄撰，影印铸雪斋抄本，上海：上海古籍出版社，1979年；影印二十四卷抄本，济南：齐鲁书社，1981年；会校会注会评本，张友鹤辑校，上海：上海古籍出版社，1978年。

《聊斋俚曲集》，〔清〕蒲松龄撰，北京：国际文化出版公司，1999年。

《魏源集》，〔清〕魏源撰，北京：中华书局，1976年。

《四书释地》，〔清〕阎若璩撰，上海：上海点石斋，清光绪十一年

（1885）。
《读书杂志》，〔清〕王念孙撰，南京：江苏古籍出版社，1985年。
《经义述闻》，〔清〕王引之撰，南京：江苏古籍出版社，1985年。
《经传释词》，〔清〕王引之撰，南京：江苏古籍出版社，2000年。
《说文释例》，〔清〕王筠撰，北京：中华书局，1987年。
《诸子平议》，〔清〕俞樾撰，北京：中华书局，1954年。
《海上花列传》，〔清〕韩子云撰，北京：人民文学出版社，1982年。
《毛泽东选集》，毛泽东著，北京：人民出版社，1977年。
《鲁迅全集》，鲁迅著，北京：人民文学出版社，1973年。
《四世同堂》，老舍著，北京：北京十月文艺出版社，2008年。
《围城》，钱锺书著，北京：人民文学出版社，2003年。
《青春之歌》，杨沫著，北京：人民文学出版社，1978年。
《连环套》，张爱玲著，广州：花城出版社，2002年。
《王朔自选集》，王朔著，昆明：云南人民出版社，2004年。
《王小波全集》，王小波著，昆明：云南人民出版社，2006年。
《文言和白话》，张中行著，北京：中华书局，2007年。
《王蒙小说选》，王蒙著，北京：人民文学出版社，2009年。
《柏慧》，张炜著，北京：北京十月文艺出版社，1994年。
《习惯死亡》，张贤亮著，北京：作家出版社，2009年。
《皇城根》，陈建功、赵大年著，北京：作家出版社，1992年。
《似梦人生》，梁晓声著，北京：中国文联出版社，2008年。

后　记

2003年9月，我以一名软件工程师的身份跨专业考入南京大学，师从高小方先生攻读汉语言文字学硕士，从此在高师的带领下踏上了研习汉语史的征程。

在那之前，我对于汉语史这个领域来说，是一个彻头彻尾的门外汉。说起来真真惭愧，那时候我连王力先生、洪诚先生的名字都还未曾听说过。若说是学术上的一介“白丁”，一点都不为过。可以想见，我能够成功地跨入汉语言文字学这个领域，不说取得了多少成绩，只说能够顺利地获得硕士学位、博士学位，吾师高小方先生为此倾注了多少心血！我能在今天作为一名高校教师、作为一名学术研究者，高师力也！高师是南京大学教学名师，他主讲的古代汉语课被评为国家级精品课程。高师循循善诱，诲人不倦，博我以文，教我以礼，引导着我在求学、修身之路上渐行渐远，“欲罢不能”（颜渊语）。从硕士到博士，从白丁到学者，高师一直是我紧随其后的领路人。高师身材高大，相貌堂堂，博学多才，谦和儒雅，每每使我想到我心目中孔夫子的形象。得遇高师，是我此生最为庆幸的际遇。

我虽愚鲁，却也懂得“勤能补拙”的道理。在南大求学的六年中，我时刻不忘提醒自己：一定要比别人多用功。在高师的指导下，我渐渐弥补了跨专业带来的不足，渐渐地感觉到自己“是这个领域的一员”了。硕士毕业，我的硕士学位论文先后被评为南京大学和江苏省优秀硕士学位论文。这使我觉得总算没有辜负高师的辛勤教导，也算是对自己几年辛苦的一份交代。到博士阶段，我很早就确定了博士论文的选题“虚词‘所’研究”，高师也对我的博士论文有很高的期待。那时候还有“全国百篇”的评选，我知道高师是希望我能获此殊荣的。博士毕业后，我的论文虽获得了南京大学的优秀博士论文奖，却未能参与江苏省的优秀论文评选，更谈不上“全国百篇”了。现在想来，总觉得自己有负于高师厚望，每念及此，心中多有不安。这次将博士论文修改成书，又幸得高师于百忙之中为我作序，吾师虽“欣然”，弟子则愧赧。

博士论文的正式撰写，历经二百多日夜，十余次易稿。记得博士毕业前的那段时间，室友常常笑话我：每天都嚷着“搞定”，每天都嚷着“定稿”，可是总也搞不定，总也无法定稿。夜晚躺在床上，也总是为论文而辗转反侧，倘若忽然想到论文中某个问题的解决方案，便会立马翻身起床打开电脑，大半夜地在键盘上敲敲打打，都未顾及会影响到室友的休息。现在回想起来，那大概是我在学术上最为疯魔的一段时期。

毕业后我到中国人民大学任教，初为人师，在教学上花了太多的工夫，一直未能对博士论文进行系统地修改。转眼五六年过去了，到现在才修改成书。本书在博士论文的基础上所做的改动中最主要的有以下几点：

（一）《汉语大词典》中不少义项都是直接采纳了传统训诂中出现的随文释义，本书以“所”为例，对这种不科学的做法做了阐述。

（二）对准“所”字结构（“所”字结构的前身）的形成过程重新做了思考。

（三）判断句中的“所”字结构这部分内容，做了很大修改。

（四）“所”的焦点标记用法这部分内容，原来放在“被动句中的‘所’”这一章，现在移至“所”的“衰退”章，作为“所”在中古时期的功能转移来讨论。“所”的焦点标记功能的形成过程也重新修改过。

（五）关于“所”的施动关系标记和焦点标记的区分做了修改，原来认为“所”强调的对象是施动者时“所”不是焦点标记而是施动关系标记，现在认为这种“所”也是焦点标记。

（六）中古时期“‘所’的退出”部分，框架上做了较大调整。

（七）增加了关于“者”曾入侵“之”的使用范围这个说法的讨论，认为此说不足信。

（八）关于“所”表约数的用法，原来是放在绪论中略做说明，现在移至“所”的“衰退”章，认为这种用法属于中古时期“所”演变出的表不确定语气的语气助词用法。

（九）古汉语研究领域的论著由于受传统训诂学的负面影响，很多都有这样一个毛病：在文字和语言的关系上常常缠杂不清，在行文中往往“字”、“词”不分。我的博士论文中有些地方也出现了这样的毛病，这次成书对此做了仔细修改。譬如原来说“‘我’字由兵器假借为人称代词”，这样的行文其实是犯了错的，“我”作为一个“字”，怎么会假借为一个“词”呢？修改后的说法是“‘我’字由记录一种兵器而假借来记录人称代词”，这样表达，便说清楚了字和词的关系，说明白了语言和文字的关系。

（十）弃用了一些旧的术语，如判断句“表语”改称“谓语”（古汉语的判断句只有两个成分，一个作主语，一个作谓语，这个谓语在旧的语法体系里称作“表语”）。

博士论文虽然修改成书了，却还有不少相关问题没有研究好、没有研究透。譬如“所”的词性问题，我在博士论文中十分肯定地认为它是一个结构助词；在博士毕业后发表的一篇论文中，却是将它当作关系代词来讨论的。这次成书，这部分内容则未做变动。关于“所”的词性，确实是一个难题，王力先生也曾说“‘所’字很不好搞”，他对“所”的性质的看法也曾一变再变。再譬如结构助词“所”、“之”、“者”、“底”的兴替，在原计划中，这次成书是要把它们各自在汉语史上的兴起和消亡过程全部理清的，但现在由于未能研究透彻，也只好作罢（本书的重点还是在“所”的脉络上，至于“之”、“者”、“底”各自的发展演变情况，只能留到后续的课题中再去深入探究了）。

南大六年，幸遇诸多良师，我在学术道路上每有寸进，都离不开诸位先生的教导和帮助。此时此刻，我又想起南大的美好时光，想起我的那些可敬可爱的老师们。鲁国尧老师德高望重，风趣幽默的谈话每每发人深省；李开老师学识渊博，待人和蔼可亲，令人敬爱；柳士镇老师望之俨然而即之也温，让人心折；汪维辉老师授业也严谨，解惑也详尽，砭必中其病，启必发其愤；刘晓南老师听其言则厉，揣其心则切。老师们的境界常使我心向往之，老师们在治学为人上的潜移默化，将使我受益终生。在此谨向诸位老师致以最衷心的感谢！

博士论文送审和答辩过程中，还有幸得到其他一些前辈学者和专家的指导与鼓励。何亚南先生评阅我的博士论文后，不仅写了十分细致的评语，还特地给我打来电话，在电话里和我讨论了将近一个小时，令我十分感动。由于我的博士论文在行文上“文学色彩”太过浓重，另外文中批驳前辈学者的观点时措辞很不委婉，答辩时受到了李开老师严厉的批评。李老师本来对我一直很温和，那次答辩却从头到尾一直没有好脸色，所以当时心里十分难受（后来自然懂得，这是爱之深故责之切，李老师是担心我这样的风格以后在学术界会吃亏呢）。记得当时杨军先生和储泰松先生替我说了不少好话，杨军先生夸我“非常有才华”。往事历历在目，先生们的教诲与鼓励犹在耳际。

要感谢的还有我的诸位同门和好友。在高师带领我们每周都举行的学术沙龙上，同门间的热烈讨论常能激发我的灵感，开阔我的视野，纠正我的思路，使我在不知不觉间便有了长足的进步。同门张萍博士和马梅玉博士通读了我的博士论文，指出不少错漏和不妥，提出很多有价值的修改意见。张萍博士功底扎实，严谨聪慧，在我的论文写作过程中常能提供极具建设性的建议，助力尤多。吾友吴茂刚君一直关注我的论文进展，时常给予文献和材料上的帮助，并多予指教。室友蔡德龙博士、赵阳阳博士俱有深厚的古文献功底，每遇疑难而请教，他们总会不厌其烦地为我解答；更在生活上给予我许多关心和宽容，感激之情难以言表。

我能够顺利完成学业、能够心无旁骛地在学术上进行钻研，离不开家人的支持和奉献。我自2003年脱产到南京大学读书，经济上全靠我的妻子秦曙春的支持。她不光要支持我读书，还要寄钱赡养我在安徽老家的父母。2007年儿子出生后，抚养的任务也落在妻子和岳父岳母的身上，我差不多成了“甩手掌柜”。这些年来心中颇多愧疚和感激，没有妻子和岳父岳母的付出，我是不可能在学术道路上走到今天的。

徐江胜

2016年3月10日

于苏州翰林缘公寓